全国中医药行业高等教育"十四五"规划教材
全国高等中医药院校规划教材（第十一版）

微生物学与免疫学

（新世纪第四版）

（供中药学、药学类等专业用）

主　编　袁嘉丽　刘永琦

中国中医药出版社
·北　京·

图书在版编目（CIP）数据

微生物学与免疫学 / 袁嘉丽，刘永琦主编 .—4 版 .—北京：
中国中医药出版社，2023.8（2024.5重印）
全国中医药行业高等教育"十四五"规划教材
ISBN 978-7-5132-8182-9

Ⅰ . ①微… Ⅱ . ①袁… ②刘… Ⅲ . ①医学微生物学—中医学院—教材
②医学—免疫学—中医学院—教材 Ⅳ . ① R37 ② R392

中国版本图书馆 CIP 数据核字（2023）第 089830 号

融合出版数字化资源服务说明

全国中医药行业高等教育"十四五"规划教材为融合教材，各教材相关数字化资源（电子教材、PPT 课件、
视频、复习思考题等）在全国中医药行业教育云平台"医开讲"发布。

资源访问说明

扫描右方二维码下载"医开讲 APP"或到"医开讲网站"（网址：www.e-lesson.cn）注
册登录，输入封底"序列号"进行账号绑定后即可访问相关数字化资源（注意：序列号
只可绑定一个账号，为避免不必要的损失，请您刮开序列号立即进行账号绑定激活）。

资源下载说明

本书有配套 PPT 课件，供教师下载使用，请到"医开讲网站"（网址：www.e-lesson.cn）认证教师身份
后，搜索书名进入具体图书页面实现下载。

中国中医药出版社出版

北京经济技术开发区科创十三街 31 号院二区 8 号楼
邮政编码　100176
传真　010-64405721
保定市西城胶印有限公司印刷
各地新华书店经销

开本 889×1194　1/16　印张 17.25　字数 457 千字
2023 年 8 月第 4 版　2024 年 5 月第 2 次印刷
书号　ISBN 978-7-5132-8182-9

定价　69.00 元
网址　www.cptcm.com

服 务 热 线　010-64405510　　微信服务号　zgzyycbs
购 书 热 线　010-89535836　　微商城网址　https://kdt.im/LIdUGr
维 权 打 假　010-64405753　　天猫旗舰店网址　https://zgzyycbs.tmall.com

如有印装质量问题请与本社出版部联系（010-64405510）

全国中医药行业高等教育"十四五"规划教材
全国高等中医药院校规划教材（第十一版）

《微生物学与免疫学》
编 委 会

主　编

袁嘉丽（云南中医药大学）　　　　刘永琦（甘肃中医药大学）

副主编（以姓氏笔画为序）

马　萍（成都中医药大学）　　　　马志红（河北中医药大学）

田维毅（贵州中医药大学）　　　　边育红（天津中医药大学）

佟书娟（南京中医药大学）　　　　郑月娟（上海中医药大学）

编　委（以姓氏笔画为序）

马广强（江西中医药大学）　　　　王　垚（天津中医药大学）

王　倩（湖北中医药大学）　　　　王彦芳（山东中医药大学）

包丽丽（内蒙古医科大学）　　　　刘　琪（山西中医药大学）

苏　韫（甘肃中医药大学）　　　　吴大强（安徽中医药大学）

张怡敏（陕西中医药大学）　　　　陈伶利（湖南中医药大学）

周　宏（长春中医药大学）　　　　屈泽强（广西中医药大学）

姜　成（福建中医药大学）　　　　陶方方（浙江中医药大学）

梅　雪（河南中医药大学）　　　　彭桂英（北京中医药大学）

韩妮萍（云南中医药大学）　　　　韩晓伟（辽宁中医药大学）

学术秘书

吴月滢（云南中医药大学）　　　　和建政（甘肃中医药大学）

全国中医药行业高等教育"十四五"规划教材
全国高等中医药院校规划教材（第十一版）

专家指导委员会

匡海学（黑龙江中医药大学教授、教育部高等学校中药学类专业教学指导委员会主任委员）

吕志平（南方医科大学教授、全国名中医）

吕晓东（辽宁中医药大学党委书记）

朱卫丰（江西中医药大学校长）

朱兆云（云南中医药大学教授、中国工程院院士）

刘　良（广州中医药大学教授、中国工程院院士）

刘松林（湖北中医药大学校长）

刘叔文（南方医科大学副校长）

刘清泉（首都医科大学附属北京中医医院院长）

李可建（山东中医药大学校长）

李灿东（福建中医药大学校长）

杨　柱（贵州中医药大学党委书记）

杨晓航（陕西中医药大学校长）

肖　伟（南京中医药大学教授、中国工程院院士）

吴以岭（河北中医药大学名誉校长、中国工程院院士）

余曙光（成都中医药大学校长）

谷晓红（北京中医药大学教授、教育部高等学校中医学类专业教学指导委员会主任委员）

冷向阳（长春中医药大学校长）

张忠德（广东省中医院院长）

陆付耳（华中科技大学同济医学院教授）

阿吉艾克拜尔·艾萨（新疆医科大学校长）

陈　忠（浙江中医药大学校长）

陈凯先（中国科学院上海药物研究所研究员、中国科学院院士）

陈香美（解放军总医院教授、中国工程院院士）

易刚强（湖南中医药大学校长）

季　光（上海中医药大学校长）

周建军（重庆中医药学院院长）

赵继荣（甘肃中医药大学校长）

郝慧琴（山西中医药大学党委书记）

胡　刚（江苏省政协副主席、南京中医药大学教授）

侯卫伟（中国中医药出版社有限公司董事长）

姚　春（广西中医药大学校长）

徐安龙（北京中医药大学校长、教育部高等学校中西医结合类专业教学指导委员会主任委员）

高秀梅（天津中医药大学校长）

高维娟（河北中医药大学校长）

郭宏伟（黑龙江中医药大学校长）

唐志书（中国中医科学院副院长、研究生院院长）

彭代银（安徽中医药大学校长）

董竞成（复旦大学中西医结合研究院院长）

韩晶岩（北京大学医学部基础医学院中西医结合教研室主任）

程海波（南京中医药大学校长）

鲁海文（内蒙古医科大学副校长）

翟理祥（广东药科大学校长）

秘书长（兼）

陆建伟（国家中医药管理局人事教育司司长）

侯卫伟（中国中医药出版社有限公司董事长）

办公室主任

周景玉（国家中医药管理局人事教育司副司长）

李秀明（中国中医药出版社有限公司总编辑）

办公室成员

陈令轩（国家中医药管理局人事教育司综合协调处处长）

李占永（中国中医药出版社有限公司副总编辑）

张峘宇（中国中医药出版社有限公司副总经理）

芮立新（中国中医药出版社有限公司副总编辑）

沈承玲（中国中医药出版社有限公司教材中心主任）

编审专家组

全国中医药行业高等教育"十四五"规划教材
全国高等中医药院校规划教材（第十一版）

组　长

余艳红（国家卫生健康委员会党组成员，国家中医药管理局党组书记、局长）

副组长

张伯礼（天津中医药大学教授、中国工程院院士、国医大师）

秦怀金（国家中医药管理局副局长、党组成员）

组　员

陆建伟（国家中医药管理局人事教育司司长）

严世芸（上海中医药大学教授、国医大师）

吴勉华（南京中医药大学教授）

匡海学（黑龙江中医药大学教授）

刘红宁（江西中医药大学教授）

翟双庆（北京中医药大学教授）

胡鸿毅（上海中医药大学教授）

余曙光（成都中医药大学教授）

周桂桐（天津中医药大学教授）

石　岩（辽宁中医药大学教授）

黄必胜（湖北中医药大学教授）

前　言

为全面贯彻《中共中央 国务院关于促进中医药传承创新发展的意见》和全国中医药大会精神，落实《国务院办公厅关于加快医学教育创新发展的指导意见》《教育部 国家卫生健康委 国家中医药管理局关于深化医教协同进一步推动中医药教育改革与高质量发展的实施意见》，紧密对接新医科建设对中医药教育改革的新要求和中医药传承创新发展对人才培养的新需求，国家中医药管理局教材办公室（以下简称"教材办"）、中国中医药出版社在国家中医药管理局领导下，在教育部高等学校中医学类、中药学类、中西医结合类专业教学指导委员会及全国中医药行业高等教育规划教材专家指导委员会指导下，对全国中医药行业高等教育"十三五"规划教材进行综合评价，研究制定《全国中医药行业高等教育"十四五"规划教材建设方案》，并全面组织实施。鉴于全国中医药行业主管部门主持编写的全国高等中医药院校规划教材目前已出版十版，为体现其系统性和传承性，本套教材称为第十一版。

本套教材建设，坚持问题导向、目标导向、需求导向，结合"十三五"规划教材综合评价中发现的问题和收集的意见建议，对教材建设知识体系、结构安排等进行系统整体优化，进一步加强顶层设计和组织管理，坚持立德树人根本任务，力求构建适应中医药教育教学改革需求的教材体系，更好地服务院校人才培养和学科专业建设，促进中医药教育创新发展。

本套教材建设过程中，教材办聘请中医学、中药学、针灸推拿学三个专业的权威专家组成编审专家组，参与主编确定，提出指导意见，审查编写质量。特别是对核心示范教材建设加强了组织管理，成立了专门评价专家组，全程指导教材建设，确保教材质量。

本套教材具有以下特点：

1.坚持立德树人，融入课程思政内容

将党的二十大精神进教材，把立德树人贯穿教材建设全过程、各方面，体现课程思政建设新要求，发挥中医药文化育人优势，促进中医药人文教育与专业教育有机融合，指导学生树立正确世界观、人生观、价值观，帮助学生立大志、明大德、成大才、担大任，坚定信念信心，努力成为堪当民族复兴重任的时代新人。

2.优化知识结构，强化中医思维培养

在"十三五"规划教材知识架构基础上，进一步整合优化学科知识结构体系，减少不同学科教材间相同知识内容交叉重复，增强教材知识结构的系统性、完整性。强化中医思维培养，突出中医思维在教材编写中的主导作用，注重中医经典内容编写，在《内经》《伤寒论》等经典课程中更加突出重点，同时更加强化经典与临床的融合，增强中医经典的临床运用，帮助学生筑牢中医经典基础，逐步形成中医思维。

3.突出"三基五性"，注重内容严谨准确

坚持"以本为本"，更加突出教材的"三基五性"，即基本知识、基本理论、基本技能，思想性、科学性、先进性、启发性、适用性。注重名词术语统一，概念准确，表述科学严谨，知识点结合完备，内容精炼完整。教材编写综合考虑学科的分化、交叉，既充分体现不同学科自身特点，又注意各学科之间的有机衔接；注重理论与临床实践结合，与医师规范化培训、医师资格考试接轨。

4.强化精品意识，建设行业示范教材

遴选行业权威专家，吸纳一线优秀教师，组建经验丰富、专业精湛、治学严谨、作风扎实的高水平编写团队，将精品意识和质量意识贯穿教材建设始终，严格编审把关，确保教材编写质量。特别是对32门核心示范教材建设，更加强调知识体系架构建设，紧密结合国家精品课程、一流学科、一流专业建设，提高编写标准和要求，着力推出一批高质量的核心示范教材。

5.加强数字化建设，丰富拓展教材内容

为适应新型出版业态，充分借助现代信息技术，在纸质教材基础上，强化数字化教材开发建设，对全国中医药行业教育云平台"医开讲"进行了升级改造，融入了更多更实用的数字化教学素材，如精品视频、复习思考题、AR/VR等，对纸质教材内容进行拓展和延伸，更好地服务教师线上教学和学生线下自主学习，满足中医药教育教学需要。

本套教材的建设，凝聚了全国中医药行业高等教育工作者的集体智慧，体现了中医药行业齐心协力、求真务实、精益求精的工作作风，谨此向有关单位和个人致以衷心的感谢！

尽管所有组织者与编写者竭尽心智，精益求精，本套教材仍有进一步提升空间，敬请广大师生提出宝贵意见和建议，以便不断修订完善。

国家中医药管理局教材办公室

中国中医药出版社有限公司

2023 年 6 月

编写说明

　　《微生物学与免疫学》是面向全国高等医药及中医药院校中药学、药学类专业的规划教材，从细胞、分子水平讲清概念，阐述规律，内容简明、清晰，基础性与前沿性并重，可读性强，主要体现出科学性、先进性、实用性、可拓展性和精炼性等特点，以全面提高中医药人才的培养质量、积极与医疗卫生实践接轨为目的，为临床用药和药物研发服务。本版教材在前期全国中医药行业高等教育"十五""十一五""十二五"以及"十三五"共4版规划教材的基础上进行修订，尤其是对"十三五"版进行勘误和完善，结合微生物学与免疫学的发展前沿和学科特点，进行了内容的补充和调整。

　　本教材分为三篇：第一篇为微生物学，主要介绍与医药学相关的微生物的生物学特性、与宿主的相互关系及临床诊疗原则；第二篇为免疫学基础，主要介绍免疫系统的组成、功能和作用机制，免疫异常所致的病理损伤，免疫学在疾病的诊断、治疗和预防中的应用；第三篇为微生物药学与免疫学应用，主要介绍微生物学与免疫学在药品生产、检验中的应用。

　　参加本教材编写的有24所医学院校的28位专业教师，具体分工如下：第一篇由袁嘉丽、边育红、佟书娟、韩妮萍、王彦芳、郑月娟、梅雪、周宏、彭桂英、张怡敏、王倩、吴月滢、包丽丽负责；第二篇由刘永琦、郑月娟、马萍、苏韫、王垚、屈泽强、吴大强、马广强、姜成、陶方方、刘琪负责；第三篇由刘永琦、田维毅、马志红、陈伶利、和建政、苏韫、韩晓伟负责。编委会全体成员集思广益，博采众长，辛勤耕耘，发奋著作！

　　由于编委会成员学识有限，教材中若有不足之处，敬请广大师生和读者提出宝贵意见，以便再版时修订提高。

《微生物学与免疫学》编委会

2023年6月

第三篇 微生物药学与免疫学应用

第一篇

微生物学

第一章
微生物学绪论

扫一扫，查阅本章数字资源，含 PPT、音视频、图片等

在广袤的地球上，所有的生命形式都共处于一个具有高度生物多样性的自然环境中，人类亦不例外。在这样一个丰富多彩的生物世界中，形形色色的物种间相互依存、相互斗争、相互拮抗，共同演绎了我们今天所生存的生物环境。其中，人类与微生物（microorganism）的共处，以微生物对人类生存和发展的巨大影响及对人类物质与精神生活的决定性作用而日益受到人类的关注。

第一节　微生物与微生物学

在人类的科学发现史上，微生物不是一个古老的概念，自 1676 年荷兰人列文虎克（Antonie van Leeuwenhoek，1632—1723）使用 microbe 一词并被公众接受迄今仅 300 多年。与人类诞生之时就朝夕相伴的动物、植物比较，我们对"微生物"这个概念的认识，无论在空间与时间，还是在深度与广度上都还显得十分肤浅，"微生物"在生物分类学中所处的位置也逐渐成为人们关心的问题。

一、生物的类群划分与微生物分类

（一）生物的类群划分

瑞典博物学家林奈（Carolus Linnaeus，1707—1778）是生物分类学的奠基人，1735 年出版的《自然系统》（*Systema Naturae*）和 1753 年出版的《植物种志》（*Species Plantarum*）中林奈将自然界分为矿物、植物和动物，用了纲、目、属、种四个分类等级，以双名制命名法对生物进行分类和命名。"林奈系统"是一种人为分类体系，即按分类者的意愿选取少数特征作为分类依据，而没有全面考虑生物的特征、演化及它们之间的亲缘关系。1859 年，达尔文的《物种起源》出版之后，演化论思想在分类学中得到贯彻，生物学家和分类学家认识到系统发育的亲缘关系是生物进化过程的实际反映，因此开始试图按照生物系统发育的历史来描述生物的多层次分类系统（即所谓自然分类系统）。但受技术手段和传统观念的影响，迄今尚未能建立涵盖所有生命体的自然分类系统。

目前生物学界较为公认的分类是 1969 年 Whittaker 提出的五界系统，依据构成生命的细胞类型将生物分为原核生物界、原生生物界、真菌界、植物界和动物界。1990 年 Woese 通过对各类生物 rRNA 序列进行分析，认为 ssu rRNA（16S 或 18S）序列是用于系统进化及分类研究最适宜的指标，提出"三域学说（three domains proposal）"（图 1–1），即在"界"之上设立"域"的概

念，并构建了三域生命进化树，将所有细胞生物分为细菌域、古菌域、真核生物域三个域。

图 1-1　"三域学说"及进化树模式图

（二）微生物的分类

微生物概念的提出早于近代生物分类学的建立，这使得现代微生物物种的生物学位置与生物分类体系不甚相符。现代微生物学常依据有无细胞结构及细胞分化程度将微生物分为三大类。

1. 非细胞型微生物（noncellular microorganism）　此类微生物无细胞结构和产生能量的酶系统，仅由蛋白质和一种核酸（DNA 或 RNA）组成，只能在活细胞内增殖。病毒属此类。

目前，病毒分类仍基于病毒的生物学性状，由国际病毒分类委员会（international committee on taxonomy of viruses，ICTV）收集所有已发现和新发现病毒的详尽信息，进行科学的分类，并统一对病毒进行命名。除了典型的病毒外，还有一些病毒样致病因子，其本质及在病毒学中的位置尚不明确，被称为亚病毒（subvirus），包括类病毒（viroid）、卫星病毒（satellite virus）、朊病毒（prion）等。

2. 原核细胞型微生物（prokaryotic microorganism）　此类微生物有细胞结构，但其核质分化原始，为环状 DNA 团块结构，缺乏组蛋白，无核膜和核仁，细胞器不完善。根据 16S rRNA 序列分析，此类微生物又分为古细菌（archaebacterium）和真细菌（eubacteria）两大类。

古细菌是一类在 16S rRNA 序列上与迄今了解的细菌及真核生物都有着极大区别的微生物，包括产甲烷菌（methanogen）、极端嗜盐菌（extreme halophile）、嗜热嗜酸菌（thermoacidophile）等。这类微生物可在高温、高盐等极端条件下生存，于进化上，构成了与其他原核生物起源不同、细胞结构有较大差异的微生物群体。

在实际使用过程中，真细菌被习惯地称为细菌，本书如无特殊说明，细菌所指为真细菌，不再赘述。自 20 世纪 20 年代以来，由美国细菌学家伯杰（D.Bergey）牵头编写的《伯杰系统细菌学手册》（原名《伯杰鉴定细菌学手册》）是国际公认的研究原核细胞生物分类的权威著作，目前已出版第九版，该手册对原核细胞微生物的分类是基于生物学性状，并汲取了细胞学、遗传学和分子生物学等多学科最新进展，把原核细胞生物分为细菌域（24门33纲80目206科1142属）和古菌域（3门9纲13目22科79属），包括酸杆菌门、放线菌门、产水菌门、拟杆菌门、衣原体门、绿菌门、绿弯菌门、产金菌门、蓝藻门、脱铁杆菌门、异常球菌-栖热菌门、网团菌门、纤维杆菌门、厚壁菌门、梭杆菌门、芽单胞菌门、黏胶球形菌门、硝化螺旋菌门、浮霉菌门、海绵杆菌门、变形菌门、螺旋体门、柔膜菌门、热脱硫杆菌门、热微菌门、热袍菌门、疣微菌门。其中与人类疾病相关的原核细胞微生物有厚壁菌门中的葡萄球菌、链球菌、支原体等，变形菌门中的埃希菌、沙门菌、志贺菌、立克次体等，以及衣原体、螺旋体、放线菌等门中的若干种类。

3. 真核细胞型微生物（eukaryotic microorganism） 此类微生物有典型细胞结构，细胞核分化程度高，有核膜和核仁，细胞器完善。包括菌物界的真菌与原生生物界的原虫。

菌物界物种估计有25万种，甚至更多，由于许多物种的生物学特性还未被完全揭示，因此尚不能产生一个为全球学者公认的分类系统。现据NCBI（美国国立生物信息中心）公告之真菌（fungus）分类表，一般将真菌分为5个门22个纲，包括子囊菌门（3个亚门，外囊菌亚门、盘菌亚门、酵母菌亚门）、担子菌门、壶菌门、球囊菌门、接合菌门，除此外尚有一些真菌未能被归类。与人类疾病关系较密切的真菌包括子囊菌门的表皮癣菌、毛癣菌、小孢子癣菌、毛结节菌、假丝酵母菌、肺孢子菌、曲霉菌、镰刀菌、青霉菌、组织胞浆菌等；担子菌门的隐球菌、糠秕马拉色癣菌等；接合菌门的毛霉菌等。

二、人类与微生物的相互关系

人类与微生物的关系是生物间相互关系的一个缩影，要深刻理解人与微生物这个大的命题，就需要对生物间的"相处之道"有个粗略的了解。生物之间的相互生存关系主要表现为捕食（predation）、拮抗（antagonism）与共生（symbiosis）三种形式。捕食是一方以另一方为食物，使对方作为个体被消灭；拮抗是指双方互相抵制、互相排斥，通常表现为对生存资源的争夺；共生则是指两种生物一起共同生活，根据共生生物之间的利害关系，又可进一步分为共栖、互利共生和寄生。共栖（commensalism）指两种生物在一起生活，其中一方受益，另一方不受影响；互利共生（mutualism）指两种生物在一起生活，双方均受益，从而互相依赖，长期共存；寄生（parasitism）指一方从另一方获益，并使对方受损，后者称为宿主（host）。

人类与微生物的相互关系在本质上也是一种生物间的相互关系，尤其对于人体微生物而言，这种关系涵盖了生物间共生的所有形式，即共栖、互利共生和寄生。而微生物与人类之间的相互作用又可诠释为下述几个方面。

（一）微生物构成人类生存发展的重要影响因素

微生物普遍存在于环境，如水、土壤和空气中，与人类的生存息息相关，是人类生存环境中的重要成员。生态系统的构成要素是生产者、消费者和分解者，三者和谐有序生存，从而推动C、H、O、N等元素的物质循环。分解者的作用是将生态系统中的有机物分解，使之再循环，被植物利用回到非生物环境中，细菌和真菌是最重要的分解者，人类作为食物链上的消费者与微生物共同参与生态系统的物质循环。

在生产生活中，许多微生物是人类的重要食物来源，如香菇、竹荪、木耳等菌类是深受人们喜爱的食品，而利用微生物发酵制作食物如面包、馒头、酸奶等历史悠久；在工农业生产中，利用微生物发酵、控制病虫害成为潮流和趋势；我国传统医药中，微生物直接入药的例子比比皆是，如冬虫夏草、茯苓、马勃等；在现代制药领域，以微生物或其代谢产物生产药物如益生菌、疫苗、抗生素等已较为普遍且应用前景广阔。但微生物在某些时候也成为人类生产发展的负面影响因素。微生物可以导致粮食和药材霉变、腐败、变质等，造成经济损失，微生物毒素可使人类中毒，有些微生物毒素如黄曲霉素对人体有明确的致癌作用。

（二）微生物构成人体的组成部分

正常人体的体表和与外界相通的体腔黏膜表面分布着大量的微生物群，其数量可达人体细胞的 10 倍之多，这些微生物与人体和谐共生，构成人体的微生态系统，参与人体的营养代谢过程，通过拮抗病原微生物入侵，刺激免疫系统的发育成熟等作用，构成人体必需的组成部分。但在定位改变、菌群失调和人体免疫功能下降等情况下，人体微生态系统可发生微生态失衡，正常微生物群可使人体患病，在第二节将对此详细阐述。

（三）微生物与人类感染

感染（infection）是微生物的致病力和人体免疫力邪正相争的过程，引起人类感染性疾病的微生物称为病原微生物（pathogenic microorganisms）。病原微生物侵入机体一定部位，通过其特定致病机制，导致宿主机体发生不同程度的病理损伤。感染性疾病曾经在很长时间内是导致人类死亡的最主要原因。

1. 影响感染的因素　感染的临床表现之所以具有极大差异与繁复变化，是因为感染的发生、发展及结局类型受到许多因素的影响。这些影响因素中最主要的是病原微生物、宿主免疫力与环境。

（1）病原微生物　是感染发生、发展过程的客体因素。感染的发生、发展往往取决于病原微生物的致病力、数量和寄居部位。致病力即毒力，包括病原微生物侵入宿主机体的能力，在体内定居、繁殖、扩散的能力，以及微生物对宿主细胞造成损害的能力；通常每种病原微生物必须达到一定数量才能使机体感染，这一数量取决于其致病力强弱；几乎所有的已知病原微生物在宿主体内都有一个选择性的寄居部位，能否到达合适的寄居部位将决定病原微生物是否可在宿主体内定居、繁殖，以及其致病力能否发挥作用。

（2）宿主免疫力　是感染发生、发展过程的主体因素。由固有免疫（innate immunity）与适应性免疫（adaptive immunity）两部分组成。前者对病原体构成防御屏障，并在感染早期发挥主要的清除、杀灭病原体及限制病原体播散作用；后者可特异性针对特定病原体形成高效的清除机制，并可形成维持长期的选择性免疫作用。宿主的免疫力是针对病原微生物致病力的主要抑制与抵抗因素，但也是在感染过程中所形成的宿主机体组织损伤的原因之一。

（3）环境　是感染发生、发展过程的条件因素。环境因素可包括自然因素与社会因素。环境因素一般通过间接方式对宿主与病原体产生影响。对于病原体而言，环境往往可以提供病原体生存与传播的合适条件以增加传播机会，如气候、温度、湿度、媒介、孳生环境等。对于宿主而言，环境则可在个体与群体水平上增加宿主的易感性，如人口流动、生活条件与习惯的改变，以及医源性因素的影响等。

2. 感染的类型　感染过程受诸多因素影响，并导致感染表现的多样化与复杂化，感染可以在不同层面上分成不同的类型。根据引起感染的病原微生物类型可分为细菌性感染、病毒性感染、真菌性感染。从流行病学意义上，感染分为显性感染、隐性感染、潜伏感染与携带状态。根据引起感染的致病微生物来源可将感染分为外源性感染和内源性感染。根据临床病程特点可分为急性感染和慢性感染。根据发生部位感染可分为局部感染和全身感染等。

3. 感染的意义 就生物进化而言，感染的发生是双向选择压力作用下的共同进化枢机之所在。感染对病原微生物所造成的选择压力，可促使其产生的遗传突变被选择性地保留，从而影响病原生物的致病性、宿主转换等生物学性状，并对人类的疾病及疾病发生过程产生巨大影响。

感染对于人类具有双重意义。一方面，感染使人类的免疫系统经受选择的压力而不断进化，促使免疫系统建立适应性免疫，以致大多数感染都以隐性感染方式发生；另一方面，严重感染（尤其是烈性传染病）给人类带来灾难，如历史上瘟疫曾多次造成人口剧减，给社会发展带来极大影响。

三、微生物学的形成与发展

在人类发展过程中，长期的生活和生产实践使人们积累了大量与微生物有关的知识和经验，但只有在微生物被发现之后，人类对微生物的利用与防范才逐渐得以明确，微生物学的形成与发展则成为这一过程的有力见证。

（一）微生物的发现

1676 年荷兰人列文虎克创制了第一台放大 270 倍的显微镜（图 1-2）。利用这个工具，他观察了雨水、污水、血液、牙垢等，从中发现了"微小的生命体（microbe）"——微生物（图 1-3）。微生物的发现是人类科学史上的一件大事，它第一次将人们的视野从宏观世界推向微观世界。

图 1-2 列文虎克创制的显微镜	图 1-3 列文虎克绘制的细菌形态

微生物被发现后，在很长一个时期，人们并不知道这些小生物与人类的生产、生活以及疾病有什么关系。以路易斯·巴斯德（Louis Pasteur，1822—1895）和罗伯特·科赫（Robert Koch，1843—1910）为代表的一批杰出科学家用他们划时代的开创性研究，为微生物学建立了理论与方法学的基石，微生物学从创立到发展至今，在人类科学发展史上写下了极为光辉灿烂的一页。

（二）微生物学的奠定和发展

微生物学的奠定和发展是从列文虎克用显微镜观察到细菌开始的。列文虎克还将他观察到的这些小生物用文字和图画记载下来，在 1673 ～ 1723 年，他将自己的发现陆续以信件的方式报告给当时欧洲科学权威机构英国皇家学会，其中绝大多数都发表在《皇家学会哲学学报》上。列文虎克是第一个用放大透镜看到细菌和原生动物的人。尽管他缺少正规的科学训练，但他对肉眼看不到的微小世界的细致观察、精确描述和众多的惊人发现，对微生物学创立和发展起了奠基作用。但是由于基础知识薄弱，列文虎克的报道仅限于描述事实，并未上升为理论，当时的人们也不知道细菌与生产生活乃至疾病的关系。

19 世纪中期，以巴斯德和科赫为代表的科学家将对微生物的形态描述推进到生理学研究阶段。路易斯·巴斯德在很年轻时就成为享誉法国的化学家。当时法国的酿酒业占据重要经济地位，但是葡萄酒和啤酒常常因为变酸的问题而影响产量和品质。1856年，里尔一家酿酒厂主请求巴斯德帮助寻找原因，看看能否防止葡萄酒变酸。巴斯德以实验证明发酵和食物腐败是由微生物引起（图1-4）的。酒类变质是污染杂菌所致，对酒进行加热可以杀死杂菌，从而有效防止其变质。由此，巴斯德用"实践－理论－实践"的方法，不仅推翻了当时盛行的生命"自然发生学说"，并创立了一整套独特的微生物学基本研究方法，开辟了微生物学领域，是近代微生物学的真正奠基人。他使用的这种消毒方法被冠以"巴氏消毒法"并沿用至今。另外，在研究蚕病过程中，巴斯德揭示了细菌感染是导致蚕患病的元凶，挽救了法国的蚕丝纺织业。从蚕病到鸡霍乱，再到炭疽、狂犬病，巴斯德逐渐解开了较高等动物疾病由病菌引起之谜。巴斯德一生建树颇多，利用减毒活疫苗预防疾病也影响了免疫学的发展。在其影响下，英国外科医生李斯特（Joseph Lister，1827—1912）创用石炭酸喷洒手术室和煮沸手术用具，为防腐、消毒及无菌操作打下了基础，开创了现代外科学。

图1-4 巴斯德的鹅颈瓶试验

德国科学家罗伯特·科赫是另一位微生物学奠基人。科赫的贡献在于发明了细菌的纯培养技术，使得每一种特定致病菌的分离成为可能，并由此成功分离了炭疽、结核、霍乱等重要病原体。在这些工作的基础上，科赫提出了确定病原体的主要原则——Koch法则（Koch's postulates）。其内容包括：①同一种疾病中应能查见相同的病原菌；②在宿主体内可分离、培养得到纯的病原菌；③以分离、培养所得的病原菌接种易感动物，可引起相同的疾病；④从人工感染动物体内可重新分离、培养获得纯的病原菌。该法则为多种传染病病原生物的发现提供了理论指导。然而，在运用该法则的同时也应注意一些特殊现象，如带菌者并未表现出明显的临床症状，有些病原生物无法用人工方法培养，有的病原生物尚未发现有易感动物等。因此，传统意义上的Koch法则虽然是人们认识新现病原体的指导，但仍需适当补充完善以适应病原生物学的发展。鉴于此，Fredricks于1996年提出了包含核苷酸序列检测的Koch公设修正案。其内容为：①病原体的序列应存在于患某种疾病的大多数人群体内；②病原体的序列应存在于患病器官内；③无病者或无病器官应没有或很少有病原体序列的存在；④用原位杂交或电镜可在疾病器官的病变部位中发现病原体的序列；⑤病原体的序列可在首次发现此序列的实验室及其他实验室内被重复检出；⑥病原体引起的疾病被治愈后，患者体内该病原体的序列数量减少或消失；⑦患者发病前应能够检出致病病原体的序列，且该病原体序列的拷贝数与疾病的严重性平行。在 19 世纪最后 20 年中，许多细菌性传染病的病原体由科赫和在他带动下的一大批学者发现并分离培养成功。

俄国学者伊凡诺夫斯基（Dmitri Iosifovich Ivanovsky，1864—1920）于 1892 年发现了第一种病毒即烟草花叶病毒，揭开了病毒的微生物学篇章。而后第一个动物病毒即口蹄疫病毒于 1897 年被 Loeffler 和 Frosch 发现，1915 年英国学者 Twort 发现了细菌病毒（噬菌体），以后相继分离出许多人类和动、植物的病毒。

英国医生琴纳（Edward Jenner，1749—1823）发明牛痘预防天花；巴斯德研制鸡霍乱、炭疽和狂犬病疫苗成功；德国学者 Behring 开创"免疫血清疗法"治疗白喉。这些抗感染治疗方面的成就促成了另一学科"免疫学"的创立和兴起，可以说，微生物学是免疫学之母。

在微生物学发展过程中，除微生物的发现和对其生理作用的认识外，抗微生物药物的发现和研究也是较为重要的组成部分。欧立希在 1910 年合成治疗梅毒的砷凡纳明，后又合成新砷凡纳明，开创了微生物性疾病的化学治疗途径。以后又有一系列磺胺药相继合成，在治疗传染性疾病中广泛应用。1929 年 Fleming 首先发现青霉菌产生的青霉素能抑制金黄色葡萄球菌的生长，但直到 1940 年 Florey 等将青霉菌培养液加以提纯，才获得青霉素纯品，并用于治疗感染性疾病，取得了惊人的效果。青霉素的发现和应用极大地鼓舞了科学家，随后链霉素、氯霉素、金霉素、土霉素、四环素、红霉素等抗生素不断被发现并广泛应用于临床。

进入 20 世纪，生物化学、遗传学、免疫学、分子生物学技术的发展和应用，推动了微生物学的迅猛发展，主要成就包括：①新病原微生物不断被发现并得到深入研究。例如：引起获得性免疫缺陷综合征的人类免疫缺陷病毒，引起高致死性出血热的埃博拉病毒，导致输血后肝炎的丙型肝炎病毒，可造成腹泻性疾病的星状病毒，引起严重急性呼吸系统综合征（SARS）的冠状病毒，导致猫抓热的汉塞巴尔通体，引起军团病的嗜肺军团菌，引起莱姆病的伯氏疏螺旋体等。②应用分子生物学技术，对病原微生物致病机制的研究已深入分子水平和基因水平。近 80 种人类病毒和 50 多种人类致病菌的基因组测序完成。③基因分型方法被广泛应用于病原生物的分类、新种鉴定、流行病学调查以及待检菌遗传学特征分析等。在临床病原生物学检验中，开发了多种类型的快速病原生物学检验技术，提高了感染性疾病的快速诊断率。④采用分子生物学技术分离或制备了多种新型疫苗，如核酸疫苗用于传染性疾病的预防。⑤新型抗生素和新型抗病毒制剂不断被研发上市。

微生物学创立至今，始终居于生命科学发展的前沿，这是因为微生物的巨大数量与种类，以及其惊人的繁殖速度和变异能力为生命现象的研究提供了丰富与合适的对象。微生物学为当代生命科学中的诸多前沿——如现代生物化学、现代遗传学、现代免疫学乃至分子生物学奠定了重要的研究基础。除了列文虎克、路易斯·巴斯德等科学家在微生物学的奠定和发展方面做出卓越贡献外，自 1901 年诺贝尔奖设立以来，先后有 19 届 35 位科学家因在微生物学领域中的卓越贡献而获奖（表 1-1），他们的成就是微生物学发展史的里程碑，推动着这一学科的发展。人类仍然面临感染性疾病的威胁，微生物学的发展任重道远，对新现病原微生物的发现和认识、对传染性疾病诊疗技术的提高、对新型疫苗的研制等研究将成为微生物学发展的重任和动力。

表 1-1　在微生物学领域历届获诺贝尔医学或生理学奖的科学家及其成就

获奖年份	获奖科学家	成就
1901 年	Emil Adolf von Behring	开创免疫血清疗法，在治疗白喉上做出贡献
1905 年	Robert Koch	对结核病的相关研究和发现
1928 年	Charles Jules Henri Nicolle	对斑疹伤寒的相关研究和发现
1939 年	Gerhard Domagk	发现 prontosil（百浪多息，磺胺类药物）的抗菌效果
1945 年	Alexander Fleming	发现青霉素及其对各种传染病的疗效
	Ernst Boris Chain	
	Howard Walter Florey	
1951 年	Max Theiler	黄热病及其治疗方法上的发现
1952 年	Selman A.Waksman	发现链霉素，第一个有效对抗结核病的抗生素
1954 年	John Franklin Enders	发现脊髓灰质炎病毒在各种组织培养基中的生长能力
	Thomas Huckle Weller	
	Frederick Chapman Robbins	
1958 年	Joshua Lederberg	发现细菌遗传物质及基因重组现象（分享 1/2 奖项）
1965 年	François Jacob	发现酶和病毒生物合成的基因控制
	André Lwoff	
	Jacques Monod	
1966 年	Peyton Rous	发现病毒诱导肿瘤发生的作用（分享 1/2 奖项）
1969 年	Max Delbrück	发现病毒的复制机制和遗传结构
	Alfred D.Hershey	
	Salvador E.Luria	
1975 年	David Baltimore	发现肿瘤病毒与细胞遗传物质之间的相互作用
	Renato Dulbecco	
	Howard Martin Temin	
1976 年	Baruch S.Blumberg	发现传染病产生和传播的新机制
	D.Carleton Gajdusek	
1989 年	J.Michael Bishop	发现逆转录病毒致癌基因的细胞来源
	Harold E.Varmus	
1997 年	Stanley B.Prusiner	发现朊病毒——传染的一种新的生物学原理
2005 年	Barry J.Marshall	发现幽门螺杆菌及其在胃炎和胃溃疡中所起的作用
	J.Robin Warren	
2008 年	Harald zur Hausen	发现导致子宫颈癌的人类乳头瘤病毒（分享 1/2 奖项）
	Françoise Barré-Sinoussi	发现人类免疫缺陷病毒（分享 1/2 奖项）
	Luc Montagnier	

续表

年份	获奖科学家	成就
2020 年	Harvey J.Alter Michael Houghton Charles M.Rice	发现丙型肝炎病毒

注：本表内容自诺贝尔奖官网 http://www.nobelprize.org 转载和翻译。

四、微生物与医药学

微生物学在其诞生之初就与医学结下了不解之缘，许多研究工作即围绕着致病微生物所展开，微生物学所取得的第一批成果中也大都涉及致病微生物的分离及致病性研究。随着微生物学科的发展与分化，医学微生物学逐渐形成了一个重要的独立分支。随着抗生素的发现，药学也与微生物学之间形成了十分广泛和密切的联系。目前微生物已经成为现代药物的重要资源，成为生物制药的工具与载体。

（一）微生物与医学微生物学

在与人类共同进化、发展的微生物群体中，与人类健康和疾病相关的微生物群体被称为医学微生物。医学微生物学是微生物学的分支学科，是研究医学微生物的形态、结构、生命活动规律及其与人体相互关系的学科，其内容主要包括医学微生物的生物学特性、与宿主的关系及致病机制、微生物学检查和防治方法等。

（二）微生物与药学

作为医学重要分支的药学与微生物之间也有着十分广泛和密切的联系，主要表现在下列几个方面：①微生物是临床药源的重要组成，临床应用的许多药物本身就是微生物（如部分中药材、益生菌制剂等）或微生物的代谢物（如抗生素、维生素、酶制剂等）。②微生物是制药工艺的重要载体，在许多药物的现代制药工艺中广泛应用了高效低成本的微生物发酵方法，尤其是正在日益崛起的基因工程重组产品的制备更是依赖工程菌。③微生物是药物筛选的重要靶标，抗感染药物的研发是现代制药的一个重要领域，新型抗感染药物的筛选一般以病原微生物的特定分子结构为筛选靶点。④微生物是衡量药物质量的重要指标，用于人体的临床药物均有一定的微生物学监测指标，以监测药物在生产与使用过程中是否受微生物尤其是病原微生物污染的可能性，从而保证临床用药的安全性。

微生物在药学中的应用，涉及了普通微生物学、工业微生物学、医学微生物学以及微生物学检验等多个分支学科，正在逐渐融汇成为一个微生物学的新分支——药学微生物学。随着微生物学在药学中应用范围的拓展和重要意义的凸显，微生物学将成为药学专业的一门基础主干课程。因此学习微生物学，对于药学专业具有重要的理论意义和实际意义。

（三）微生物与中医药学

在古老的中医药学领域中，也可以觅得微生物的踪影。中医学中的"外邪"就包括病原微生物的感染，中医临床的"六经传变"与"卫气营血传变"规律就包括对感染性疾病临床变化规律的系统总结，在许多方面与现代西医学的致病性相契合。在中医的临床实践中，形成了许多抗微生物感染的方药，为人类与致病微生物的斗争提供了极为宝贵的药用资源。更为难能可贵的是，中药学最早将微生物资源直接纳入了药材领域与制药过程，如灵芝、冬虫夏草等真菌的药用，以及六曲的制作等。

第二节　微生物与微生态学

微生物与环境间有着极为密切的关系，微生物的生命活动依赖于环境，同时也影响着环境，研究微生物与环境之间的关系，了解它们在自然界的分布，可为人们开发微生物资源提供理论依据。同样，微生物之间、微生物与其他生物之间，也存在着相互依存、相互制约的关系。研究它们之间的关系，能使人类更好地利用微生物，防治人和动植物疾病，为工农业生产服务。

微生态属于生态学（ecology）范畴，是生态学的微观层次，考察微生物在自然界中的分布、微生物与其他生物间的关系、微生物在自然界物质循环中的作用等。1977 年沃克·罗西（Voeker Rusch）首次提出微生态学（microecology）的概念，经过三十余年的发展，目前将微生态学定义为：研究微生物群体与其周围的生物和非生物环境条件相互作用关系的科学。

对我国微生态学贡献巨大的著名学者魏曦教授曾这样评价微生态学的地位：“遗传学和微生态学是 21 世纪的两支生命科学劲旅，将对人类的发展做出不可估量的贡献。”

微生物因其种群数量大、个体体积小、结构简单、繁殖快及适应性强的特点，在自然界中广泛分布，遍布于空气、水、土壤、动植物的体表及体内。微生物通常是环境的组成部分，对环境与人类来说都具有不可替代的意义。本节将对自然环境中微生物的分布及人体微生态系统进行阐述。

一、自然环境中的微生物分布

（一）空气中的微生物

1. 空气中微生物的分布与种类　空气中的微生物主要来自地面，几乎所有土壤表层存在的微生物均可能在空气中出现。

由于缺乏营养和水分，且有紫外线直射等杀菌因素，空气中的微生物一般难以生长繁殖，只能以浮游状态存在，因此空气并不是微生物生长繁殖的良好场所，故检出率很低。在空气中检出率相对较高的是一些抵抗力较强的微生物类群，特别是耐干燥和耐紫外线的微生物，如细菌中的 G^+（革兰阳性）球菌、G^+ 杆菌（特别是芽胞杆菌）、酵母菌和霉菌的孢子等。空气中微生物的数量与当地气温、湿度、风力及人口密度、土壤性质、植被面积有关。由于尘埃的自然沉降，越接近地面的空气含菌量越高；随着高度的上升，空气中微生物的数量逐渐减少，目前人类检测到微生物存在最高处为 85km 的高空。气温高的季节，空气中微生物的数量比气温低的季节多；雨雪之后，空气中的微生物数量大为减少。在人口密度低或者植被面积大的地带，如高山、森林、草原及海洋，空气中微生物的数量较少；农村地区的空气中微生物的数量明显少于城市地区。不同场所空气中微生物的数量见表 1–2。

表 1–2　不同场所空气中微生物的数量（cfu/m³）

	海洋上空	公园	城市街道	宿舍	畜舍
微生物数量	1～2	200	5000	20000	1000000

测定空气中微生物的数目可用平板沉降或者液体阻留等方法。一般以甲型溶血性链球菌作为指示菌，反映空气受人上呼吸道分泌物中微生物污染的程度。

2. 空气中的病原微生物 空气中有时也会含有一些病原微生物，如溶血性链球菌、结核杆菌、白喉杆菌、百日咳杆菌、脑膜炎奈瑟球菌、肺炎双球菌、麻疹病毒和流感病毒等，有的间接来自地面，有的直接来自人或动物的呼吸道。微生物可以附着在尘埃或包被在微小的水滴上分散于空气中形成微生物气溶胶，微生物气溶胶在病原微生物的传播上具有极为重要的意义。空气中的尘埃颗粒数与微生物数量有直接关系，空气中尘埃越多，污染的微生物也越多。自人畜呼吸道排出的直径大于 5μm 的飞沫及含微生物的尘埃（直径多为 12～18μm），被吸入人体后仅停留于上呼吸道，常被呼吸道上皮细胞纤毛的摆动排出；但直径小于 5μm 的飞沫及尘埃，可进入肺泡，在一定条件下可引起动物感染甚至传染病的传播和流行。空气中病原微生物污染程度与人群密度有关，人口密集的公共场所特别是医院等处，空气中病原微生物的数量与种类就会显著增高。由于空气中的微生物可引起人和动植物病害，工农业产品腐败变质，在医院手术室、传染病房、细胞培养室、微生物接种室、发酵车间和制药车间等处的空气须采用过滤除菌、紫外线照射、甲醛熏蒸等方法进行消毒或者净化。

（二）水中的微生物

1. 水中微生物的分布与种类 水中含有一定的有机物、可溶性无机盐等，是微生物的天然栖息场所。自然界江河湖海等各种水体中都生存着相应的微生物。水体中微生物的种类和数量与水域的有机物、无机物的种类和含量，以及光照、酸碱度、渗透压、温度、含氧量和有毒物质的含量有密切关系。地面水中微生物的种类和数量较多。清洁的湖泊、池塘和水库中，有机物含量低，微生物较少（10～10^3/mL），以硫细菌（sulfur bacteria）、铁细菌（iron bacteria）、蓝细菌（cyanobacteria）和藻类等自养型微生物为主，也有少量腐生菌如色杆菌属（*Chromobacterium*）、无色杆菌属（*Achromobacterium*）和微球菌属（*Micrococcus*）等存在。有机质丰富的湖泊、停滞的塘水、污染的江河水及下水道的沟水中微生物较多。地下水因经过深厚的土层过滤，几乎大部分微生物被阻留在土壤中，含有的微生物极少。泉水和深井水在没有污染的情况下一般是无菌的。海水中的微生物除来源于河水、雨水及污水等环境中，绝大多数是嗜盐菌，并耐高渗透压。海水中微生物数量最大的是藻类，分布于海面下 0～50m 的深度范围内；细菌则多为革兰阴性菌，常见的种类有假单胞菌属（*Pseudomonas*）和弧菌属（*Vibrio*）等。随着海水深度的增加，菌数逐渐减少，200m 以下菌数更少。城市地区的水体由于有大量人畜排泄物、生活污水和工业废水的排入，有机物含量高，微生物繁殖迅速。在污水中，微生物含量可高达 10^7～10^8/mL，其种类也较多，以腐生型的细菌、真菌和原生动物为主。常见的菌群有变形杆菌属（*Proteus*）、埃希菌属（*Escherichia*）和链球菌属（*Stre-ptococcus*）等；真菌以水生藻类如水霉属（*Saprolegnia*）为主。受到污染的同时，水体有自净作用，例如日光可杀灭水体表面的微生物、河流的流动冲淡了含菌量、原生生物可吞噬水中的微生物、藻类和噬菌体抑制细菌生长、水中微生物可附着于颗粒沉入水底。此外，微生物的快速生长繁殖可大量分解、消耗水中的有机物，从而对微生物的繁殖形成反馈抑制。因此，通过能量转换、物质循环，微生物在水体中可维持一定的平衡。

2. 水中的病原微生物 水中的病原微生物主要来源于人畜粪便及污水的污染，种类主要有伤寒杆菌及其他沙门菌、痢疾杆菌、霍乱弧菌、副溶血弧菌、大肠埃希菌和炭疽杆菌等，此外还有脊髓灰质炎病毒、柯萨奇病毒、埃可病毒、甲型肝炎病毒、轮状病毒等肠道病毒，钩端螺旋体也可存在于水体之中。进入水体后，大多数病原微生物仅能生存而不能繁殖，其存活的时间因种属和环境而异。伤寒杆菌及其他沙门菌在水中可存活 2～3 周；副溶血弧菌在淡水中仅能存活 2 天，在海水中则可存活 47 天以上；霍乱弧菌和副霍乱弧菌在水中可存活 2 周以上；钩端螺旋体在水中能生存数月。由于水体中病原微生物数量少、存活时间短，加之水体的流动性，导致直接检测困难。因为人畜粪便为水体病原微生物主要来源，所以检测到肠道正常菌群中任何一种菌的存在，如大肠埃希菌、粪链球菌（*Streptococcus faecalis*）和产气荚膜梭菌（*Clostridium perfringens*）等，都可证明该水体已被人畜粪便污染，可能存有病原微生物。大肠埃希菌因其数量庞大，在水中生存时间长，被用作指示菌，可以通过检查水样中大肠埃希菌数目，确定水体被污染的程度，推测病原菌存在的概率。

（三）土壤中的微生物

1. 土壤中微生物的分布及种类　土壤由于含有丰富的碳源和氮源、大量而全面的矿物元素，适宜的酸碱度和温度，加上土壤疏松的颗粒使空气在其中得以流通、水分得以保持等因素，使土壤成为微生物最适宜的生活环境，因此，在土壤中存有数量和种类极为庞大的微生物，土壤是微生物的"大本营"。土壤中的微生物绝大多数对人是有益的，如：它们的代谢活动，可改变土壤的理化性质；它们中间许多种类可产生药用抗生素；有些土壤微生物能固定大气中的氮，供给植物利用，是构成土壤肥力的重要因素。

土壤中微生物的种类和数量在不同地区、不同性质土壤中有很大的差异，特别是在土壤的表层中微生物的波动很大。一般在浅层（10～20cm）土壤中，微生物最多，随着土壤深度的增加，微生物数量逐渐减少；而在土壤的表面，由于日光照射和干燥等因素的影响，微生物的数量较少。每克土壤各类微生物的含量大体上有一个十倍系列的递减规律：细菌（10^8）＞放线菌（10^7）＞真菌（10^6）＞酵母菌（10^5）＞藻类（10^4）＞原生动物（10^3），见表 1-3。由此可见，土壤微生物细菌数量最多，占土壤中微生物总数的 70%～90%，其生物量可占土壤重量的 1/10000 左右，土壤有机质的 1% 左右。每亩可有 1350～3375kg 细菌。由于其数量大，个体小，与土壤接触的表面积大，因此，细菌是土壤中最活跃的生物因素。土壤细菌以异养菌为主，无芽胞菌占优势，常见的类群有节杆菌属（*Arthrobacterium*）、假单胞菌属、土壤杆菌属（*Agrobacterium*）和芽胞杆菌属（*Bacillus*）等。放线菌的数量仅次于细菌，其在土壤中活跃地分解有机质，并使土壤带有特殊的土腥气。真菌主要分布于表层和土壤表面的枯枝落叶上，能分解纤维素、木质素和果胶等植物组织成分，在土壤形成及肥力提高过程中发挥重要作用。镰刀菌属（*Fusalium*）、青霉属（*Penicillium*）、曲霉属（*Aspergillus*）、根霉属（*Rhizopus*）和毛霉属（*Mucor*）等是土壤中常见的真菌类群。土壤中的病原微生物可随饮水、食品和尘埃进入人体，引起人体的感染。此外，植物药材，特别是根类药材上常带有土壤，其中的微生物如霉菌等繁殖后可致药材发霉变质，丧失药用价值。

表 1-3　土壤中不同种类微生物的数量

项目	细菌	放线菌	真菌	酵母菌	藻类	原生动物
数量	10^8/g	10^7/g	10^6/g	10^5/g	10^4/g	10^3/g

2. 土壤中的病原微生物　土壤中的病原微生物是随动植物残体、人畜排泄物和分泌物、污水、垃圾等废弃物一起进入土壤的，有痢疾杆菌、伤寒杆菌及其他沙门菌、霍乱和副霍乱弧菌、鼠疫耶氏菌、布鲁菌、土拉伦斯菌、产气荚膜杆菌、肉毒杆菌、炭疽芽胞杆菌、破伤风杆菌、各

种肠道病毒及钩端螺旋体等。大多数病原微生物只能在土壤中存活较短时间，只有少数抵抗力强的能形成芽胞的病原菌，如炭疽杆菌、气肿疽梭菌、腐败梭菌、产气荚膜梭菌等形成芽胞后能在土壤中生存数年甚至几十年。土壤一旦污染了这些病原菌，则可成为疫源地，随时都有可能使人和动物感染相应的传染病。

（四）极端环境中的微生物

一般生物难以生存而只有某些特殊生物或特殊微生物才能生存的环境称为极端环境，如高温环境、低温环境、高酸环境、高碱环境、高压环境、高盐环境等。能在极端环境中生存的微生物称为极端微生物（extreme microorganisms）。细菌是极端微生物主体，根据生活环境的不同，人们将其分为嗜热菌、嗜冷菌、嗜压菌、嗜盐菌、嗜酸菌、嗜碱菌等。

嗜热菌如嗜热脂肪芽胞杆菌（*Bacillus stearothermophilus*）、酸热芽胞杆菌（*B.acidocaldarius*）、水生栖热菌（*Thermus aquaticus*）等的生长温度在 45～65℃的范围，分布于温泉、火山、堆肥等附近。有的嗜热菌在 90℃左右的高温温泉中也能生存。嗜冷菌如假单胞菌属、弧菌属和螺菌属的一些细菌，一般在 5℃以下生活，分布于极地、冰山、深海和冷库等。嗜压菌主要有假单胞菌属、芽胞杆菌属、微球菌属的一些细菌，必须在高静水压下生活，分布于深海海底、深油井等处。嗜盐菌如盐杆菌属（*Halobacterium*）和盐球菌属（*Halococcus*）等，适宜的生长环境在 15%～20% 的高盐浓度范围，多分布于盐湖、死海、盐井等处。嗜酸菌如氧化硫杆菌（*Thiobacillus thicxxcidans*）适宜生长在 pH 值 3～4 的环境中，分布于酸性的泉水、温泉和土壤中。嗜碱菌有芽胞杆菌属、微球菌属等的一些种类，一般在 pH 值 9 以上的环境中生长。

极端微生物通常具有特殊的结构、生理功能和遗传特性，因此在生产和科研工作中有极大的应用价值。例如多聚酶链反应（PCR）中使用的能够耐受 95℃左右高温而不失活的 TaqDNA 聚合酶，即来自嗜热菌中的水生栖热菌。

二、人体微生态系统

人体微生物种类繁多，数量巨大，它们共同组成了人体微生态系统（microbial ecosystem）。据统计，一个成年人大约有 10^{13} 个细胞，而其体表与体内携带的正常微生物数量竟达 10^{14} 个，即机体所携带的微生物数量是其自身细胞数量的 10 倍。这样庞大的正常微生物群以一定的种类和比例存在于机体的特定部位，与人体处于共生状态，参与了机体的生命活动，在宿主的生长发育、消化吸收、生物拮抗及免疫等方面发挥着不可替代的作用。它们与机体已形成相互依存、互为利用、相互协调又相互制约的统一体。这种统一体现了人类微生态的动态平衡，平衡则健康，失衡则致病。

（一）人体正常微生物群及分布

正常微生物群指存在于机体体表以及与外界相通的腔道黏膜上，正常情况下对机体无害的微生物。正常微生物群中以细菌为主，故也通称为正常菌群（normal flora）。人体不同部位微生物群的分布各异（表 1-4），形成不同类型的微生态系统。

表 1-4 人体常见的正常菌群

部位	微生物种类
皮肤	葡萄球菌、链球菌、丙酸杆菌、类白喉棒状杆菌、非致病性分枝杆菌、铜绿假单胞菌、白假丝酵母菌

续表

部位	微生物种类
口腔	葡萄球菌、甲型和丙型链球菌、非致病性奈瑟菌、乳杆菌、类白喉棒状杆菌、白假丝酵母菌、放线菌、螺旋体
鼻咽腔	葡萄球菌、甲型和丙型链球菌、奈瑟菌、类杆菌、铜绿假单胞菌、变形杆菌
外耳道	葡萄球菌、类白喉棒状杆菌、铜绿假单胞菌、非致病性分枝杆菌
眼结膜	葡萄球菌、结膜干燥杆菌、非致病性奈瑟菌
肠道	大肠埃希菌、产气肠杆菌、变形杆菌、葡萄球菌、双歧杆菌、铜绿假单胞菌、乳酸杆菌、产气荚膜梭菌、破伤风梭菌、类白喉棒状杆菌
尿道	葡萄球菌、类白喉棒状杆菌、非致病性分枝杆菌
阴道	葡萄球菌、乳杆菌、大肠埃希菌、类白喉棒状杆菌、类杆菌、双歧杆菌、支原体、白假丝酵母菌

1. 皮肤微生态系　皮肤上的正常微生物群主要有葡萄球菌、丙酸杆菌、类白喉棒状杆菌和铜绿假单胞菌等，其中丙酸杆菌和表皮葡萄球菌为优势种群，是最重要的常住菌。皮肤表面正常微生物群形成生物保护屏障，参与皮肤细胞代谢和自净作用。例如，皮脂腺内寄生的丙酸杆菌可将皮脂中三酰甘油分解成游离脂肪酸，对金黄色葡萄球菌、链球菌和白假丝酵母菌有抑制作用。

2. 呼吸道微生态系　呼吸系统包括鼻、咽、喉、气道、肺等器官，以环状软骨为界，分为上呼吸道和下呼吸道。口咽部是连接口腔、鼻咽与下呼吸道、食道的枢纽，与外界环境相接触。自婴儿出生后，通过与周围环境和人群的接触，上呼吸道定植菌就逐渐出现。人体上呼吸道正常菌群由需氧菌、微需氧菌及厌氧菌组成，其中以厌氧菌居多。上呼吸道、下呼吸道及其黏膜上皮细胞的微生物存在有量的区别，在口咽部有草绿色链球菌、葡萄球菌、化脓性链球菌、卡他莫拉菌、奈瑟菌、乳酸杆菌、非脆弱拟杆菌、白色念珠菌，偶尔见到革兰阴性杆菌和原虫；鼻咽部主要有葡萄球菌（包括金黄色葡萄球菌）、链球菌（包括肺炎链球菌）、卡他莫拉菌、奈瑟菌、流感嗜血杆菌等。呼吸道正常菌群处于一种动态平衡中，具有性质和数量上的稳定性。在机体健康的状况下，这些正常菌群是机体的一道天然的防御屏障，抵御着外环境的变化。但是人们呼吸的空气、接触的物质并不是纯净无污染的，呼吸系统作为人体与外界持续接触且接触面积最大的系统，就不可避免地会受到环境中各种因素的影响。各种微生物、蛋白质变应原、有害气体等都有机会侵袭呼吸道，破坏上呼吸道正常菌群形成的生物屏障，打破上呼吸道固有的免疫平衡状态和微生物种群的稳定性。一旦这种平衡破坏了，呼吸道菌群的密度、菌群的多样性、优势菌群都会因为外源性致病微生物的入侵以及内源性微生物的大量繁殖而发生改变，出现微生态失调。

3. 消化道微生态系　消化道微生态系主要是肠道正常微生物群，为共生性微生物群，以专性厌氧菌为主，包括双歧杆菌、拟杆菌、优杆菌和消化球菌等。这些菌群直接参与人体的消化、营养吸收、能量供应、脂肪代谢、免疫调节等诸多生理功能，其特点是数量大，恒定存在，对保持宿主健康具有非常重要的作用。此外，消化道微生态还存在少量的条件致病性微生物群，包括葡萄球菌、变形杆菌和假单胞菌等。在肠道微生态平衡时，这些条件致病菌数量小，不会致病，是消化道微生态必要组成部分。胃内的微生物群大部分是外籍菌，如与溃疡病关系密切的螺旋体和幽门螺杆菌，不属于正常菌群。

4. 泌尿、生殖道微生态系　某些细菌存在于尿道下部。膀胱、输尿管、肾脏是无菌的。女性生殖道菌群复杂，月经初期，阴道和宫颈富含乳酸杆菌，它们能产生乳酸使局部 pH 值在4.4～6.6，这种酸性环境抑制了革兰阴性肠道杆菌的生长，但类杆菌属、类白喉杆菌、葡萄球菌、肠球菌和白假丝酵母菌则不受抑制。阴道菌群随激素变化而周期性波动。

人阴道主要的微生物有乳杆菌、表皮葡萄球菌、大肠埃希菌、梭状杆菌、粪链球菌等。主要的过路菌有金黄色葡萄球菌、肠杆菌、丙酸杆菌、消化链球菌、韦荣球菌等。健康妇女阴道中，厌氧菌与需氧菌的比例为5∶1，可分离出16种乳杆菌和8种真菌，其中常驻真菌是白假丝酵母菌和可变拟杆菌。阴道毛滴虫属于过路原虫。

阴道中乳杆菌细胞壁的多糖体或脂蛋白等可黏附在无腺体的阴道黏膜上皮细胞上，乳杆菌拮抗乙型链球菌、大肠埃希菌、拟杆菌、金黄色葡萄球菌，乳杆菌还能产生酸性生存环境和免疫激活作用。

正常微生物群与其宿主生态环境在长期进化过程中形成生理性组合的动态平衡称为微生态平衡（microeubiosis），不仅微生物的组成和数量比例相对稳定，生态环境也要保持相对稳定。微生态平衡是一种动态平衡，不同种属、不同发育阶段、不同生态空间都有其特定的微生态平衡。任何平衡都不是孤立的，都与总生态系、大生态系或生态系有相应联系，局部生态平衡，受总体生态平衡影响，总体生态平衡又将影响局部生态平衡。

（二）人体微生物群的生理意义

正常微生物群对于机体具有十分重要的生理意义。

1. 生物拮抗作用（antagonism）　正常情况下，分布在皮肤、呼吸道、消化道、口腔、泌尿生殖道等部位的正常微生物群形成生物屏障，对外源致病性微生物起重要拮抗作用。其机制主要包括：①占位性保护作用，大多数正常微生物群的细菌与黏膜上皮细胞紧密接触，形成一层菌群膜，干扰致病菌附着，如果这种菌群膜受抗生素或辐射因素的损伤而被破坏，外来的病原菌就容易定植。②营养竞争作用，正常微生物群由于数量大，在营养的争夺中处于优势，不利于外源致病菌的生长与繁殖。③代谢产物及抗菌物质的作用，如专性厌氧菌在代谢过程中产生挥发性脂肪酸和乳酸，降低周围环境中的pH值与氧化还原电势，从而抑制外源致病菌的生长与繁殖；部分正常微生物群可产生抗菌物质抑制其他细菌的生长，如大肠埃希菌产生的大肠菌素可抑制志贺菌的生长。

2. 营养作用　正常微生物群参与人体物质代谢、营养转化与合成。正常微生物群除参与三大物质代谢外，还参与维生素的合成、胆汁代谢、胆固醇代谢及激素转化等过程，是人体代谢过程中的重要营养来源与组成。例如，双歧杆菌和乳杆菌可合成烟酸、叶酸及B族维生素供人体利用，肠道内脆弱类杆菌和大肠埃希菌能合成维生素K及B族维生素等。

3. 免疫作用　作为抗原物质，正常微生物群不仅能非特异性地促进机体免疫器官发育成熟，还可以特异性地持续刺激机体免疫系统发生免疫应答，产生的免疫物质能对具有交叉抗原的病原菌产生某种程度的抑制或杀灭作用。如双歧杆菌能刺激肠黏膜下淋巴细胞增殖，诱生分泌型免疫球蛋白（sIgA），在肠道局部免疫中起重要作用。由于双歧杆菌含有肠道寄生菌共同抗原，因此sIgA能与大肠埃希菌为代表的肠内细菌反应，阻断细菌对肠道黏膜上皮的吸附和穿透。同时，双歧杆菌能促进肠道固有层的$CD4^+T$细胞增殖活化，并能增强单核巨噬细胞吞噬功能，有利于对胞内寄生菌和病毒的清除。

4. 代谢调节作用　目前的一些研究显示，人体微生物群参与了大部分的人类代谢活动。有研究指出，在人体消化道占有优势的拟杆菌属（*Bacteroides*）参与了糖的分解，瘤胃球菌属（*Ruminococcus*）则参与了糖的吸收，普雷沃菌属（*Prevotella*）能够分解黏液。在婴儿期时肠道微生物群以分解乳酸的细菌占优势，在断乳后肠道微生物群转为以分解糖的细菌占优势。动物模型与人体临床研究都发现，当拟杆菌门细菌减少、厚壁菌门或放线菌门细菌增加时，机体具有明显肥胖趋向，因后二者可使机体从食物中获取较多能量并引发轻度炎症，故这些类型的细菌被称为"肥胖型"菌群。对正常或瘦弱的个体，转输"肥胖型"菌群，可造成肥胖。此外，人体微生物群还和糖尿病、乳糜泻、克隆病乃至自闭症的发生有一定的联系。而部分拟杆菌门细菌则可因其参与体内冗余蛋白及有害物质的代谢清除过程（如自噬、蛋白酶体激活等）而产生延缓衰老的作用。

（三）微生态失调

1. 微生态失调及机会性感染　正常微生物群与宿主之间，正常微生物群之间保持着良好的生存平衡，从而维持机体的健康状态。在一定因素影响下，微生物群之间、微生物群与宿主之间的平衡关系被打破即为微生态失调（microdysbiosis）；原来不致病的正常菌群中的细菌可以成为致病菌，这些细菌被称为机会性致病菌（opportunistic bacterium）或条件致病菌。当正常微生物群或生活环境中的机会性致病菌菌群比例失调、正常微生物群定居部位改变或人体免疫力降低时所引起的感染称为机会性感染（opportunistic infection）。

2. 微生态失调的原因

（1）菌群比例失调　即微生态系统中各种微生物构成比改变，尤其指原籍菌数量、密度下降，外籍菌和环境菌的数量、密度升高。菌群比例失调多半由于滥用抗生素而导致耐药菌株增多，或抗生素过度杀灭机体的正常菌群，导致抗生素不敏感的真菌和厌氧菌得以大量繁殖，造成二重感染。

（2）正常微生物群定居部位改变　正常微生物群由原籍生活环境转移到外籍生活环境或本来无菌的部位定植或定居，如大肠杆菌易位到呼吸道能引起肺炎、易位到胆道能引起胆囊炎、易位到泌尿道能引起肾盂肾炎和膀胱炎、易位到阴道会引起阴道炎等。外科手术、插管等侵入性诊疗容易引发微生物定居部位改变。

（3）宿主免疫功能低下　免疫系统先天发育障碍，或大剂量应用糖皮质激素、免疫抑制剂，抗肿瘤治疗及 AIDS 晚期等可出现宿主免疫功能低下，从而使正常微生物群穿透黏膜等屏障，引起局部或全身性感染，严重者可因败血症而死亡。

3. 微生态失调的防治　对即将或已经出现的微生态失调现象，可考虑采取如下措施：

（1）改善微生态环境　人体局部的病理变化可引起微生态失调，如吸烟能使支气管净化能力减弱，有利于细菌移植到支气管，因此戒烟能减轻呼吸道黏膜的充血水肿，预防呼吸道感染。此外对于机体免疫力低下患者，改善微生态环境尤为重要，如使用层流室过滤并消毒空气、加强水和食物的消毒等措施可以使器官移植及化疗患者免受外环境微生物侵犯。

（2）增强宿主免疫力　宿主机体对发生的微生态失调具有一定的自动平衡能力。通过如下方式能增强宿主免疫力：①给予具有明显的免疫赋活作用的免疫激活剂卡介苗、双歧杆菌等；②改善宿主的营养状况，亦可增强宿主机体平衡微生态的适应能力；③体育锻炼也可提高宿主对微生态失调的适应能力，有助于人体保持微生态平衡。

（3）合理使用抗生素　滥用抗生素可导致微生态失调，因此应合理使用抗生素，包括：①适量用药；②针对性的使用窄谱抗生素；③采用非消化道给药；④注意保护正常菌群等。

三、人体微生态与中药调节

中医药学的某些理论和观点与微生态学不谋而合，我国微生态学创始人魏曦教授曾预言：

"微生态学很可能成为打开中医奥秘大门的一把金钥匙。"随着微生态学的发展，其理论、方法已经开始应用于中药学的研究，有关中医药学与微生态学相互关系的实践研究更是层出不穷，人们不仅认识到微生态系对中药药理作用的影响，同时观察到中药在维持微生态系平衡中的作用。

（一）微生态系对中药药理作用的影响

微生态系作为人体重要的组成部分，对人体健康起到了十分重要的作用。随着科学的发展，人们对中药的认识已由宏观深入到微观，其中中药在体内的代谢是研究热点。研究表明，许多中药有效成分可经肠道菌群代谢后生成新的物质。不同个体的正常菌群存在差异，对中药的吸收及代谢也不同。这与中医"辨证论治"理论有异曲同工之妙。

目前甘草的中枢性镇咳化痰、抗菌抗病毒的作用已经被证实，然而其主要作用成分甘草酸并不能被人体直接吸收，需经肠道中的厌氧菌将其转化为甘草次酸，才能够发挥药理作用，后继实验静脉注射甘草酸无效，进一步证明了肠道菌群在药物代谢方面的作用。大黄和番泻叶产生泻下作用的主要成分是番泻叶苷，属于蒽酮苷类化合物，只有经过肠道菌群的作用后才能产生泻下的作用。研究表明，番泻叶苷等许多中药成分都是借助于肠道细菌转化为有效成分，进而起到治疗作用的。同样，通过无菌动物投服番泻叶苷等中药成分后的反应，发现这些成分对无菌动物毫无作用，这一结果反证了该中药成分必须通过肠道细菌的作用才能发挥药效。连翘苷和芦丁经肠道菌群代谢后其产物为苷元连翘脂素和槲皮素，从而被人体吸收。有研究表明，黄山药总皂苷可被离体培养肠道菌群代谢转化为 25（R）- 螺甾 -5 烯 -3β，20（S）- 二醇。动物实验发现，苦杏仁苷为苦杏仁的毒性成分，而苦杏仁转化为苦杏仁苷的关键就是肠道的菌群代谢，静脉注射苦杏仁或无菌大鼠口服苦杏仁均没有出现毒效反应。

（二）中药在维持微生态系平衡中的作用

1. 调节菌群平衡　研究表明，神曲能通过减少肠杆菌、肠球菌的数量并增加乳酸杆菌、双歧杆菌、类杆菌的数量来调节肠道菌群，发挥保护肠道作用；黄芪浸提液（黄芪中的多糖类物质可能在其中起了主要作用）在体内能促进双歧杆菌的生长，抑制大肠杆菌的生长；黄连水能纠正抗生素诱导的小鼠肠道菌群失调，服用黄连水后小鼠肠道的球菌、肠杆菌、拟杆菌增多，菌群恢复正常；四君子汤能通过减少肠杆菌、肠球菌的数量并增加乳酸杆菌、双歧杆菌的数量来调节肠道菌群从而发挥抗衰老作用，并且对抗生素脱污染小鼠和辐射小鼠的肠道菌群失调状况也有调整作用。此外有研究表明，外来细菌所导致的阴道菌群失调使用黄连解毒汤有很好的治疗调节作用。当黄芪、白术、防风的比例为 1:2:1 时，可良好地促进上呼吸道菌群密度和优势菌数量的增加，对于恢复上呼吸道微生态平衡的作用最强。

2. 增加益生菌数量　12.5% 的黄芪药液对双歧杆菌有明显的促生长作用；党参多糖能促进双歧杆菌的生长，从而增强乙酸的代谢，并且对肠道一些致病菌发挥生物拮抗作用；七味白术散可通过促进肠乳酸菌和真菌生长，抑制肠道需氧菌及木聚糖酶活性，从而发挥止泻作用；参苓白术散具有扶植双歧杆菌，抑制主要耐药性菌株肠球菌的功能。

3. 抑制病原菌生长　黄芪对肺炎球菌等具有抗菌作用，并能明显抑制炭疽杆菌、白喉杆菌等多种细菌。其提取物可起到益生元的作用，在促进有益菌生长的同时，还可以抑制有害菌的繁殖，对微生态起到良性调节作用。防风具有抑菌和抗病毒的作用，其鲜汁和水煎剂对金黄色葡萄球菌、乙型溶血性链球菌等有一定的抑制作用，其水煎液则对流感病毒有一定的抑制作用。从中药丹参中提取的丹参酮有明确的抗菌、消炎等作用，还有微弱雌激素样活性，在临床上多应用治疗阴道疾病。

中药和微生态之间的关系主要是两个方面：①中药对微生态的调节，能够改善菌群失调的情况，促进有益菌的增多，抑制并杀灭病原菌；②微生态对中药的调节，很多药物起效依赖于菌群的代谢。明确这两方面的关系，有利于中医药微生态学的发展，而中药微生态制剂的研发也必将促进医学进一步发展。

第三节　微生物的控制与生物安全

微生物广泛存在于自然界，与人类的关系极为密切。在制药工业和食品加工过程中，微生物的污染不仅可使药品、食品变质而影响其质量，而且还可能危害人类的健康。病原微生物也会引起严重的疾病，对人体健康产生危害。因此，人们常利用物理或化学因素来抑制或杀死环境中及机体的微生物，从而防止微生物污染或病原微生物的传播，这就是微生物控制。人们在从事微生物学研究时，为了保证人类和环境的安全，应严格执行实验室生物安全规则，必要时需采取适当的措施进行个人防护，以防止潜在危险性因子的暴露及播散，达到生物安全的目的。

一、病原微生物控制的基本概念

病原微生物控制是人类对病原微生物的分布、数量、增殖状态的一种宏观调控行为，按其设定目标，可分为杀灭病原微生物、限制病原微生物增殖、控制病原微生物传播等不同级别要求。

根据寄生特点，杀灭病原微生物的策略与措施可分为体内杀灭与体外杀灭两类。体内杀灭目前主要采用化学治疗剂，免疫接种与生物拮抗剂的使用正在成为可供选择的更有效手段。体外杀灭传统上被称为灭菌（sterilization）、消毒（disinfection）。

消毒（disinfection）是指杀灭物体上病原生物，但不一定能杀灭细菌芽胞和非病原生物的方法。用于消毒的化学药品称为消毒剂（disinfectant）。消毒剂在常用浓度下通常仅能杀灭细菌的繁殖体或病毒，要杀灭细菌的芽胞则需提高浓度或延长作用时间。灭菌（sterilization）是指杀灭物体上包括细菌芽胞在内的所有病原生物和非病原生物的方法。灭菌的结果是无菌，因此比消毒更彻底。在医疗用品中，凡是进入人体血液、组织和体腔的医用器材，如手术器械、注射用具、内窥镜、引流管等，都必须达到灭菌标准。在实验室中，严格要求无菌的实验器材、试剂及用于培养微生物的培养基等也需要灭菌。无菌（asepsis）是指物体中无任何活的病原生物存在。经过灭菌的物品是无菌的。无菌操作或称无菌技术（aseptic technique）是指防止病原生物进入人体或其他物品的操作技术。其所用器具材料须先经灭菌处理，如外科手术时防止细菌进入创口。防腐（antisepsis）是指抑制病原生物生长繁殖、防止物品腐败变质的方法。用于防腐的化学制剂称为防腐剂（antiseptic）。一般使用同一种化学制剂在高浓度时为消毒剂，在低浓度时为防腐剂。由于在低浓度防腐剂作用下细菌一般并未死亡，因此在选择防腐剂时要注意安全和有效。

此外，根据某些类型（原核细胞型）病原微生物以水平转移为遗传信息的主要传递方式之特点，阻断其致病物质编码基因的水平转移将成为病原微生物控制中一种潜在的有效手段，并据此可以构建基因水平层面病原微生物控制的策略与措施。

二、微生物控制的主要方法

用于微生物控制的方法主要有物理控制方法、化学控制方法和药物控制方法，各种方法对微生物所达到的杀灭程度不同。

（一）物理控制方法

多种物理因素如热力、辐射、超声波、过滤、干燥、低温以及改变渗透压等，均能对微生物的生长繁殖产生一定的影响，并由此达到控制微生物生长繁殖的目的。

1. 热力灭菌法 高温对微生物具有杀灭作用，主要是由于热力可引起蛋白质变性、核酸降解、细胞膜损伤等，造成微生物生长受到抑制或死亡，因而常用于对微生物的控制。各种微生物对高温的抵抗力不同，病毒对高温最为敏感；大部分无芽胞细菌、真菌的菌丝体和酵母菌加热至56℃数分钟即可死亡；而细菌芽胞和真菌的一些孢子及休眠体，对高温的抵抗力较强，如细菌芽胞在沸水中数分钟甚至数小时仍能存活。目前，高温对微生物的致死作用，已广泛应用于医药实践中的消毒与灭菌。热力灭菌法可分为干热灭菌法与湿热灭菌法两大类。

（1）干热灭菌法 在无水的状态下，利用高温使微生物脱水、大分子变性而被杀灭。干热灭菌法主要适用于耐高温的玻璃制品、金属制品及不允许湿热灭菌物品的灭菌。

①焚烧（incineration）：是一种彻底的灭菌方法，适用于污染物品及实验材料等废弃物或动物尸体的处理。

②烧灼（flame）：直接用火焰杀灭微生物的方法，灭菌迅速、简便，但使用范围有限，适用于微生物学实验中接种环、试管口、瓶口等的灭菌。

③干烤（hot air sterilization）：利用干燥箱的热空气灭菌，其优点是可保持物品干燥。一般加热至 160～170℃经 2 小时即可杀灭包括细菌芽胞在内的所有微生物。如果被处理物品传热性差、体积较大或堆积过挤时，需适当延长时间。此法适用于高温下不变质、不损坏、不蒸发的物品，例如玻璃器皿、瓷器、玻璃注射器等耐高温物品的灭菌。

④红外线（ultra-red ray）：红外线是指波长为 0.77～1000μm 的电磁波，其中在 1～10μm 波长范围的热效应最强。由于红外线照射处，能量被直接转换为热能，通过提高环境中的温度和引起水分蒸发而致干燥作用，影响微生物的生长。但热效应只能在照射物品的表面产生，因此不能均匀加热物体。此法多用于不适于明火烧灼的医疗器械的灭菌。

⑤微波（microwave）：微波是一种波长为 1～300mm 的高频电磁波。主要通过使介质内极性分子呈现有节律的运动，分子间互相碰撞和摩擦，产生热能而灭菌，但灭菌效果不可靠。微波的频率较高，穿透力较强，可穿透玻璃、塑料薄膜和陶瓷等物品，但不能穿透金属。此法多用于食品、药品、非金属器械及餐具等的消毒。

（2）湿热灭菌法 主要通过加热煮沸或产生水蒸气的热量进行消毒灭菌。在同一温度下，湿热灭菌法比干热灭菌法的效力更强，这是因为：①菌体蛋白在湿热中易于凝固，蛋白质凝固所需的温度与其含水量有关，含水量愈大，发生凝固所需的温度愈低，湿热灭菌中菌体蛋白质吸收了水分，因此较同一温度的干热更易凝固；②湿热的穿透力比干热大，可使物品深部也达到灭菌温度；③湿热的蒸气有潜热存在，水由气态变为液态所释放的热能，可迅速提高被灭菌物品的温度。

①巴氏消毒法（Pasteurization）：利用较低温度杀灭液体中的病原菌或特定微生物，而不破坏物品中所需的不耐热成分的消毒方法，由路易斯·巴斯德（Louis Pasteur）首创而得名。一般是 61.1～62.8℃加热 30 分钟或 72℃加热 15 秒，可杀灭液体中的链球菌、沙门菌、布鲁菌、结核分枝杆菌等。此法多用于酒类、牛乳类制品的消毒。

②煮沸法（boiling water）：将物品置于水中加热至沸点（1 个大气压、100℃），持续 5 分钟可杀灭细菌的繁殖体，而细菌芽胞常需煮沸 1 小时至数小时才能被杀灭。在水中加入 2% 碳酸

钠，可提高沸点至105℃，既可增强杀菌作用，又能防止金属器械生锈。本法简单方便，经济实用，多用于食具、玻璃器皿、一般外科器械等的消毒。

③流通蒸汽消毒法（free-flowing steam）：利用1个大气压下100℃的水蒸气进行消毒。常用的器具是流通蒸汽灭菌器或者蒸笼等，100℃持续15～30分钟可杀灭细菌的繁殖体，但不能杀灭全部细菌芽胞。此种方法设备简单，不要求耐压，成本较低，使用时被消毒物品的包装不宜过大，放置不宜过密，以免阻碍蒸汽穿透。本法主要用于一般外科器械、注射器、食具及不耐高热物品的消毒。

④间歇蒸汽灭菌法（fractional sterilization）：利用反复多次流通蒸汽间歇加热，以达到使不耐高温物品灭菌的目的。方法是将需要灭菌的物品置于流通蒸汽灭菌器或蒸笼中，100℃加热15～30分钟杀灭其中的繁殖体，取出后放入37℃培养箱中过夜，使残存的芽胞发育为繁殖体，次日同样处理，用流通蒸汽将复苏的芽胞杀灭。如此连续三次即可将灭菌物品上的微生物全部杀灭，同时又不会破坏其营养成分。此法适用于不耐高热物品的灭菌，如含糖或牛奶的培养基等。

⑤高压蒸汽灭菌法（sterilization by pressured steam）：是在密闭的耐压容器内，利用蒸汽形成超过大气压的压力与高温进行灭菌的方法。高压蒸汽灭菌法是一种最常用、最有效的灭菌方法。通常使用高压蒸汽灭菌器，在103.4kPa（1.05kg/cm^2）的蒸汽压下，温度可达到121.3℃，持续15～20分钟，即可杀灭包括细菌芽胞在内的所有微生物。此法应用范围较广，适用于普通培养基、生理盐水、玻璃器皿、手术器械、敷料等耐高温、耐湿物品的灭菌，也可用于污物和排泄物的灭菌。

2. 辐射杀菌法 辐射杀菌法可分为两种，即非电离辐射（如日光、紫外线）和电离辐射（如X射线、β射线和γ射线）。

（1）紫外线（ultraviolet ray，UV） 紫外线波长为10～400nm，其中波长在200～300nm的紫外线（包括日光中的紫外线）具有杀菌作用，尤以265～266nm的杀菌作用最强，因为这与DNA的吸收光谱范围一致。紫外线的杀菌机制是作用于DNA，使一条链上相邻的两个胸腺嘧啶共价结合形成二聚体，从而干扰DNA的复制与转录，导致微生物的变异或死亡。部分微生物受紫外线照射损伤后置于可见光下，可重新正常生长繁殖，称为光复活作用（photoreactivation）。其原因是在微生物细胞内存有光复活酶，它能分解紫外线照射而形成的嘧啶二聚体，使DNA的二聚体解聚。紫外线照射20～30分钟即可杀死空气中的微生物，对细菌、真菌、病毒（主要是DNA病毒）、立克次体、螺旋体、原虫等多种微生物有杀灭作用，但不同种类的微生物对紫外线照射的敏感性不同。紫外线穿透力弱，普通玻璃、纸、有机玻璃、一般塑料薄膜、尘埃和水蒸气等都对其有阻挡作用，因此仅适用于空气、物体表面的消毒灭菌，例如无菌室、手术室、传染病室、医院病室及实验室等的空气消毒，或用于不耐热塑料器皿等物体的表面消毒。杀菌波长的紫外线对人体皮肤、眼睛均有损伤作用，应注意个人防护。

（2）电离辐射（ionizing radiation） 电离辐射具有较高的能量和较强的穿透力，主要包括X射线、β射线、γ射线和高速电子等。其具有较强的杀菌效果，在足够剂量时，对各种微生物均有致死作用。电离辐射的杀菌机制在于可瞬间产生大量的氧自由基，能损伤细胞膜、破坏DNA复制、引起酶系统紊乱而导致微生物死亡。电离辐射用于消毒灭菌具有许多独特的优点：①能量大，穿透力强，可彻底杀灭物品内部的微生物，灭菌作用不受物品包装、形态的限制；②不需加热，有"冷灭菌"之称，可用于忌热物品的灭菌；③方法简便，不污染环境，无残留毒性。常用的辐射源为放射性核素^{60}Co，可用于大量一次性医用塑料制品、生物制品、药品和不耐热物品的灭菌；也可用于食品的消毒，而不破坏其营养成分；亦能用于处理污水污泥等。电离辐射可造成人体损伤，使用时应注意防护。

3. 滤过除菌法（filtration） 利用物理阻留的方法除去液体或空气中的微生物，以达到无菌目的。所用的器具是滤菌器，滤菌器具有微细小孔（直径为 0.22μm 左右），只允许液体或气体通过，而大于孔径的微生物则不能通过。一般可除去细菌，但不能除去体积微小的病毒、支原体和某些 L 型细菌。滤过法主要用于一些不耐高温、亦不能用化学方法处理的物品如血清、细胞培养液、毒素、抗生素以及空气的除菌。

滤菌器的种类很多，目前常用的有以下四种：①薄膜滤菌器：由硝酸纤维素膜制成，用于除菌的滤膜孔径在 0.45μm 以下，一般常用 0.22μm。②玻璃滤菌器：在玻璃漏斗内嵌入玻璃砂筛板制成，分 $G_1 \sim G_6$ 6 种规格，其中 G_5 和 G_6 孔径较小，可用于除菌，且 G_6 效果优于 G_5。③石棉滤菌器：亦称 seitz 滤菌器，在滤器上、下两部分中间放置石棉滤板制成，按滤板孔径大小分为 K、EK、KE-S 3 种规格，其中 EK 滤孔较小，可用于除菌；KE-S 滤孔更小，可阻止部分较大的病毒通过。④高效空气颗粒滤菌器（high efficiency particulate air filter，HEPA filter）：为大型滤器，可用于超净工作台和生物安全柜的空气除菌。生物安全柜的工作原理是在高效过滤器的净化下使空气净化，然后均匀地进入操作区。由于输出的空气是清洁无菌而且气流是以均匀速度向一个方向波动，因此可形成无菌工作环境。

4. 超声波杀菌法 超声波（ultrasonic wave）在 20 ～ 200kHz 的频率范围内，对微生物具有一定的杀灭作用。在液体中的微生物细胞可因高频率的超声波作用而裂解死亡，其作用机制主要是通过超声空化效应造成压力的改变，在应力薄弱区可形成许多小空腔，并逐渐增大，最后崩解而产生巨大压力，导致微生物的结构被破坏而达到杀灭微生物的目的。超声波的杀菌效果及对细胞的影响与多种因素有关，如声波频率、作用时间，微生物种类、细胞大小、形状、数量等。一般来说，高频率超声波比低频率超声波杀灭微生物的效果好，体积大的微生物比体积小的微生物更易受超声波破坏；杆菌比球菌、丝状菌比非丝状菌更易被杀灭，而病毒较难被破坏。超声波杀灭微生物并不彻底，但能明显减少病原微生物的数量，可用于食具的消毒。目前主要应用超声波裂解细胞，以分离提取细胞组分或制备抗原。

5. 干燥与低温抑菌法 干燥和低温也具有一定的抑菌和杀菌作用。

（1）干燥（desiccation） 水是微生物细胞构成与代谢的必要成分，干燥可使微生物脱水、浓缩、新陈代谢减慢，甚至生命活动停止。不同微生物对干燥环境的耐受性不同，如：脑膜炎奈瑟菌、淋病奈瑟菌、苍白密螺旋体等的繁殖体在空气中干燥时很快死亡；而结核分枝杆菌、溶血性链球菌、炭疽芽胞杆菌及真菌、乙型肝炎病毒等抗干燥力较强；细菌的芽胞对干燥的抵抗力更强，如炭疽芽胞杆菌的芽胞可耐干燥达数十年。虽然干燥不能杀灭这些耐干燥的微生物，但却能抑制它们的生长繁殖。干燥法主要用于保存食品、药品。此外，也可通过浓盐或糖渍食品的方法，降低其中微生物的含水量直至干燥，以有效抑制微生物的繁殖，防止食品、药品变质。

（2）低温（low temperature） 低温不能杀灭微生物，可使微生物的新陈代谢减慢，生长繁殖受到抑制，故常利用低温保存菌种。利用低温保存食品、药品不易变质。利用低温反复多次的冻融可明显减少微生物的数量，具有一定的杀灭微生物的作用。由于冷冻时微生物内部的水分可形成结晶，损伤细胞结构，并产生膨胀导致细胞崩解，因此实验室常用此原理制备细菌的可溶性抗原。在保存菌种时，为避免解冻时对细菌造成损伤，可在低温状态下真空抽去水分，此法称为冷冻真空干燥法（lyophilization），是目前保存菌种的最好方法，一般可保存微生物数年至数十年。

（二）化学控制方法

许多化学药物或制剂具有抑制微生物生长繁殖和杀灭微生物的作用，常被用于微生物的控制，主要有消毒剂和防腐剂。它们对微生物和人体组织细胞的作用无选择性，都有毒害作用，故只能外用或用于环境的消毒。

1. 消毒防腐剂的作用机制

（1）促使微生物蛋白质变性或凝固　大多数重金属盐类（高浓度）、酚类、醇类、醛类、酸碱类和氧化剂等消毒防腐剂均具有此作用。如乙醇可引起菌体蛋白构型改变而扰乱多肽链的折叠方式，造成蛋白变性；二氧化氯能与细菌胞质中酶的巯基结合，致使这些酶失活。

（2）干扰微生物的酶系统或核酸合成　某些重金属盐类（低浓度）、氧化剂等可干扰微生物的酶系统。这类消毒剂能与微生物某些酶分子上的—SH 基结合，而使相关酶失去活性。某些醛类、染料和烷化剂通过影响核酸的生物合成和功能发挥杀菌抑菌作用，如甲醛可与微生物核酸碱基环上的氨基结合、环氧乙烷能使微生物核酸碱基环发生烷基化、吖啶染料上的吖啶环可连接于微生物核酸多核苷酸链的两个相邻碱基之间。

（3）损伤微生物的细胞膜或细胞壁　某些阳离子表面活性剂、酚类（低浓度）、脂溶剂等，能降低微生物细胞膜的表面张力，增加膜通透性，使胞外液体内渗，导致微生物裂解。如酚类可导致微生物细胞膜结构紊乱并干扰其正常功能，使其小分子代谢物质溢出胞外；戊二醛可与细菌胞壁脂蛋白发生交联反应，与胞壁酸中的 D- 丙氨酸残基相连形成侧链，导致微生物胞内外物质交换发生障碍。

2. 常用消毒防腐剂的种类及用途　常用消毒防腐剂的种类、性质及用途见表 1-5。

表 1-5　常用消毒防腐剂的种类、性质及用途

类别	名称	常用浓度	作用特点	用途
醇类	乙醇	70%～75%	对分枝杆菌有强大迅速的杀灭作用，对芽胞无效，微毒，对黏膜和伤口有烧灼感	皮肤、物体表面消毒
酚类	苯酚	3%～5%	杀菌力强，对皮肤有刺激性，有异味，有毒	皮肤、地面及器皿表面消毒
	甲酚（来苏儿）	2%～5%	能杀灭细菌繁殖体，对芽胞及肝炎病毒无效，有异味，有毒	皮肤、地面及器皿表面消毒
	氯己定（洗必泰）	0.02%～0.05%	刺激性小，对人无毒副作用，抑菌作用强，可杀灭细菌繁殖体，有毒	术前洗手
		0.01%～0.02%		腹腔、阴道、膀胱等内脏冲洗
表面活性剂	苯扎溴铵（新洁尔灭）	0.05%～0.1%	对球菌、肠道杆菌有较强杀灭作用，对芽胞及乙型肝炎病毒无效，刺激性小，稳定，有毒	外科洗手及皮肤黏膜消毒，浸泡器械
	度米芬	0.05%～0.1%	对细菌杀灭作用强于苯扎溴铵，对物体损害轻微，有毒	皮肤创伤冲洗；器械、纺织品、塑料制品消毒
氧化剂	高锰酸钾	0.1%	强氧化剂，能杀灭细菌、病毒、真菌，微毒	皮肤、尿道消毒，蔬菜水果消毒
	过氧化氢	3%	新生氧杀菌，不稳定，能杀灭芽胞在内的所有微生物，微毒	口腔黏膜消毒，伤口冲洗

续表

类别	名称	常用浓度	作用特点	用途
	过氧乙酸	0.2%～0.5%	高效广谱杀菌剂，原液对皮肤、金属有强烈腐蚀性，微毒	塑料、玻璃制品及玩具消毒
卤素类	氯	0.2～0.5ppm	刺激性强，有毒	饮水及游泳池消毒
	漂白粉	10%～20%	有效氯易挥发，刺激性强，有毒	饮水、地面、厕所、排泄物消毒
	氯胺	0.2%～0.5%	刺激性弱，有毒	空气、物体表面、衣服（0.1%）消毒
	二氯异氯尿酸钠	4ppm	稳定，可杀灭芽胞、肝炎病毒等各种微生物，有毒	饮水、空气及排泄物（3%）消毒
	碘酒	2.5%	广谱、中效杀菌剂，对皮肤有较强刺激性，有毒	皮肤消毒
	碘伏	1%	有毒	皮肤、黏膜消毒
重金属盐类	升汞	0.05%～0.1%	杀菌作用强，对金属有腐蚀作用，有毒	非金属器皿消毒
	红汞	2%	杀菌力弱，无刺激性，有毒	皮肤黏膜及小创伤消毒
	硫柳汞	0.1%	抑菌作用强，蛋白质变性，酶活性消失，有毒	生物制品防腐，手术部位消毒
	硝酸银	1%	有腐蚀性，有毒	新生儿滴眼，预防淋病奈瑟菌感染
	蛋白银	1%～5%	刺激性小，有毒	新生儿滴眼，预防淋病奈瑟菌感染
烷化剂	甲醛	10%	可有效杀灭芽胞、病毒，破坏细菌毒素，刺激性强，有毒，致癌	物体表面消毒，空气消毒
	戊二醛	2%	对芽胞、病毒、真菌有快速强大的杀灭作用，有毒	精密仪器、内窥镜等消毒
	环氧乙烷	50mg/L	高效广谱杀菌作用，不损害物品，常温下呈气态，易燃易爆，有毒，致癌	器械、纺织品、塑料制品、皮毛制品的消毒
染料	龙胆紫	2%～4%	有抑菌作用，对葡萄球菌作用强，有毒	浅表创伤消毒
酸碱类	醋酸	5～10mL/m³ 加等量水熏蒸	有刺激性	空气消毒
	生石灰	按1:4或1:8 加水配成糊状	杀菌力强，腐蚀性大	地面、排泄物消毒

三、微生物控制的影响因素

微生物的生长繁殖易受环境中各种因素的影响。当环境适宜时，微生物进行新陈代谢，其生长繁殖迅速；若环境条件不适宜或剧烈改变超过一定限度，则可导致微生物出现代谢障碍，生长受到抑制，甚至死亡。微生物控制的影响因素有很多种，在应用时需加以考虑。

（一）微生物的种类、生活状态与数量

不同种类微生物对各种微生物控制方法的敏感性不同，例如细菌繁殖体、真菌在湿热80℃，5～10分钟即可被杀死，而乙型肝炎病毒100℃10分钟才能被杀灭。芽胞对理化因素的耐受力远大于繁殖体，炭疽芽胞梭菌繁殖体在80℃只能耐受2～3分钟，但其芽胞在湿热环境中120℃10分钟才能被杀灭。生长成熟的微生物抵抗力强于未成熟的微生物。当物品上微生物的数量多时，要将其完全杀灭需要作用更长时间或更高的消毒剂浓度。

（二）微生物控制方法、强度及作用时间

不同的控制方法对微生物的作用也有差异，例如干燥痰液中的结核分枝杆菌经70%乙醇处理30秒即可死亡，而在0.1%新洁尔灭中可长时间存活。即使是同一种微生物控制方法，不同的强度也可产生不同的效果。例如甲型肝炎病毒在56℃湿热30分钟仍可存活，但在煮沸后1分钟即失去传染性；大多数消毒剂在高浓度时起杀菌作用，低浓度时则只有抑菌作用，但醇类例外，70%～75%的乙醇消毒效果最好。对于同一种微生物控制方法，在一定条件下，作用时间越长，则效果越强。

（三）消毒物品的性状

在微生物控制的过程中，被处理物品的性状可影响灭菌效果。如煮沸消毒金属制品，15分钟即可达到消毒效果，而处理衣物则需30分钟；微波消毒水及含水量高的物品效果良好，但照射金属则不易达到消毒目的。此外，物品的体积过大、包装过严，都会妨碍其内部的消毒。物品的表面状况对消毒灭菌效果也有影响，例如环氧乙烷880mg/L，30℃时作用3小时可完全杀灭布片上的细菌芽胞；但对玻璃上的细菌芽胞，同样条件处理4小时也不能达到灭菌目的。

在制药工业中，通常根据药物的不同性状（如制剂类型），采用不同的微生物控制方法。例如：某些药物含水量较高，特别是经水洗、切片等程序后，为微生物的生长繁殖提供了良好条件，易造成药物的腐败变质。新鲜药材除水，原辅料除湿，水丸、片剂、颗粒（冲剂）等制备过程中均用到干燥。有些药品或制剂不能用较高的温度干燥，采用真空低温干燥又会使某些制剂中的挥发性成分损失。因此，应用适当的干燥剂进行吸湿干燥具有一定的实用意义，通常用于湿物料干燥、含湿量较少及某些含有芳香成分的生药干燥，也常用于吸湿较强的干燥物料在制剂、分装或贮存过程中的防潮，如糖衣片剂的表层干燥，中药浸膏剂、胶囊剂、某些抗生素制剂的分装等。

丸剂的含水量较高，必须干燥以防止发霉变质，一般使其含水量不超过8%。同时由于中草药原料常带菌，或蜂蜜被污染而使制成的丸粒带菌，贮存期间易生虫发霉，因此蜜丸制成后应进行灭菌。目前已采用微波加热、远红外线照射等方法，既可灭菌又能起到一定的干燥作用。

中药片剂原料的药材原粉、提取物粉（有效成分或有效部位）、浸膏及半浸膏粉等，其细度必须能通过五至六号筛；同时必须灭菌，特别是药材原粉常常带入细菌、霉菌及螨类，因此药材粉碎前必须经过洁净、灭菌处理。

输液（50mL以上的最终灭菌注射剂）滤过多采用加压滤过法，效果较好。在精滤时多采用微孔滤膜，以降低药液的微生物污染水平。

口服液的灭菌多采用高压蒸汽灭菌法、煮沸灭菌法或流通蒸汽灭菌法。在口服液剂的工业生产中，可有少数微生物污染药品，对此可通过向制剂中加入适量的防腐剂，从而抑制微生物的生

长繁殖，达到有效的防腐目的。另外，在贮存过程中药品也易发生霉变，因此在制备过程中，应选择适宜的防腐剂加至成品中，并经灭菌处理，密封包装，防止其霉变。

（四）消毒环境

微生物控制的效果与消毒环境也密切相关，如温度、湿度、酸碱度及是否存在有机物等因素都对其有一定的影响。

1. 温度 热力灭菌时，随温度上升，微生物灭活速度加快；紫外光源在40℃时辐射的紫外线杀菌力最强；温度的升高也可提高消毒剂的消毒效果，如2%戊二醛杀灭每毫升含 10^4 炭疽芽胞杆菌溶液的芽胞，20℃时需15分钟，40℃时需2分钟，56℃时仅需1分钟。

2. 湿度 用紫外线消毒空气时，空气的相对湿度低于60%效果较好，相对湿度过高，空气中的小水滴增多，可阻挡紫外线。用气体消毒剂处理小件物品时，30%～50%的相对湿度较为适宜；处理大件物品时，则以60%～80%的相对湿度为宜。

3. 酸碱度 酸碱度对消毒剂的消毒效果影响明显。醛类、季铵盐类表面活性剂在碱性环境中杀灭微生物效果较好，酚类和次氯酸盐类则在酸性条件下杀灭微生物的作用较强。例如1%碱性戊二醛溶液（pH值8.5），作用2分钟即可杀灭99.9%以上的结核分枝杆菌；而pH值3.7的戊二醛溶液要达到同样效果需作用4分钟。

4. 有机物 混在有机物如蛋白质中的微生物对理化消毒灭菌方法的抵抗力增强，例如杀灭牛血清中的细菌繁殖体所需过氧乙酸浓度比杀灭无牛血清保护的细菌繁殖体高5～15倍。因此在消毒皮肤及物品器械前应先清洗干净；消毒排泄物时应选用受有机物影响小的消毒剂如生石灰、漂白粉等，或提高作用强度，延长作用时间。

四、生物安全

生物安全是指避免危险生物因子造成实验室人员伤害，或避免危险生物因子污染环境、危害公众的综合措施，包括病原微生物实验室的生物安全及对突发性危害事件的正确处理。下面主要介绍病原微生物实验室的生物安全。

（一）病原微生物危害程度分类

国务院2004年11月颁布的《病原微生物实验室生物安全管理条例》中，根据病原微生物的传染性、对个体或群体的危害程度，将病原微生物分为四类：①第一类病原微生物：指能够引起人类或动物非常严重疾病的微生物，以及我国尚未发现或已经宣布消灭的微生物。目前此类病原微生物尚无疫苗可预防。②第二类病原微生物：指能够引起人类或动物严重疾病，比较容易直接或间接在人与人、动物与人、动物与动物间传播的微生物。部分已有疫苗可预防。③第三类病原微生物：指能够引起人类或动物疾病，但一般情况下对人、动物或环境不构成严重危害，传播风险有限，实验室感染后很少引起严重疾病，且具备有效治疗和预防措施的微生物。④第四类病原微生物：指在通常情况下不会引起人类或动物疾病的微生物。其中，第一类和第二类病原微生物统称为高致病性病原微生物。

2006年1月11日卫生部制定了《人间传染的病原微生物名录》，其中病毒160种（一类29种，二类51种，三类74种，四类6种）；朊病毒6种（二类5种，三类1种）；细菌及其他病原155种（二类10种，三类145类）；真菌59种（二类4种，三类55种）。

（二）病原微生物实验室的分级

根据病原微生物的危害程度及实验室的生物安全防护水平（biosafety level，BSL），可将病原微生物实验室分为四级，以 BSL-1、BSL-2、BSL-3、BSL-4 表示，其中 BSL-1 防护水平最低，BSL-4 防护水平最高。

1.BSL-1 实验室　实验室为普通建筑结构，一般要求室内有洗手池，地面可清洗、消毒。不需特殊的遏制设备和设施。实验人员按照标准的微生物操作规程，在开放的实验台上开展工作。处理对象是对人体、动植物或环境危害较低，不具有对健康成人、动植物致病的致病因子，如大肠埃希菌。

2. BSL-2 实验室　在 BSL-1 实验室的基础上，应配备高压灭菌设备及生物安全柜等设施。实验人员应接受过病原生物处理的特殊培训。处理对象是对人体、动植物或环境具有中等危害或具有潜在危险，对健康成人、动植物和环境不会造成严重危害的致病因子，如肝炎病毒、疱疹病毒、金黄色葡萄球菌等。

3. BSL-3 实验室　实验室应在建设物内自成隔离区，室内有明确分区（如清洁区、半污染区、污染区），且各区之间应有缓冲间。要求有独立的负压保护通风系统，以保证实验室内负压，且排出空气经滤过后不得循环使用。此外，还需配备双电路应急系统，以确保连续供电。实验人员应接受过致病性或可能致死的病原生物处理的专业训练。所有与病原有关的操作均需在生物安全柜或其他物理遏制装置中进行，或穿戴防护服进行操作。处理对象是对人体、动植物或环境具有高度危险性，主要通过气溶胶使人类染上严重的甚至致命的疾病，或对动植物和环境具有高度危害的致病因子，如高致病性禽流感病毒、人类免疫缺陷病毒、SARS 冠状病毒、结核分枝杆菌、霍乱弧菌等。

4. BSL-4 实验室　实验室选址应远离人口密集区域，设施应在独立的建筑物内，周围有封闭的安全隔离带。BSL-4 实验室设施与 BSL-3 基本相同，但要求有独立的供气和排气系统，排风装置须双重过滤。实验人员应在处理危险病原方面受过特殊和全面的训练。所有与危险病原有关的工作应限制在三级生物安全柜中，或实验人员使用装备生命支持系统的一体正压防护服，在二级生物安全柜中操作。处理对象是对人体、动植物或环境具有高度危险性，通过气溶胶途径传播或传播途径不明或未知的危险的致病因子，如克里米亚－刚果出血热病毒、埃博拉病毒、马尔堡病毒等。

BSL-1、BSL-2 实验室不得从事高致病性病原微生物的实验活动，BSL-3、BSL-4 实验室从事高致病性病原微生物实验活动。但对我国尚未发现或已经宣布消灭的病原微生物，应经有关部门批准后才能从事相关实验活动。

（三）病原微生物实验室感染的控制

1. 建立实验室安全管理体系　成立生物安全管理委员会，明确实验室生物安全负责人，严格实行责任制和责任追究制。定期检查实验室的生物安全防护，设施设备的运行、维护与更新，病原微生物菌（毒）种的保存与使用，实验室排放的废水、废气以及其他废物处理等实验情况。如果发现问题，必须及时、彻底解决。

2. 遵守实验室安全管理制度　严格执行国家和有关部门的实验室生物安全规范与标准，严格遵守实验室安全操作规程。在从事高致病性病原微生物的实验时，必须有两名以上的实验人员共同进行。不同种类的高致病性病原微生物实验，不能在实验室的同一安全区域内进行。严格进行操作，防止气溶胶的产生、扩散及吸入，妥善处理废弃物。严格进行菌、毒种的管理，严防高致病性病原微生物被盗、丢失、泄露，保障实验室的安全，避免造成高致病性病原微生物的播散、流行或其他严重后果。

3. 确保实验人员个人安全 生物安全实验室必须配备符合标准的个人防护装备，实验人员根据需要穿戴适合的工作服或防护服、口罩、手套、防护眼镜、面部防护罩、鞋套、专用鞋、呼吸器等，以确保安全。可产生含生物因子气溶胶的操作均应在生物安全柜中进行，不同等级生物安全实验室应配备相应的生物安全柜。实验人员必要时可进行相关疫苗的预防接种。

如果实验室发生高致病性病原微生物泄漏，应该立即采取以下措施：①封闭被病原微生物污染的实验室或者可能造成病原微生物扩散的区域；②向上级主管部门如实上报；③对密切接触者进行医学观察，必要时隔离治疗；④对相关人员进行医学检查；⑤进行现场消毒；⑥对染疫或者疑似染疫的动物采取隔离、捕杀等措施。

医学病毒是指以人类细胞为主要宿主的非细胞型病原微生物。病毒的基本特性有：①体积微小，必须借助电子显微镜放大几万甚至几十万倍后方可观察。②结构简单，无完整的细胞结构，一种病毒只含一类核酸（DNA或RNA）。③专性寄生，病毒缺乏自身增殖所需的酶类和能量等物质，必须在活细胞内寄生才能显示其生命活性，是严格的细胞内寄生物。

　　病毒严重危害人类健康。约75%的传染病由病毒感染所致。病毒除引起急性感染外，还可导致持续性感染；有些病毒感染性疾病传染性强或病情严重；还有些病毒感染与肿瘤、先天畸形及自身免疫性疾病的发生密切相关。由新现和再现病毒引发的感染，如新型冠状病毒感染、埃博拉出血热等，已成为事关全球的重大问题。

第一节　病毒的形态与结构

一、病毒的形态

　　完整成熟的病毒颗粒称为病毒体（virion），具有典型和完整的形态结构，具有感染性，是病毒在细胞外的结构形式。病毒体很小，测量病毒体大小的单位为纳米（nm，1nm = 1/1000μm）。各种病毒体大小差异很大，一般介于20～300nm，多数病毒为100nm左右（图2-1）。病毒体的形态因种而异，人和动物病毒多数呈球形或近似球形，少数为杆状、丝状、子弹状或砖块状，噬菌体多数呈蝌蚪状。

图2-1　微生物大小的比较

二、病毒的结构

病毒的基本结构是由核心和衣壳组成的核衣壳。有些病毒在核衣壳外有包膜。有包膜的病毒称为包膜病毒，没有包膜的病毒称为裸露病毒（又称裸病毒）（图 2-2）。

图 2-2　病毒体结构模式图

（一）核心

核心（core）的主要成分为核酸（DNA 或 RNA）。病毒核酸构成病毒基因组，是决定病毒遗传、变异、复制和感染的物质基础。病毒核心除核酸外，还有少量非结构蛋白，如病毒 DNA 多聚酶、逆转录酶等病毒复制所需的酶类。

（二）衣壳

衣壳（capsid）是包绕在病毒核心外的一层蛋白质结构，属于病毒的结构蛋白。衣壳是由一定数量的壳粒按一定的排列方式组成，每个壳粒由 1 个或几个多肽分子组成。壳粒排列方式主要有以下三种类型。①螺旋对称型：壳粒沿着螺旋形的病毒核酸链对称排列，如杆状病毒和弹状病毒。② 20 面体立体对称型：病毒衣壳包绕在球形或近似球形的核酸表面，由许多壳粒镶嵌组成一个具有 12 个顶、30 个棱和 20 个等边三角形的正 20 面体，如腺病毒和脊髓灰质炎病毒等。③复合对称型：病毒壳粒的排列既有螺旋对称又有立体对称，如噬菌体的头部是立体对称，尾部是螺旋对称。

病毒衣壳的主要功能有：①保护病毒核酸：避免病毒核酸受核酸酶和其他理化因素的破坏。②参与感染过程：裸露病毒通过病毒蛋白与易感细胞表面受体结合，介导病毒进入敏感的宿主细胞。③具有抗原性：衣壳蛋白通过其免疫原性，能刺激机体产生特异性体液免疫和细胞免疫。

（三）包膜

包膜（envelope）是病毒在成熟过程中穿过宿主细胞以出芽方式向细胞外释放时获得的膜样结构。包膜中的蛋白质几乎都是由病毒基因组编码，而脂类和多糖成分则源于宿主细胞膜和核膜。包膜表面常有不同形状的呈放射状排列的突起，称为包膜子粒（peplomeres）或刺突（spike），其化学成分为糖蛋白。包膜病毒对脂溶剂、胆盐等敏感，据此可鉴别病毒有无包膜。

病毒包膜的主要功能有：①保护病毒：对病毒核衣壳有保护作用，维护病毒体结构的完整性。②参与感染：包膜病毒通过包膜能够吸附或融合易感细胞，有助于病毒的感染。③具有抗原性：病毒包膜上的糖蛋白和脂蛋白具有病毒种和型特异性，可用于病毒鉴定与分型，也可诱发机体免疫应答。

第二节　病毒的增殖与培养

一、病毒的增殖

由于病毒结构非常简单，缺乏能够独立进行代谢的酶系统，因此只能借助宿主细胞的代谢系统进行增殖。病毒以复制的方式进行增殖。从病毒进入宿主细胞开始，经过基因组的复制和蛋白质的合成，到最后释放出子代病毒的过程，称为一个病毒复制周期，包括吸附、穿入、脱壳、生物合成、装配、成熟和释放七个相互联系的阶段（图 2-1）。

（一）病毒的复制周期

1. 吸附（adsorption） 病毒复制的第一步是对易感细胞的吸附。主要是通过病毒吸附蛋白（viral attachment protein，VAP）与细胞表面的特异性受体相结合，这种结合是不可逆的特异性结合。这种特异性决定病毒的宿主范围和组织嗜性，称为病毒组织亲嗜性。这种特性主要取决于细胞膜上是否存在与病毒选择性结合的受体，如 HIV 表面 gp120 的受体是人类 T 淋巴细胞表面的 CD4 分子。

2. 穿入（penetration） 病毒与细胞表面受体结合吸附于易感细胞后，即开始穿入细胞。穿入方式随病毒种类而异。无包膜病毒一般通过细胞膜内陷以胞饮方式将衣壳吞入；有包膜的病毒通过包膜与宿主细胞膜融合后进入细胞；还有些病毒可直接穿透细胞膜而进入宿主细胞内。

3. 脱壳（uncoating） 病毒穿入细胞后脱去蛋白衣壳，将核酸游离释放。脱壳包括去除包膜、衣壳蛋白和基质蛋白。多数病毒在穿入时即在细胞溶酶体酶的作用下脱壳并释放出病毒基因组。少数病毒进入宿主细胞后，先经溶酶体酶的作用脱去外层衣壳，再通过脱壳酶脱去内层衣壳，如痘类病毒。有些病毒往往是在脱衣壳前，病毒基因组已经开始 mRNA 的转录，如流感病毒。

4. 生物合成（biosynthesis） 生物合成过程包括子代病毒核酸的复制与蛋白质的合成。病毒核酸类型的不同，在宿主细胞内病毒核酸复制的位置也不尽相同。DNA 病毒一般在细胞核内复制，但痘病毒除外；RNA 病毒一般在细胞浆内复制，但正黏病毒和逆转录病毒除外。病毒基因组分为 7 种类型：双链 DNA（dsDNA）病毒、单链 DNA（ssDNA）病毒、单正链 RNA（+ssRNA）病毒、单负链 RNA（-ssRNA）病毒、双链 RNA（dsRNA）病毒、逆转录病毒、嗜肝 DNA 病毒。病毒基因组类型不同，生物合成过程中基因组转录 mRNA 及指导合成蛋白质的基本过程不同。

（1）双链 DNA 病毒（dsDNA） dsDNA 病毒的生物合成分为早期及晚期两个阶段。①早期转录和翻译：早期阶段病毒利用细胞核内依赖 DNA 的 RNA 多聚酶，转录出早期 mRNA，然后由胞质内核糖体翻译成早期蛋白。早期蛋白为非结构蛋白，主要用于病毒的生物合成，如 DNA 多聚酶、脱氧胸腺嘧啶激酶及多种调控病毒基因组转录和抑制宿主细胞代谢的酶。②晚期转录和翻译：亲代 DNA 在早期蛋白的作用下，dsDNA 病毒的 DNA 按半保留方式复制，即 dsDNA 首先由解链酶解开为（+）DNA 和（-）DNA 两个单股，然后在 DNA 多聚酶作用下分别在被解开的单股上复制出互补的（-）DNA 和（+）DNA，从而形成了两个新的双股 DNA（±DNA）分子即子代 DNA 分子，然后以子代 DNA 为模板，转录晚期 mRNA，继而进入胞质翻译出主要是衣壳蛋白和其他结构蛋白的大量晚期蛋白。

（2）单链 DNA 病毒（ssDNA） ssDNA 病毒的基因组可以是正链或负链。以亲代 ssDNA 为模板，合成一条互补链，形成中间体 dsDNA，解链后再由新合成的互补链为模板复制出子代 ssDNA，由另一条链为模板转录 mRNA 后，进一步翻译出病毒蛋白质。

（3）单正链 RNA 病毒（+ssRNA）（+）ssRNA 病毒的 RNA 基因组不但是复制子代病毒的模板，而且本身就具有 mRNA 的功能，可直接附着于细胞质的核糖体，翻译出病毒 RNA 多聚酶等早期非结构蛋白。

（4）单负链 RNA 病毒（-ssRNA）（-）ssRNA 病毒的 RNA 不具有 mRNA 功能，不能直接

附着细胞质内的核糖体翻译病毒所需的蛋白质，但其本身含有依赖 RNA 的 RNA 多聚酶，通过自身先转录出与亲代基因组互补的正链 RNA，形成复制中间体，然后再以正链 RNA 为模板，即合成子代负链 RNA，又翻译出相应的结构和非结构蛋白质。

（5）双链 RNA 病毒（dsRNA） dsRNA 病毒先由其负链 RNA 复制出子代正链 RNA，再由子代正链 RNA 复制出子代负链 RNA。其复制为非对称型，也不遵循 DNA 半保留复制的原则，子代 RNA 全部为新合成的 RNA。其正链 RNA 可作为 mRNA 翻译病毒的结构蛋白和非结构蛋白。

（6）逆转录病毒（+ssRNA） 逆转录病毒以亲代 RNA 为模板，在依赖 RNA 的 DNA 聚合酶（逆转录酶）作用下合成互补的 DNA 链，形成 RNA：DNA 杂交中间体。然后正链 RNA 被 RNA 酶 H 水解去除，由负链 DNA 经 DNA 多聚酶作用，合成互补的另一条正链 DNA。这一双链 DNA 分子整合于宿主细胞的染色体 DNA 上，成为前病毒（provirus），并可随宿主细胞的分裂而存在于子代细胞内。前病毒还可在细胞核内由细胞依赖 DNA 的 RNA 多聚酶转录出病毒的 mRNA 与子代病毒 RNA，后者可在胞质核糖体上转译出子代病毒蛋白质。

（7）嗜肝 DNA 病毒（dsDNA） 这一类病毒比较特殊，如人类乙型肝炎病毒（HBV）的基因组复制与上述六类均不相同，其复制依赖反转录过程。病毒 DNA 进入宿主细胞核内，在病毒 DNA 多聚酶的作用下，补全 DNA 双链缺口，形成完整的共价闭合环状 DNA（covalently closed circlar DNA，cccDNA）。再以负链 cccDNA 为模板，借助宿主细胞的 RNA 多聚酶 Ⅱ，转录形成四种不同长度的 mRNA。此四种 mRNA 可转移至胞质，依托宿主细胞核糖体，翻译结构和非结构蛋白质。其中 3.5kb mRNA 可作为前病毒基因组参与病毒颗粒的装配。在装配好的病毒衣壳中，以前病毒 DNA 转录的 RNA 为模板进行反转录，同时形成 RNA：DNA 中间体，然后形成子代双链环状 DNA。

5. 装配（assembly） 病毒将生物合成的蛋白质和核酸，在宿主细胞内组装成子代病毒颗粒。除痘病毒外，DNA 病毒的核衣壳在细胞核内装配，绝大多数 RNA 病毒在细胞质内装配。

6. 成熟（maturation） 装配完成的病毒并不一定具有感染性，需经进一步发育成为具有感染性的病毒体。无包膜病毒的成熟主要是针对潜在的病毒吸附蛋白进行修饰与改造，如糖基化和蛋白水解等。有包膜病毒的成熟是在释放时获得包膜，并在包膜表面表达刺突。

7. 释放（release） 成熟病毒从宿主细胞释放的方式，依病毒种类不同而异。无包膜病毒装配成的核衣壳即为成熟病毒体，从宿主细胞释放可导致细胞破裂。有包膜的病毒，装配成核衣壳后以出芽方式释放，不引起宿主细胞死亡，释放的同时可包有核膜或胞质膜。包膜上的脂质来自宿主细胞，而包膜的蛋白则由病毒基因编码合成，故具有病毒的抗原性与特异性。

此外，有些病毒可通过细胞间桥或细胞融合在细胞间传播，如巨细胞病毒；有些肿瘤病毒的基因组与宿主细胞基因组整合，随宿主细胞分裂而传入子代细胞。

（二）病毒的异常增殖与干扰现象

1. 病毒的异常增殖 病毒在宿主细胞内复制时，并非所有的病毒成分均能组装成完整的子代病毒。由于宿主细胞或病毒自身的原因阻碍了病毒的正常增殖，病毒没有组装出完整的病毒体，称为病毒的异常增殖。常见的类型有：①缺陷病毒：是由于病毒基因组不完整或发生变化，以致不能在宿主细胞内复制出完整的、有感染性的病毒体，这种带有不完整基因组的病毒体称为缺陷病毒。一般缺陷病毒单独存在时不具有感染性，需要在另一种病毒辅助下方可增殖。如丁型肝炎病毒必须与乙型肝炎病毒共同感染肝细胞才能增殖。②顿挫感染：由于宿主细胞缺乏病毒复制所需的酶、能量或原料，病毒进入细胞后不能复制，这种感染过程为顿挫感染。

2. 病毒干扰现象 当两种病毒感染同一细胞时，常发生一种病毒抑制另一种病毒复制增殖的现象，称为病毒的干扰现象。此现象在异种病毒、同种病毒的不同型或不同株之间均可发生。不仅在活病毒之间发生，灭活病毒也能干扰活病毒。干扰现象的发生机制可能与下列因素有关：①病毒作用于宿主细胞，诱导其产生具有抗病毒作用的干扰素。②第一种病毒感染后，宿主细胞表面受体被结合或宿主细胞发生了代谢途径的变化，从而阻止另一种病毒的吸附、穿入或生物合成。

二、病毒的人工培养

由于病毒的严格细胞内寄生性，因此必须在敏感的活细胞内生长繁殖。病毒分离培养方法包括动物接种、鸡胚培养和细胞培养三种。

（一）病毒的分离培养方法

1. 动物接种 是最早的病毒培养方法。可根据病毒的亲嗜性选择敏感动物与适宜的接种部位，观察动物的发病情况，测定 ID_{50} 和 LD_{50}，进行血清学检测。该方法简便，实验结果易观察，对某些尚不敏感的细胞进行病毒的培养，该方法仍在沿用。

2. 鸡胚培养 鸡胚对多种病毒敏感，通常选用孵化 9 ～ 14 天的鸡胚，按病毒种类接种于不同部位。①绒毛尿囊膜接种：用于培养痘病毒和人类疱疹病毒等。②羊膜腔接种：用于流感病毒的初次分离培养。③卵黄囊接种：用于某些嗜神经病毒的培养。因鸡胚对流感病毒最敏感，故目前除分离流感病毒还继续选用外，其他病毒的分离基本已被组织培养所取代。

3. 细胞培养 是病毒培养最常用的方法。用于培养病毒的细胞有原代细胞、二倍体细胞及传代细胞等三种类型。①原代细胞：是指来自动物或人的组织，直接用蛋白酶消化获得细胞，如人胚肾、猴肾细胞和鸡胚细胞，一般只能传 2 ～ 3 代即退化衰亡。原代细胞对多种病毒的易感性高，主要用于从标本中分离病毒。②二倍体细胞：可用于多种病毒的分离和疫苗的制备等。二倍体细胞在传代过程中保持二倍体性质（46 条染色体），一般能传 40 ～ 100 代，如人胚肺成纤维细胞 WⅠ-26 与 WⅠ-38 株等。③传代细胞：是指能在体外持续传代的单细胞，由突变的二倍体细胞传代或人及动物肿瘤细胞建立的细胞株传代。常用于分离病毒的传代细胞有：HeLa（人子宫颈癌）细胞、Vero（传代非洲绿猴肾）细胞、KB（人鼻咽上皮癌）细胞、Hep-2（人喉上皮癌）细胞和 CHO（中国地鼠卵巢）细胞等。传代细胞培养使用和保存方便，但不能用于疫苗的生产。

（二）病毒增殖的指标与鉴定

对细胞培养的病毒，可根据不同的病毒特征选择不同的鉴定方法。

1. 细胞病变 溶细胞型病毒感染细胞后，可出现细胞团缩、裂解和细胞肿大、数个细胞融合成多核巨细胞或细胞聚集成葡萄串状、脱落或死亡等，称为细胞病变效应（cytopathic effect，CPE）。

2. 空斑形成 可用来测定病毒数量。将病毒经适当稀释后接种于敏感的单层细胞中，由于单个病毒的复制增殖使局部单层细胞脱落，一个空斑是由标本中一个病毒大量复制所致，经染色后空斑可用肉眼观察，计算空斑数即可计数病毒数量。通常以每毫升病毒悬液的空斑形成单位表示（pfu/mL），可用于病毒的精确定量和测定抗病毒药物的作用。

3. 红细胞吸附 有些病毒如流感病毒能够编码血凝素，病毒在细胞内增殖的同时，会将血凝素释放在感染细胞膜上，出现红细胞吸附现象，可作为检测流感病毒、麻疹病毒、腮腺炎病毒等病毒的间接指标。

4. 中和试验　将已知的抗病毒血清预先与病毒悬液混合，经过一定时间作用后接种于敏感细胞中，观察病毒致细胞病变作用或红细胞吸附现象是否消失。

5. 干扰作用　有些病毒感染细胞后不产生明显的 CPE，但可干扰在其后感染的另一种病毒的生长繁殖，从而阻止后者所特有的 CPE。

第三节　病毒的遗传变异

一、病毒的变异现象

病毒和其他微生物一样，具有遗传性和变异性。病毒突变株是病毒变异的主要表现形式。常见的病毒突变株包括条件致死性突变株（conditional lethal mutant）、宿主范围突变株（host range mutant）、耐药突变株（drug resistant mutant）等。

1. 条件致死性突变株　指在某种条件下能够增殖，而在条件改变后不能增殖的病毒株。温度敏感性突变株（temperature sensitive mutant，ts）是典型的条件致死性突变株。ts 突变株在 28～35℃条件下可增殖（称为容许性温度），而在 37～40℃条件下不能增殖（称为非容许性温度）。这是因为引起 ts 变异的基因所编码的蛋白质或酶在较高温度下失去功能，故病毒不能增殖。ts 变异可来源于基因任何部位的改变，因此能产生各种各样的 ts 突变株。ts 突变株常具有减低毒力而保持其免疫原性的特点，是生产疫苗的理想毒株。但 ts 突变株容易恢复（恢复率为 10^{-4}），因此制备疫苗时须经多次诱变后，方可获得在一定宿主细胞内稳定传代的变异株。脊髓灰质炎病毒减毒活疫苗即为此类变异株。

2. 宿主范围突变株　指因病毒基因组改变影响了宿主感染范围的突变株。这类突变株能感染野生型病毒所不能感染的细胞。因此可利用这一特性制备疫苗，例如狂犬病病毒疫苗。

3. 耐药突变株　指因编码病毒酶基因的改变而降低了靶酶对药物的亲和力或作用的突变株。可使病毒对药物不敏感，是临床耐药性形成的遗传基础。

二、病毒变异的机制

1. 基因突变　是指病毒的基因组中碱基序列发生改变。这种改变可以是自然发生，也可以通过人工诱导产生。病毒在增殖过程中，其自发突变率为 10^{-8}～10^{-6}，人工诱导可增加病毒的突变率，如温度、紫外线和 5-氟尿嘧啶等理化因素的影响，可诱导产生温度敏感突变株、宿主范围突变株、耐药突变株等。

2. 基因重组与重配　两种不同而有亲缘关系的病毒在感染同一细胞时，病毒之间发生基因的交换称为基因重组。重组病毒体含有来自两个亲代病毒的核苷酸序列，其子代病毒具有两个亲代病毒的特性。基因分节段的 RNA 病毒，通过交换 RNA 节段而进行的重组被称为重配，如流感病毒等。

3. 病毒基因组与宿主细胞基因组的整合　病毒除在病毒间发生基因重组外，某些病毒还能与宿主细胞的基因组发生基因重组，许多 DNA 病毒，如疱疹病毒、腺病毒和多瘤病毒的 DNA 等，都能与宿主细胞基因组整合，导致宿主细胞发生恶性转化。

4. 非重组变异　是指病毒基因产物的相互作用，属于病毒的非遗传物质变异。当同一细胞受到两种病毒感染时，除可发生基因重组外，也可发生病毒基因产物的相互作用，包括互补作用、表型混合与核壳转移等，导致子代病毒发生表型变异。

三、病毒变异的医学意义

病毒的分子遗传学研究始于20世纪70年代，主要采用基因克隆及测序技术，对病毒的基因组结构和调节功能、病毒基因组表达蛋白的抗原性及功能、病毒致病转化机制及耐药性等进行了研究，从分子水平阐明了病毒的生物学性状、遗传变异、致病机制及防治作用原理等问题，使病毒学研究有了飞跃的发展。病毒遗传变异的研究被广泛应用于病毒性疾病的诊断、治疗和预防领域。其中利用病毒的变异株（减毒株）、基因重组株制备减毒活疫苗、基因工程疫苗、核酸疫苗、多肽疫苗等特异性疫苗成为最重要的成就。

第四节　病毒的感染与抗病毒免疫

病毒通过多种传播途径进入机体并在宿主细胞中增殖的过程称为病毒感染（viral infection）。病毒感染机体后与宿主细胞相互作用，如导致宿主细胞不同程度的损伤，表现临床症状，则称为病毒感染性疾病。机体免疫系统对病毒产生的一系列防御反应称为抗病毒感染免疫。

一、病毒的感染

（一）病毒感染的来源

引起人类感染的病毒，其主要传染源为：①患者：潜伏期、发病期和恢复期患者均具有传染性。②病毒携带者：为重要的传染源。③被病毒感染的动物或携带病毒的动物：包括媒介节肢动物。④被病毒污染的医疗器械、生物制品：如血液、血制品等。

（二）病毒感染的传播方式与途径

病毒侵入机体的途径和方式直接影响病毒感染的发生和发展。病毒感染的传播方式包括垂直传播和水平传播。

1. 垂直传播　是指存在母体的病毒主要通过胎盘或产道将病毒由亲代传播给子代的方式，主要见于发生病毒血症或病毒与血细胞紧密结合的感染。垂直传播可引起死胎、流产、早产或先天畸形等。垂直传播是病毒感染的重要传播方式。

2. 水平传播　是指病毒在人群中不同个体之间的传播，也包括从动物到动物再到人的传播。病毒主要通过皮肤和黏膜，如呼吸道、消化道及泌尿生殖道等途径传播，但在特定条件下可直接进入血循环，如输血、注射、机械损伤和昆虫叮咬等方式感染机体。

病毒常见的传播途径及方式见表2-1。

表2-1　病毒常见的传播途径及方式

传播途径	传播方式	病毒种类
呼吸道	空气、飞沫或气溶胶、痰、唾液	流感病毒、鼻病毒、腺病毒、麻疹病毒、风疹病毒、水痘病毒、冠状病毒等

续表

传播途径	传播方式	病毒种类
消化道	污染水或食物	脊髓灰质炎病毒、其他肠道病毒、轮状病毒、甲型肝炎病毒、戊型肝炎病毒、部分腺病毒等
眼及泌尿生殖道	直接或间接接触、性接触	腺病毒、肠道病毒70型、单纯疱疹病毒、巨细胞病毒、人乳头瘤病毒、人类免疫缺陷病毒等
血液	注射、输血或血液制品、器官移植等	乙型肝炎病毒、丙型肝炎病毒、人类免疫缺陷病毒等
胎盘、产道及乳汁	孕期、分娩、哺乳	巨细胞病毒、风疹病毒、乙型肝炎病毒、人类免疫缺陷病毒等
媒介	昆虫叮咬、狂犬和鼠类咬伤等	脑炎病毒、狂犬病病毒、出血热病毒等

（三）病毒感染的类型

有些病毒侵入机体后，只在入侵部位感染细胞，称为局部感染或表面感染。有些病毒则从入侵部位通过血流或神经系统向全身或远处播散，造成全身感染或播散性感染。病毒进入血流称为病毒血症。病毒的种类、毒力以及机体免疫力等不同，机体感染病毒后可表现出不同的临床类型。

1. 隐性感染 病毒进入机体后不引起临床症状者称为隐性感染或亚临床感染。可能与入侵机体的病毒数量少、毒力弱及机体抵抗力强有关。隐性感染者虽无临床症状，但仍可获得对该病毒的特异性免疫而终止感染。

2. 显性感染 病毒在宿主细胞内大量增殖，导致机体出现症状者称为显性感染。根据临床症状出现早晚和持续时间长短又分为急性感染和持续性感染。

（1）急性病毒感染 又称为病毒消灭型感染，当机体感染病毒后，潜伏期短、发病急、数日或数周即恢复，机体内往往不再有病毒。

（2）持续性病毒感染 在这类感染中，病毒可在机体内持续较长时间，达数月至数年甚至终身携带病毒，并可成为重要的传染源，是病毒感染中的一种重要类型。持续性病毒感染可因临床症状或发病机制的不同做如下分类：①慢性感染，显性或隐性感染后，病毒未被完全清除，临床症状轻微或无症状，迁延不愈而长期带毒。②潜伏感染，在原发感染后，病毒基因存在于宿主的某些组织或细胞中，但病毒不复制，也不出现临床症状。在某些条件下病毒被激活增殖，导致疾病复发出现症状。急性发作期可以检测出病毒。③慢发病毒感染，又称慢病毒感染，病毒感染后有很长的潜伏期，经数年或十几年后发病，病情多为进行性加重并导致死亡，此类感染又称迟发病毒感染。④急性病毒感染的迟发并发症，儿童感染麻疹病毒后，经过十几年的潜伏期，个别儿童在青春期会发生亚急性硬化性全脑炎（subacute sclerosing panencephalitis，SSPE）。

（四）病毒的致病机制

1. 病毒对宿主细胞的直接作用

（1）杀细胞效应 病毒在宿主细胞内增殖后，一次大量释放出子代病毒，引起细胞裂解死亡，被称为杀细胞性感染（cytocidal infection），主要见于无包膜、杀伤性强的病毒，如脊髓灰质炎病毒等。其主要机制在于：①病毒感染对细胞核、内质网、线粒体等细胞器可造成损伤，使细胞出现浑浊、肿胀、团缩等改变；②病毒复制干扰了细胞核酸和蛋白质的合成，影响细胞的新陈代谢；③细胞膜或溶酶体膜的通透性增高或被破坏后，水解酶释放引起细胞自溶；④病毒抗原成分表达于细胞膜上，发生自身免疫性细胞损伤；⑤病毒的毒性蛋白对细胞产生毒性作用。

（2）稳定状态感染　某些有包膜的病毒，在细胞内复制增殖过程中，对细胞的影响不大，细胞病变较轻，在短时间内不溶解死亡，这种感染称为稳定状态感染。这些病毒成熟后常以出芽的方式从细胞内释放并感染其他细胞。稳定状态感染使细胞膜成分变化，造成邻近细胞融合，形成多核巨细胞。

（3）包涵体的形成　有些病毒感染细胞后，在普通光学显微镜下可见胞浆或胞核内出现嗜酸或嗜碱性、大小和数量不等的圆形、椭圆形或不规则的斑块结构，称为包涵体（inclusion body）。狂犬病病毒感染后在脑细胞的胞浆内出现嗜酸性包涵体，称内基小体（Negri body），可作为病毒感染的辅助诊断。包涵体破坏细胞的正常结构和功能，有时引起宿主细胞死亡。

（4）细胞凋亡　细胞凋亡是指由细胞基因控制的程序性细胞死亡。有些病毒感染细胞后，激活宿主细胞凋亡基因，导致细胞凋亡，如 HIV 等。有效的细胞凋亡对控制病毒增殖、防止病毒在体内扩散有积极意义。

（5）基因整合与细胞转化　某些 DNA 病毒或逆转录病毒的基因组，结合至宿主细胞染色体中称为整合。整合后的病毒核酸称为前病毒。病毒基因整合有两种方式。①全基因组整合：逆转录病毒复制过程中，前病毒 DNA 整合到细胞 DNA 中；②失常式整合：DNA 病毒复制时，病毒基因组中的部分基因或 DNA 片段随机整合入细胞 DNA 中。病毒基因的整合，可使细胞增殖加速，失去细胞间接触抑制，导致细胞恶性转化，与某些肿瘤形成密切相关。

2. 病毒感染的免疫病理作用

（1）抗体介导的免疫病理作用　病毒的自身结构成分如包膜蛋白、衣壳蛋白均为良好的抗原，可刺激机体产生相应抗体，抗体与抗原结合可阻止病毒扩散，促进病毒被清除。然而，感染后许多病毒抗原可出现于宿主细胞表面，与抗体结合后，激活补体，导致宿主细胞破坏，属 II 型超敏反应。抗原与抗体形成的免疫复合物沉积于血管壁，可引起 III 型超敏反应。

（2）细胞介导的免疫病理作用　特异性细胞免疫是宿主清除胞内病毒的重要机制，Tc 对靶细胞膜病毒抗原识别后引起的杀伤，能终止细胞内病毒复制，对感染的恢复起关键作用。但同时细胞免疫也可损伤宿主细胞，引起 IV 型超敏反应。

（3）致炎性细胞因子的病理作用　病毒攻击宿主细胞后，机体可分泌产生大量的细胞因子如 IFN-γ、TNF-α、IL-1 等，这些致炎性细胞因子将导致代谢紊乱，并活化血管活化因子，引起休克、DIC、恶病质等严重病理过程，甚至危及生命。

（4）免疫抑制作用　某些病毒感染可抑制免疫功能，如艾滋病病毒、麻疹病毒、风疹病毒、巨细胞病毒、EB 病毒等。这些病毒导致体内潜伏病毒激活或促进某些肿瘤的生长，使疾病复杂化，亦可能成为病毒持续性感染的原因之一。

3. 病毒的免疫逃逸　病毒的致病机制除与病毒对宿主细胞的直接作用和病毒感染的免疫病理作用外，还与病毒的免疫逃逸有关。病毒可通过逃避免疫监视、防止免疫激活或阻止免疫应答的发生等方式实现免疫逃逸。

二、抗病毒免疫

机体抗病毒免疫包括固有免疫和适应性免疫。前者在病毒感染早期能够限制病毒的增殖与扩散，后者则决定病毒能否从体内彻底清除。

（一）固有免疫

固有免疫构成了机体抗病毒感染的第一道防线，其中干扰素和自然杀伤细胞起主要作用。

1. 干扰素（Interferon，IFN）　IFN 是病毒等干扰素诱生剂使人或动物细胞分泌的一类具有多种生物学活性的糖蛋白，具有抗病毒、抗肿瘤和免疫调节等生物学活性。病毒及其他细胞内寄生物、细菌内毒素、原虫、一些中草药和人工合成的双链 RNA 都是干扰素诱生剂。

（1）种类与性质　人类细胞产生的 IFN 根据其抗原性不同分为 IFN-α、IFN-β、IFN-γ 三种。IFN-α 和 IFN-β 由多种细胞产生，统称为 I 型 IFN。IFN-γ 主要由淋巴细胞产生，又称为 II 型 IFN。I 型 IFN 的抗病毒作用强于免疫调节作用，II 型 IFN 的免疫调节作用强于抗病毒作用。

IFN 是小分子量的糖蛋白，对蛋白酶敏感，56℃被灭活，但在 4℃下活性可保存较长时间，−20℃可长期保存活性。IFN 抗病毒活性的特点有：①广谱性：IFN 几乎可以使所有病毒的繁殖受到抑制，但病毒种类不同对其敏感性也不尽相同；②间接性：IFN 不能直接使病毒灭活，其抗病毒作用是通过诱导产生酶类等效应蛋白而发挥作用；③高活性：大约 1mg 纯化的 IFN 就有 2 亿个左右的活性单位，50 个左右 IFN 分子即可诱导一个细胞产生抗病毒状态；④种属特异性：IFN 的种属特异性是相对而言，一般在同种细胞中活性最高。

（2）抗病毒作用机制　干扰素不能直接灭活病毒，但能诱导细胞合成抗病毒蛋白，从而达到抗病毒作用。抗病毒蛋白只作用于病毒，不影响宿主细胞的蛋白质合成。主要的抗病毒蛋白包括 2′-5′ 腺嘌呤核苷合成酶（2′-5′A 合成酶）、核糖核酸酶、蛋白激酶和磷酸二酯酶等，它们可使病毒 mRNA 降解或抑制病毒蛋白的合成而抑制病毒增殖。

2. NK 细胞　NK 细胞具有非特异杀伤受病毒感染靶细胞的作用，进而阻止病毒成熟。一般机体被病毒感染 4 小时后即可出现杀伤效应，3 天时达高峰。NK 细胞具有抗病毒时间早、范围广和作用强等特点。

（二）适应性免疫

病毒抗原多具有较强的免疫原性，能刺激机体产生适应性细胞免疫和体液免疫。由于病毒严格寄生于宿主细胞内，因此机体产生的细胞免疫是终止病毒感染的主要机制。

1. 细胞免疫　机体对细胞内病毒的清除，主要依靠细胞毒性 T 细胞（CTL）和 Th1 细胞发挥抗病毒作用。

（1）CTL 的作用　CTL 能识别与 MHC 分子结合的靶细胞表面的病毒抗原肽，通过分泌穿孔素、颗粒酶和 TNF 等，使靶细胞裂解；或通过激活 Fas 分子，引发病毒感染细胞凋亡。

（2）Th1 细胞的作用　活化的 Th1 细胞可释放 IFN-γ、TNF-α 等多种细胞因子，通过激活巨噬细胞和 NK 细胞，促进 CTL 的增殖分化等，在抗病毒感染中起重要作用。

2. 体液免疫　机体受病毒感染或接种疫苗后，体内出现针对病毒某些表面抗原的特异性抗体，包括中和抗体和非中和抗体。由病毒表面且与病毒入侵有关的抗原产生的抗体称为中和抗体。中和抗体可阻止病毒与宿主细胞受体结合；能够稳定病毒使其不能正常脱壳；抗体还可与病毒形成免疫复合物被巨噬细胞清除；以及通过激活补体使病毒裂解。此外，抗体与病毒感染细胞表面抗原结合，可以介导 NK 细胞、巨噬细胞及中性粒细胞的 ADCC 作用，以及免疫调理作用而杀伤受染细胞发挥抗病毒作用。

常见致病病毒

病毒是引起传染性疾病最主要的病原生物。医学常见致病病毒的分类方法较多，如按病毒的传播途径（如呼吸道病毒、胃肠道病毒、虫媒病毒等）、感染部位（如肝炎病毒）和所致疾病（如疱疹病毒、出血热病毒、狂犬病病毒等）等进行归类。本章根据病毒核酸的类型进行分类，将其划分为 RNA 病毒、DNA 病毒和逆转录病毒，使其在生物本质上更具有比较意义。

第一节　RNA 病毒

RNA 病毒是最常见的人类致病病毒，按其核酸结构，分为双链 RNA 病毒（如轮状病毒等）、单正链 RNA 病毒（如冠状病毒等）、单负链 RNA 病毒（如流行性感冒病毒）三类。

一、流行性感冒病毒

流行性感冒病毒（influenza virus）简称流感病毒，属正黏病毒科（Orthomyxoviridae），是单负链 RNA 病毒，包括人流感病毒和动物流感病毒。人流感病毒分为甲型流感病毒属（*Influenza virus A*）、乙型流感病毒属（*Influenza virus B*）、丙型流感病毒属（*Influenza virus C*）。其中甲型流感病毒抗原性易发生变异，曾多次引起世界性大流行；乙型流感病毒对人类致病性较低；丙型流感病毒只引起人类不明显的或轻微的上呼吸道感染，很少造成流行。

（一）发现与描述

"流行性感冒"在英语中为"influenza"，后者源于意大利语的"魔鬼"一词。1658 年，在意大利威尼斯发生的一场疫病，造成 6 万人死亡，在这里最先用"魔鬼"一词来描述这场灾难，后人推测这就是一次"流感"的暴发流行。据分析，公元前 412 年 Hippocrates 的描述是最早"流感"症状的记载。此后欧洲历史上多次有关于"流感"大流行的记载，其中以 1580 年最为详尽。进入 20 世纪以来，据世界卫生组织流感监测网统计，共发生过 6 次流感世界大流行，分别在1900 年、1918 年、1957 年、1968 年、1977 年、2000 年。以 1918 年的流行最为严重，死亡人数超过 2000 万，超过第一次世界大战的死亡人数。此次流感大流行，促使科学家竭尽全力来研究其病因。1931 年 Richard E Shope 发表了关于猪流感的研究报告，提出当时在美国流行的猪流感与 1918 年流行的人流感系同源病毒；1933 年 Alphonse Raymond Dochez 及其同事利用鸡胚连续培养采自患者咽喉部的病毒获得成功；随之，Sir Christopher Howard Andrewes 等人从雪貂中成功分离出事先接种的流感病毒，成功建立了用于流感病毒研究的动物模型。甲、乙、丙型流感病毒分别于 1933 年、1940 年、1949 年分离成功。流感病毒可通过鸡胚接种进行培养，初次分离培养采用鸡胚羊膜腔接种，传代培养采用鸡胚尿囊腔接种，亦可接种于人胚肾或猴肾细胞培养。

流感病毒多呈球形，直径 80～120nm，从患者体内初次分离时病毒可呈长短不一的丝状或杆状。流感病毒的甲型（A 型）、乙型（B 型）、丙型（C 型）三型，是依据其基质蛋白（MP）、核蛋白（NP）的抗原性差异及生物学特性的不同而区分的。其中甲型流感病毒的宿主范围极广，包括鲸鱼、海豹、猪、马等各哺乳动物和火鸡、家鸡、野鸡等禽类。甲型流感病毒因病毒表面血凝素（hemagglutinin, HA）和神经氨酸酶（neuraminidase, NA）的抗原性不同而组合成不同亚型，每种亚型有相对固定的宿主。已知血凝素（HA）亚型有 16 个（H1～H16），神经氨酸酶（NA）亚型有 9 个（N1～N9），目前发现的人甲型流感病毒为 H1、H2、H3 亚型和 N1、N2 亚型的组合。1997 年以来发现，H5N1、H7N2、H7N7、H9N2 等型别的禽流感病毒也可以感染人。乙型流感病毒宿主范围较窄，只感染人类、海豹、雪貂等哺乳动物；丙型流感病毒类似乙型流感病毒，但宿主范围限于人类、猪与狗。

甲型流感病毒的刺突蛋白（血凝素与神经氨酸酶）很容易发生变异，由于人群对变异病毒株缺少免疫力而导致流感的流行。刺突蛋白变异幅度的大小与疾病流行的规模有关。通常将一个地区流感发病率达到 1% 时，称为小流行；发病率接近 10% 时，称为中等度流行；发病率在 10%～15% 时，称为大流行。若因基因点突变，造成的小幅度变异称为抗原漂移（antigen drift），属于量变，即亚型内变异，可引起小规模流行。若病毒株表面一种或两种抗原结构发生大幅度变异，称为抗原转变（antigenic shift），可形成新的亚型，属于质变，往往造成大规模爆发流行。乙型流感病毒仅出现小范围流行。丙型流感病毒则极少引起流行。

（二）基因与结构

1.病毒基因　甲型、乙型流感病毒的基因组总长度为 13.6kb，均由 8 个独立的非连续的片段构成，每个片段编码一种蛋白质（表 3-1）。丙型流感病毒基因组含 7 个独立片段，缺乏神经氨酸酶（NA）编码基因。

表 3-1　甲、乙型流感病毒的基因组构成及编码蛋白

基因（节段）	核苷酸长度（bp）	编码蛋白	功能
1	2341	PB2	RNA 多聚酶（非结构蛋白）
2	2341	PB1	RNA 多聚酶（非结构蛋白）
3	2233	PA	RNA 多聚酶（非结构蛋白）
4	1778	HA	包膜刺突血凝素（结构蛋白）
5	1565	NP	核蛋白（结构蛋白）
6	1413	NA	包膜刺突神经氨酸酶（结构蛋白）
7	1027	M1	基质蛋白（结构蛋白）
		M2	离子通道蛋白（结构蛋白）
8	890	NS1	调节蛋白（非结构蛋白）
		NS2	核酸输出蛋白（非结构蛋白）

2. 病毒的结构 流感病毒的病毒体由核衣壳和包膜构成。

（1）核衣壳 由病毒 RNA、RNA 多聚酶和核蛋白（nucleoprotein，NP）组成。流感病毒的 RNA 为分节段的单链负股，甲型和乙型流感病毒有 8 个 RNA 节段，丙型流感病毒只有 7 个节段（缺乏形成神经氨酸酶的 NA 基因片段）。每个 RNA 节段分别编码不同的蛋白质，第 1～6 片段分别编码 PB2、PB1、PA、HA、NP 和 NA 蛋白，第 7 片段编码 M1 和 M2 两个基质蛋白，第 8 片段编码 NS1 和 NS2 两个非结构蛋白。RNA 分节段的特点使病毒生物学特性发生变异。病毒衣壳蛋白亦称为 NP，盘旋包绕病毒 RNA 呈螺旋对称排列，称为核糖核蛋白（ribonucleoprotein，RNP），即核衣壳。NP 是主要结构蛋白，免疫原性稳定，很少发生变异，其抗体无中和病毒的能力。NP 与包膜中的基质蛋白共同组成流感病毒型的特异性抗原（图 3-1）。

植物血凝素（HA）
基质（M1蛋白）
神经氨酸酶（NA）
多聚酶复合体
（PA，PB1，PB2）
核蛋白（NP）
离子通道（M2蛋白）
核酸输出蛋白（NS2）

图 3-1 流感病毒结构模式图

（2）包膜 流感病毒的包膜为两层结构。其内层为基质蛋白（matrix protein，M1），具有保护核心、维持病毒外形的作用，同时具有型特异性。外层为来自宿主细胞膜的脂质双层结构。甲乙两型流感病毒包膜上镶嵌有 3 种膜蛋白：血凝素、神经氨酸酶及膜蛋白 M2。HA 和 NA 组成了流感病毒表面的刺突，M2 则镶嵌于包膜中，为一种跨膜蛋白，与病毒复制关系密切。

血凝素（hemagglutinin，HA）为糖蛋白，构成三棱柱形的三聚体，其中每一单体的前体蛋白（HA）均由 HA1 和 HA2 两个亚单位组成。HA1 为与宿主细胞病毒受体（唾液酸）的结合部位，其结构序列的改变可导致病毒发生宿主转换。HA2 具有膜融合活性，可促使病毒包膜与宿主细胞膜的融合并释放核衣壳。HA 主要作用：①介导病毒吸附和穿入宿主细胞，可与宿主细胞表面寡聚糖末端的 N-乙酰神经氨酸（唾液酸）结合。并促使病毒包膜与宿主包膜融合，使病毒核衣壳释放入胞浆。因此 HA 也决定了流感病毒的不同宿主嗜性。例如，马流感、禽流感病毒结合的寡糖为唾液酸 α-2,3-半乳糖-β1,4-葡萄糖（SA-α-2,3-Gal-β1,4-Glu）；而人流感病毒结合的寡糖为唾液酸 α-2,6-半乳糖-β1,4-葡萄糖（SA-α-2,6-Gal-β1,4-Glu）；②红细胞凝集作用，可与多种动物的红细胞表面受体结合，引起红细胞凝集；③刺激机体产生抗体，该抗体具有中和作用，可抑制 HA 引起的红细胞凝集现象，称为血凝抑制抗体；④具有亚型和株的特异性，是甲型流感病毒亚型划分的主要依据之一。根据 HA 抗原性的不同，甲型流感病毒已发现有 16 个 HA 亚型（H1～H16）。

神经氨酸酶（neuraminidase，NA）为糖蛋白，是由四个同源亚单位组成的四聚体。主要作用：①参与病毒的释放与扩散，NA 可水解宿主细胞膜表面糖蛋白末端的 N-乙酰神经氨酸，有利于病毒的释放，并可液化细胞表面的黏液，有利于病毒的扩散；②具有抗原性，刺激机体产生抗体，该抗体虽不是中和抗体，但有助抑制病毒的释放和扩散；③具有亚型和株的特异性，根据 NA 抗原性的不同，甲型流感病毒已发现 9 个 NA 亚型（N1～N9）。

（三）病毒复制

流感病毒的复制是在宿主细胞核内完成，这一点与大多数 RNA 病毒不同。病毒通过血凝素吸附于敏感细胞表面，经胞饮作用进入宿主细胞，由 M2 活化 HA2 促使膜融合而完成穿入过程，并释放出 RNP。RNP 移入核内，借助病毒 RNA 多聚酶与宿主 mRNA5′ 端甲基化引物，启动病毒的 mRNA 转录。病毒 mRNA 合成后，开始翻译合成病毒早期蛋白（主要为 NP 与 NSI），并以正链 RNA 为模板复制子代病毒 RNA。之后利用宿主细胞的转录、翻译机制，形成病毒结构蛋白（晚期蛋白）。子代病毒 RNA 与 RNA 多聚酶及结构蛋白在核内装配形成 RNP。在宿主细胞内质网与高尔基体上 HA 与 NA 经糖基化，组合成多聚体，转运至细胞膜等待装配。核内 RNP 移入细胞质后，通过 M1 介导在宿主细胞膜上完成最后装配并以出芽方式释放。由于复制过程缺乏 RNA 校对酶，流感病毒复制过程存在极高的差错率（大约万分之一），导致流感病毒极易出现抗原变异。

（四）致病性与临床表现

1. 致病性 流感患者是主要的传染源，其次为隐性感染者。主要传播途径是病毒经飞沫、气溶胶通过呼吸道在人与人之间传播，甲型流感病毒除感染人类外，还可以感染禽、猪、马等多种动物，乙型流感病毒可感染人和猪。流感病毒感染通常只在局部黏膜细胞内增殖，不引起病毒血症。病毒感染呼吸道上皮细胞可出现细胞变性、坏死、脱落等病理改变，并迅速扩散至邻近细胞。目前对流感病毒致病性的认识主要有两点：一是流感病毒的 HA 是最主要的致病因子，其决定感染宿主的类型和部位，亦决定感染的严重程度。不同结构的血凝素对不同类型唾液酸寡糖的选择性结合决定流感病毒的宿主类型；宿主不同部位的精氨酸蛋白酶的类型可选择激活不同的血凝素，因此，决定了流感病毒感染黏膜细胞的器官和部位。由于鼻腔、咽喉部位含有大量精氨酸蛋白酶，大多数流感病毒通过呼吸道感染黏膜细胞。二是宿主的免疫反应状态决定了感染的严重程度。研究表明，流感病毒感染可诱导宿主细胞释放大量的前炎症因子，导致"细胞因子风暴"（cytokine storm）现象，这也是临床发热、头痛、肌肉酸痛等"中毒样症状"的病理基础。

2. 临床表现 流感病毒感染，一般 1～4 天的潜伏期，起病急，患者以畏寒、头痛、发热、乏力等中毒症状及鼻塞、流涕、咽痛、咳嗽等上呼吸道症状为主要表现。发热可达 38～40℃，持续 1～3 天，病程通常 5～7 天，婴幼儿、年老体弱者易发生并发症，以细菌性肺炎、Reye 综合征等多见。严重者可导致死亡。流行性感冒是最常见的人类感染性疾病，每年发病人数超过 1000 万。感染后可获得对同型病毒的免疫力，一般维持 1～2 年；对季节性流行的未变异病毒株，人群可维持一定的免疫水平；对于引起大规模流行的变异菌株，人群普遍易感。

（五）检测与防治

1. 检测 在流感流行期间，根据典型的临床症状就可以初步诊断，但确诊或流行监测，特别是对新变异株的监测，则有赖于实验室检查。通常取疑似患者咽漱液或咽拭子，经抗生素处理后接种于鸡胚或细胞进行病毒分离，并通过血凝试验以确定病毒是否存在。若血凝试验阳性，再以各型 HA 已知免疫血清进行血凝抑制试验以确定型别。也可进行血清学检查，疑似患者确诊一般采用急性期及恢复期血清同时进行血凝抑制试验，如果恢复期比急性期血清抗体效价升高 4 倍或 4 倍以上，有诊断价值。流感的快速诊断包括检测病毒抗原和病毒核酸，可在感染 24～72 小时内就做出辅助诊断。前者是指用免疫荧光、酶免疫法和胶体金免疫 方法检测呼吸道分泌物中的流感病毒抗原；后者是指用实时荧光 PCR 等方法检测流感病毒核酸以进行鉴定和分型分析。

2. 防治 季节性流感的免疫预防，主要应用 WHO 推荐的灭活多价流感疫苗。一般预防措施主要是加强锻炼增强免疫力，养成良好的卫生习惯（如勤洗手、不随地吐痰等），流行季节减少公众接触，对公共场所进行空气消毒等。

流行性感冒的临床治疗，主要是对症治疗和预防并发细菌感染为主。目前开发的抗流感病毒药物分为两类：一是神经氨酸酶抑制剂，如达菲等；二是 M2 蛋白抑制剂，如金刚烷胺类药物。中医药治疗流感采用桑菊饮、银翘散、玉屏风散等方剂对消除、缓解流感症状均有较好效果。

二、冠状病毒

冠状病毒（coronavirus）是单正链 RNA 病毒，属冠状病毒科（Coronaviridae）冠状病毒属（*Coronaviruses*）。目前所知，冠状病毒科病毒通常只感染脊椎动物。冠状病毒科原先只包含 1 个属，即冠状病毒属。1991 年，在国际病毒分类委员会（ICTV）第五次报告中，又增加了 1 个新属——隆病毒属。在 2002 年冬到 2003 年春全球流行的严重急性呼吸综合征（severe acute respiratory syndrome，SARS）、2012 年流行的中东呼吸综合征（Middle East Respiratory Syndrome，MERS）以及 2019 年冬季开始流行的新型冠状病毒病（Corona Virus Disease 2019，COVID-19），都是冠状病毒感染。目前从人分离的冠状病毒主要有普通冠状病毒 229E、OC43、NL63、HKU1、SARS 冠状病毒（SARS-CoV）、MERS 冠状病毒（MERS-CoV) 和新型冠状病毒（SARS-CoV-2）。

（一）发现与描述

冠状病毒于 1937 年在鸡身上被发现。1965 年，Tyrrell 等采用人胚气管培养方法从普通感冒患者鼻洗液中分离出第一株人冠状病毒，并命名为 B814 病毒。随后，Hamre 等用人胚肾细胞分离得到类似病毒，命名为 229E 病毒。1967 年，McIntosh 等用人胚气管培养从感冒患者中分离到一批病毒，其代表株是 OC43 株。1968 年，Almeida 等用电子显微镜观察发现这些病毒表面有明显的棒状粒子突起，使其形态看上去形似花冠或日冕，故命名为"冠状病毒"。

冠状病毒呈多形态，直径 80 ～ 160nm，有包膜，其表面的棒状粒子突起（即刺突）呈花瓣状或梨状，长 12 ～ 24nm，突起末端呈球状，突起之间有较宽的间隙。

冠状病毒具有呼吸道、胃肠道和神经系统亲嗜性，其感染在世界各地普遍存在，可感染各年龄组人群，引发 COVID-19 的新型冠状病毒（severe acute respiratory syndrome corona virus 2，SARS-CoV-2）呈全球范围流行，其传播性强，基本感染数 R0 值大于 10。

（二）基因与结构

1. 病毒基因 冠状病毒的基因组是所有 RNA 病毒中最大者，为正股单链 RNA，不分段，大小为 27 ～ 30kb。该 RNA 具有感染性，具有正链 RNA 特有的重要结构特征，即在其 5′ 末端有帽结构，3′ 末端含有共价结合的 poly（A）尾。在正股 5′ 末端的非编码区与负股 5′ 末端（即正股 3′ 末端的反向互补序列）之间有明显的同源序列。比较不同 mRNA 基因之间的同源性发现，基因组 RNA 5′ 末端序列与不同 mRNA 基因之间的序列有高度的同源性，都有 UAAAC 序列，在先导 RNA 序列与基因内部起始位点之间有 7 ～ 18 个核苷酸是相同的。这些序列的特点与冠状病毒的先导引物转录有关。目前已经证实，冠状病毒基因组 RNA 具有很高的重组率，因而导致其抗原性发生变化。

2. 病毒结构　冠状病毒颗粒由核衣壳与包膜构成（图 3-2）。病毒颗粒的核心为 RNA 和蛋白质组成的核衣壳，呈螺旋状结构，直径 9 ～ 16nm。病毒包膜由脂质双层组成，在脂质双层中主要有三种糖蛋白：膜糖蛋白（membrane glycoprotein，M）、包膜蛋白（envelope protein，E）和刺突糖蛋白（spike Protein，S）。在某些冠状病毒颗粒的包膜上还含有血凝素糖蛋白（hemagglutinin-esterase，HE），这些冠状病毒主要包括人类冠状病毒 OC43、牛冠状病毒、猪血凝性脑脊髓炎病毒和火鸡蓝冠病病毒。病毒包膜上的糖蛋白具有不同的功能：M 蛋白为跨膜糖蛋白，它通过 3 个疏水 α - 螺旋区 3 次插入脂质双层，其大部分（85%）位于脂蛋白内，仅有 N 端糖基化的小部分暴露在双层脂质外面。M 蛋白的功能是在病毒装配期间将核衣壳连接到包膜上，类似正黏病毒、副黏病毒以及弹状病毒的非糖基化膜蛋白。S 蛋白由 2 个同样大小的多肽组成，大部分暴露在脂质层外面，是构成包膜突起的主要成分。S 蛋白可直接与宿主细胞受体结合，导致细胞融合，并具有诱导机体产生中和抗体和细胞介导免疫等功能。HE 蛋白是具有血凝特性的冠状病毒所特有的一种糖蛋白，可引起红细胞凝集，并具有乙酰脂酶活性。

刺突糖蛋白（S）
核蛋白和RNA基因组
包膜蛋白（E）
血凝素-酯酶二聚体
膜糖蛋白（M）

图 3-2　冠状病毒结构模式图

（三）病毒复制

冠状病毒通过细胞对病毒的吞饮及病毒包膜与细胞膜融合两种形式侵入细胞。冠状病毒体中，并不存在 RNA 病毒复制所需的 RNA 聚合酶，其穿入宿主细胞后，经脱壳，RNA 基因组进入细胞质中。冠状病毒基因组结构与宿主 RNA 相似，具有一个 5′ 甲基化帽子结构和 3′polA 尾。故病毒 RNA 可在核糖体上进行翻译。直接以病毒基因组 RNA 为模板，翻译出病毒 RNA 聚合酶。再利用此酶完成负链亚基因组 RNA（sub-genomic RNA）的转录、各种结构蛋白 mRNA 的合成，以及病毒基因组 RNA 的复制。冠状病毒各个结构蛋白成熟的 mRNA 合成，不需要转录后的修饰剪切过程，而是直接利用 RNA 聚合酶和一些转录因子，以一种"不连续转录"的机制，通过识别特定的转录调控序列（transcription regulating sequences，TSR），有选择性地从负链 RNA 上，一次性转录得到构成一个成熟 mRNA 的全部组成部分。结构蛋白和基因组 RNA 复制完成后，在胞浆内进行核衣壳的装配，随后在内质网和高尔基体的质膜上出芽成熟。某些病毒在此时附加包膜突起——刺突，并非所有的出芽成熟病毒都有刺突。虽然有时可在胞膜内发现病毒特异性抗原，但冠状病毒并不在细胞膜上出芽。聚集在宿主细胞胞浆空泡内的病毒颗粒，可通过空泡与细胞膜的融合或在细胞崩解时释放到细胞外。

（四）致病性与临床表现

1. 致病性　冠状病毒的自然宿主范围很广，可导致禽和人感染。冠状病毒的致病机理尚不很清楚，可能与动物宿主年龄、遗传、感染途径和病毒株等多种因素都有关。病毒经口、鼻感染后，对淋巴细胞、网状内皮细胞、上皮细胞和实质细胞等均具有杀细胞作用，从而造成多种器官的损害。冠状病毒急性感染之后，还可发生持续性感染，病毒在细胞与细胞之间慢性传播，引起细胞死亡和器官病理变化。慢性感染时可引起Ⅲ型超敏反应性疾病。

病毒一般在上皮细胞内生长，也可引起肝脏、肾、心脏和眼睛等其他组织感染。目前研究人类冠状病毒尚无合适的可作研究用的动物模型，常用组织细胞材料进行病毒分离和增殖。

普通冠状病毒的血清型和抗原变异性尚不明确。冠状病毒可以发生重复感染，表明其存在有多种血清型，并有抗原的变异。SARS-CoV-2变异率高，目前世界卫生组织提出的"关切变异株"（variant of concern，VOC）有5个，分别为阿尔法（Alpha，B.1.1.7）、贝塔（Beta，B.1.351）、伽玛（Gamma，P.1）、德尔塔（Delta，B.1.617.2）和奥密克戎（Omicron，B.1.1.529）。奥密克戎变异株于2021年11月出现，其传播力和免疫逃逸能力增强，成为优势流行株，但2022年10月以后传播性更强的变异株（XBB）传播优势迅速增加。病毒对热敏感，紫外线、来苏水、0.1%过氧乙酸等都可在短时间内将病毒杀死。

2. 临床表现 冠状病毒引起的人类疾病主要是呼吸系统感染。该病毒对温度很敏感，在33℃时生长良好，但35℃就使之受到抑制，因此，冬季和早春是该病毒疾病的流行季节。引起呼吸系统感染的冠状病毒通过呼吸道分泌物排出体外（如SARS），经唾液、喷嚏、接触传染，并通过空气飞沫传播。普通冠状病毒是普通感冒的主要病原之一，儿童感染率较高，主要是上呼吸道感染，很少波及下呼吸道。潜伏期一般为2～5天，平均为3天。典型的冠状病毒感染常见流涕、全身不适等感冒症状。不同型别病毒的致病力不同，引起的临床表现也不尽相同，OC43株引起的症状一般比229E病毒严重。冠状病毒感染也可出现发热、寒战、呕吐等症状。病程一般在1周左右，临床过程轻微，很少有后遗症。另外，还可引起婴儿和新生儿急性肠胃炎，主要症状是水样大便、发热、呕吐，每天可腹泻10余次，严重者甚至出现血水样便。冠状病毒感染极少数情况下也引起神经系统综合征。

SARS-CoV和SARS-CoV-2都是通过S蛋白与宿主细胞表面的血管紧张素转化酶2（ACE2）受体结合，在宿主蛋白酶（主要是跨膜丝氨酸蛋白酶2）协同作用下，穿入宿主细胞。因ACE2组织分布广泛，表达于肺泡上皮细胞、气管、支气管、肺泡巨噬细胞以及肾、心、脑等组织中，因此，SARS和COVID-19患者除了有发热、咳嗽、头痛、肌肉关节痛和呼吸道症状外，常表现为多组织、多脏器损伤。两种病毒均可诱发"细胞因子风暴"等过度免疫反应，重症患者可发生肺组织纤维化，进展为急性呼吸窘迫综合征（Acute Respiratory Distress Syndrome，ARDS），CT影像学检查呈现"白肺"特征。

（五）检测与防治

1. 检测 采集鼻、咽洗液加抗生素后接种人胚气管培养和细胞培养，并用补体结合及中和抗体试验鉴定病毒，或用双份血清做补体结合试验及中和抗体测定，若有4倍以上升高者可确诊。SARS冠状病毒和SARS-CoV-2培养必须在BSL-3级实验室中进行。冠状病毒感染的快速检查包括用免疫荧光、酶免疫法和胶体金免疫分析等技术检查病毒抗原，用实时荧光PCR检测病毒核酸等。

2. 防治 普通冠状病毒感染症状较轻，呈自限性，使用现有抗病毒药物意义不大。目前COVID-19抗病毒药物有莫诺拉韦（Molnupiravir）、奈玛特韦/利托那韦（Paxlovid）、阿兹夫定（Azvudine）等，在感染早期可抑制病毒复制。中医药辨证治疗病毒具有一定疗效，在2003

年 SARS 和 COVID-19 疫情中发挥了积极作用，尤其是在防治 COVID-19 中，中药"三方三药"发挥重要作用。"三方三药"包括清肺排毒汤、化湿败毒方、宣肺败毒方和连花清瘟胶囊、金花清感颗粒、血必净注射液。在预防方面，目前国内外已研发出多种疫苗用于 SARS-CoV-2 的预防，包括灭活疫苗、mRNA 疫苗、腺病毒载体疫苗和重组蛋白疫苗等，但由于该病毒变异率高，各病毒株间交叉免疫不明显，对于新的变异株，疫苗保护作用有限，不能完全阻断感染，但在减轻症状、减少重症发生率方面具有一定作用。

三、其他常见致病 RNA 病毒

表 3-2 其他常见致病 RNA 病毒

病毒名称	发现与描述	致病作用与临床表现	防治原则
甲型肝炎病毒（hepatitis A virus）	1973 年 Feinstone 发现。无包膜 RNA 病毒，球形，直径为 20～30nm，核衣壳为 20 面体立体对称。1 个血清型	传染源为患者和隐性感染者，经粪-口途径传播。病毒侵犯肝脏，患者有明显的肝脏炎症	接种甲型肝炎疫苗；注射人丙种球蛋白做紧急预防；对症治疗
脊髓灰质炎病毒（polio virus）	单正链无包膜的 RNA 病毒。病毒体中不含聚合酶。有 3 个血清型	经粪-口途径传播。引起脊髓灰质炎。多数为隐性感染，少数患者发生中枢神经系统感染	本病以预防为主，可选用灭活疫苗和口服减毒活疫苗预防
柯萨奇病毒（coxsachie virus）	1948 年 Dalldorf 及 Sickles 首先分离出。单正链无包膜的 RNA 病毒。不含聚合酶。分 A 和 B 两组，A 组有 23 个血清型，B 组有 6 个血清型	经粪-口途径传播，也可经呼吸道或眼部黏膜传播。引起无菌性脑膜炎、病毒性心肌炎、疱疹性咽峡炎、手-足-口病等	对症治疗
流行性乙型脑炎病毒 / 日本脑炎病毒（Japanese enceph-alitis virus）	1935 年日本学者首先分离到。单正链有包膜的 RNA 病毒，仅有 1 个血清型	蚊子为主要的媒介昆虫。多数隐性感染，少数患者（0.1%）引起脑膜及脑组织出现炎症	可应用减毒活疫苗和灭活疫苗预防
风疹病毒（rubella virus）	单正链有包膜的 RNA 病毒。病毒体中不含聚合酶。仅有 1 个血清型	经呼吸道传播，引起风疹。孕妇妊娠早期感染风疹病毒，可经胎盘感染胎儿，引起流产或死胎及先天性风疹综合征	风疹减毒活疫苗可用于预防
腮腺炎病毒（mumps virus）	有包膜的单负链 RNA 病毒。病毒体中含有 RNA 聚合酶。只有 1 个血清型	主要经呼吸道飞沫传播。引起腮腺炎及由睾丸炎而引发的不育症为罕见疾病	减毒活疫苗可用于预防。通常与风疹、麻疹疫苗合用
麻疹病毒（measles virus）	有包膜的单负链 RNA 病毒。病毒体中含有 RNA 聚合酶。只有 1 个血清型	主要经呼吸道飞沫传播。引起麻疹、亚急性硬化性全脑炎	减毒活疫苗可用于预防。通常与风疹、腮腺炎疫苗合用
汉坦病毒（hantaan virus）	基因组分 3 个节段，单负链有包膜的 RNA 病毒	啮齿类动物如鼠是主要的传染源及储存宿主。经呼吸道、消化道、接触、虫媒及垂直方式传播。引起汉坦病毒肺综合征，汉坦病毒肾综合征出血热	灭活疫苗可用于预防
狂犬病病毒（rabies virus）	1884 年 Louis Pasteur 发现。病毒呈子弹状，单负链有包膜的 RNA 病毒。病毒体中含有 RNA 聚合酶。仅有 1 个血清型	野生动物为重要的传染源，其中病犬为最主要的传染源。引起狂犬病	灭活疫苗可用于预防

续表

病毒名称	发现与描述	致病作用与临床表现	防治原则
轮状病毒（rota virus）	1973 年，Ruth Bishop 发现。病毒基因组为 11 个节段的双链 RNA 组成，无包膜，具有双层衣壳结构。至少有 6 个血清型	经粪 - 口途径传播。引起婴幼儿腹泻	减毒活疫苗可用于预防

第二节　DNA 病毒

对人类致病的 DNA 病毒种类较少，依其核酸类型分为双链 DNA 病毒（22 个科）和单链 DNA 病毒（6 个科）两种类型。其中，常见引起人类疾病的有疱疹病毒科（Herpesviridae）、腺病毒科（Adenoviridae）、痘病毒科（Poxviridae）、乳多空病毒科（Papovaviridae）和细小病毒科（Parvoviridae）5 类。

一、疱疹病毒

疱疹病毒（herpesvirus）是一群中等大小、有包膜的双链 DNA 病毒。目前已发现 100 余种，根据其生物学特性不同分为 α、β、γ 三个亚科，其中，α 亚科包括单纯疱疹病毒属（Simplexvirus）、水痘病毒属（Varicellovirus）、马立克病病毒属（Mardivirus）、传染性喉支气管炎病毒属（Iltovirus）4 属；β 亚科含巨细胞病毒属（Cytomegalovirus）、鼠巨细胞病毒属（Muromegalovirus）、玫瑰疱疹病毒属（Roseolovirus）3 属；γ 亚科（Gammaherpesvirinae）包括淋巴隐潜病毒属（Lymphocryptovirus）、弱病毒属（Rhadinovirus）2 属。另有不能归属 3 个亚科的洄鱼疱疹病毒属（Ictalurivirus）。疱疹病毒感染宿主广泛，可感染人类和其他脊椎动物，其中与人类感染有关的疱疹病毒称为人类疱疹病毒（human herpes virus，HHV），目前已发现 8 种（表 3-3）。疱疹病毒主要侵犯皮肤、黏膜和神经组织，引起的疾病多样，并有潜伏感染的特点，严重威胁人类的健康。

表 3-3　引起人类感染的疱疹病毒

病毒类型	所致疾病
人类疱疹病毒 1 型（HHV-1） （单纯疱疹病毒 1 型，HSV-1）	龈口炎、唇疱疹、角膜炎、结膜炎、脑炎、脑膜炎
人类疱疹病毒 2 型（HHV-2） （单纯疱疹病毒 2 型，HSV-2）	生殖器疱疹、新生儿疱疹、宫颈癌
人类疱疹病毒 3 型（HHV-3） （水痘 - 带状疱疹病毒，VZV）	水痘、带状疱疹；肺炎、脑炎
人类疱疹病毒 4 型（HHV-4） （EB 病毒，EBV）	传染性单核细胞增多症、Burkitt 淋巴瘤、鼻咽癌（相关）
人类疱疹病毒 5 型（HHV-5） （人巨细胞病毒，HCMV）	巨细胞包涵体病、肝炎、间质性肺炎、脑炎、脑膜炎、传染性单核细胞增多症

续表

病毒类型	所致疾病
人类疱疹病毒 6 型（HHV-6）	婴幼儿玫瑰疹、间质性肺炎、骨髓抑制
人类疱疹病毒 7 型（HHV-7）	尚不明确
人类疱疹病毒 8 型（HHV-8）	Kaposi 肉瘤

（一）发现与描述

疱疹"Herpes"一词源于希腊语"herpein"，意为匍匐爬行，由 Hippocrates 首先提出，是对疱疹病毒导致的皮肤损害的描述。1919 年，Lowenstein 用实验证实了疱疹的传染性。1925 年，美国病毒学家 Ernest Goodpasture 证实了疱疹病原体由神经传播，而非血行传播，这意味着疱疹病毒不仅感染皮肤，也能侵犯神经系统。在此基础上，1939 年，澳大利亚病毒学家，诺贝尔奖获得者 Frank Lac Farlane burnet 提出疱疹病原体的潜伏感染学说。1953 年，诺贝尔奖获得者 Thomas Weller 成功分离了水痘 – 带状疱疹病毒。1964 年，Epstein 和 Barr 成功分离了 EB 病毒。1968 年，Gertrude 和 Werner Henle 最终由单核细胞增多症患者身上成功分离到单纯疱疹病毒。

疱疹病毒科（Herpesviridae）的成员具有相似的形态结构，病毒体呈球形，直径为 150～200nm，有包膜。大多数疱疹病毒都能够在二倍体细胞内复制增殖，产生明显的细胞病变效应（CPE），在体内不同部位建立潜伏感染是疱疹病毒感染的重要特征之一。疱疹病毒 α 亚科在细胞培养中繁殖传播快，可产生明显的细胞病变，病毒在神经节细胞中建立潜伏感染。疱疹病毒 β 亚科繁殖较慢，可使感染细胞形成巨细胞，易建立携带状态培养，病毒在分泌腺、淋巴组织、肾组织内建立潜伏感染。疱疹病毒 γ 亚科在细胞培养中可产生溶细胞现象，病毒一般在淋巴细胞中潜伏感染。

人类疱疹病毒感染宿主细胞后，可表现为多种感染类型：①增殖性感染：指疱疹病毒的原发感染，病毒进入宿主细胞后，大量增殖导致宿主细胞破坏的感染状态，是病毒致病的主要方式。②潜伏性感染：指原发感染后，未清除的病毒在特定的细胞内，以非活化状态存留，不增殖不引起细胞破坏的感染状态。一旦病毒被激活，病毒大量增殖破坏细胞，可引起疾病复发。③整合感染：指细胞受感染之后，病毒基因整合于宿主细胞 DNA 中的感染状态，常可导致细胞转化。

（二）基因与结构

1. 病毒的基因　疱疹病毒的基因组均为线性 dsDNA，其大小在 120～230kb，含基因 60～120 个。多数疱疹病毒的 DNA 分子由长独特片段（unique long，UL）和短独特片段（unique short，US）共价连接而成，并含内部重复系列与末端重复系列。在不同的疱疹病毒中重复序列的数量和长度不同，并且可顺向或反向排列，故部分疱疹病毒的 DNA 分子可形成同分异构体。疱疹病毒的编码基因大体可分为必需的和非必需的两类。其中，必需的基因是病毒增殖合成必不可少的，非必需的基因则与改善宿主细胞环境以利于病毒的繁殖以及病毒的传播和免疫逃逸有关。

2. 病毒的结构　疱疹病毒的结构由四部分组成：核心、衣壳、皮层（tegument）和包膜。核心由双链 DNA 分子缠绕组成。衣壳为 20 面体立体对称，由 162 个直径 100～110nm 的壳粒组成。皮层围绕在衣壳外，为一层无定型、不对称的蛋白质层。包膜位于病毒的最外层，主要由宿主细胞膜构成，位于包膜表面的刺突蛋白多达数十种，这些蛋白除少数为病毒吸附蛋白外，大多数都参与病毒的免疫逃逸。

（三）病毒的复制

疱疹病毒一般以细胞表面或细胞间质内的蛋白多糖为受体，故对宿主细胞的选择性较广泛。病毒通常会感染有丝分裂后的细胞，这些细胞正处于 DNA 的合成前期，具备了 DNA 复制所需的各种条件。疱疹病毒与受体相作用后，病毒包膜与细胞膜发生融合，使核衣壳通过细胞质与核膜相连，将病毒 DNA 释放入核内。病毒脱壳后释出的皮层内各种酶类与调节蛋白可协助病毒 DNA 进入宿主细胞核内，这些对于启动病毒 DNA 复制和提供 DNA 复制所必需的酶类都极为重要。进入核内的 DNA 启动即刻早期蛋白、早期蛋白和晚期蛋白的合成，即刻早期蛋白为 DNA 结合蛋白，可阻断蛋白质的合成，并启动早期蛋白和晚期蛋白编码基因，早期蛋白是 DNA 复制所需要的酶类，主要是转录因子和聚合酶等，参与病毒 DNA 的复制和转录。当 DNA 复制后，晚期蛋白编码基因才会启动转录并翻译各种病毒结构蛋白和组成皮层的各种蛋白成分。随后，核内的子代病毒 DNA 依赖核膜装配成原始的病毒颗粒，转移至细胞质内，再与内质网及高尔基体上的各种病毒结构蛋白汇合装配成成熟的病毒颗粒，通过出芽方式释放。原始病毒颗粒转移至细胞质的过程，可以导致宿主细胞不可逆的病理损伤。

除上述复制过程外，疱疹病毒还存在某些与潜伏相关的独特基因形式，如潜伏相关性转录体（latency associated transcript，LAT），是由病毒 DNA 的特定区域转录形成，能够调节基因和干扰宿主细胞正常的新陈代谢。又如 EB 病毒潜伏感染时，其线状 DNA 环化形成游离于细胞染色体外的环式附加体（episome）存在于受染细胞内。当出现再发感染的条件时，环状病毒 DNA 可重新线形化，并可进入到上述病毒复制周期中。

（四）致病性与临床表现

1. 单纯疱疹病毒（herpes simplex virus，HSV）的致病性　HSV 在人群中感染十分普遍，以隐形感染最多见，可占 80%～90%。传染源为患者和病毒携带者，传播途径主要通过密切接触和性接触传播。病毒主要通过口腔、呼吸道、生殖器等处黏膜和破损皮肤等进入人体，孕妇感染也可将病毒经胎盘或产道传播给胎儿。HSV 感染最常见的临床表现为皮肤或黏膜局部疱疹，偶可见严重的全身性感染。

（1）原发感染　HSV-1 感染多发生于 6 个月到 2 岁的婴幼儿和青少年，潜伏期 2～12 天（平均 3.5 天）。HSV-1 通常经飞沫或唾液直接接触传播，原发感染较轻，仅 10%～15% 呈显性感染。主要表现为皮肤和黏膜局部疱疹，常见为疱疹性龈口炎，即在口颊黏膜和齿龈处发生成群疱疹，破裂后多盖一层坏死组织。此外，还可引起唇疱疹、疱疹性角膜炎、皮肤疱疹性湿疹或疱疹性脑炎等。HSV-2 的原发感染主要为生殖器疱疹，多见于 14 岁以后，表现为皮肤和黏膜水疱性溃疡，伴有剧痛，较为严重。少数生殖器疱疹也可由 HSV-1 引起。

（2）潜伏感染和复发　HSV 原发感染后，机体很快产生特异性免疫力，能将大部分病毒清除，但少数病毒可长期潜伏在三叉神经节、颈上神经节（HSV-1）和骶神经节（HSV-2）内的神经细胞内，与机体处于相对平衡，不引起临床症状。当机体出现某些诱因如发热、寒冷、日晒、经期、情绪紧张时，或遭受某些其他病原体感染时，或使用肾上腺皮质激素等免疫抑制剂时，潜伏的病毒被激活并增殖，增殖的病毒沿感觉神经纤维索下行至末梢支配的上皮细胞内继续增殖，引起复发性局部疱疹。复发感染可反复发作，每次复发部位往往相同。复发期病毒排出，具有传染性。

（3）先天性感染　妊娠期妇女如患有生殖器疱疹，分娩时可通过感染的产道将 HSV 传播给胎儿，引起新生儿疱疹，好发于皮肤、眼和口等部位，严重的可出现神经或内脏损害的播散性感染，引起疱疹性脑膜炎或全身播散性感染，常引起死亡。病毒也可通过胎盘感染胎儿，导致流产、早产、死胎或先天性畸形。

此外，HSV 与恶性肿瘤有相关性，如 HSV-2 的感染与宫颈癌和外阴癌的发生可能相关，可增加高危型 HPV（如 HPV16、HPV18）致宫颈癌的相关率；HSV-1 也可能与唇癌的发生相关。

2. 水痘 - 带状疱疹病毒（varicella-zoster virus，VZV）的致病性　VZV 可引起水痘和带状疱疹两种疾病，人类是 VZV 的唯一宿主，皮肤是其主要的靶组织。

（1）原发感染　水痘常见于儿童，传染源主要是患者，病毒主要经过呼吸道飞沫传播和直接接触传播，亦可通过接触被污染的用具传播，传染性极强。病毒经呼吸道、眼结膜等处入侵机体，先在局部淋巴结增殖，入血后到达单核巨噬细胞系统大量增殖，之后再次入血形成第二次病毒血症，病毒随血流扩散全身，主要定位在皮肤。经 2～3 周潜伏期后，全身皮肤出现丘疹、水疱和脓疱疹，皮疹呈现周期性现象，与病毒复制周期相同，皮疹呈向心性分布，以躯干较多。儿童患水痘病情一般较轻，但偶可并发病毒性肺炎和脑炎。细胞免疫缺陷、白血病，或长期使用免疫抑制剂的儿童病情较严重，可危及生命。孕妇患水痘的表现也较严重，并可引起胎儿畸形、流产或死胎。

（2）复发感染　带状疱疹是潜伏于体内的 VZV 复发感染所致，多见于成人和老年人。儿童期患水痘康复后，病毒潜伏在脊髓后根神经节或脑神经的感觉神经节中，当机体免疫力下降（使用免疫抑制剂、肿瘤等），或受到某些刺激（冷、热、药物、X 射线等），潜伏的病毒被激活，病毒沿感觉神经轴索下行到达所支配的皮肤细胞内增殖，引起疱疹，疱疹沿神经分布排成带状，故名。带状疱疹好发于胸、腹和面部，伴剧烈疼痛。

3. 人巨细胞病毒（human cytomegalo virus，HCMV）的致病性　HCMV 在人群中感染率很高，大多表现为隐性感染，少数人有临床症状，在一定条件下，病毒可侵袭肺、肝、肾、唾液腺、乳腺等多个器官和组织。可长期或间隙地自唾液、泪液、乳汁、血液、尿液、精液、子宫分泌物多处排出病毒。通过口腔、生殖道、胎盘、输血或器官移植等多途径传播。

（1）先天性感染　妊娠母体感染 HCMV 后可通过胎盘侵袭胎儿引起先天性感染，少数造成早产、流产、死产或产后死亡。患儿可发生黄疸、肝脾肿大、血小板减少性紫癜及溶血性贫血。存活儿童常遗留永久性智力低下、神经肌肉运动障碍、耳聋和脉络视网膜炎等。

（2）围产期感染　分娩时新生儿可经产道感染。另外，婴儿也可从母乳中感染病毒。多数为症状轻微或无临床症状的亚临床感染，个别可有呼吸障碍、肝功能异常。

（3）儿童及成人感染　通过吸乳、接吻、性接触、输血等途径感染，常呈亚临床型，并长期或间歇性地排出病毒。少数出现临床症状，表现为巨细胞病毒单核细胞增多症，出现疲劳、肌痛、发热、肝功能异常、单核细胞增多等症状和体征。输入大量含有 HCMV 的血液可发生单核细胞增多症和肝炎等。器官移植、AIDS、恶性肿瘤等患者，或接受长期免疫抑制治疗者，潜伏的 HCMV 被激活，易发生肺炎、肝炎、视网膜炎、脑炎等。

（4）细胞转化和致癌潜能　实验证明，经紫外线灭活的 HCMV 可转化啮齿类动物胚胎纤维母细胞。在某些肿瘤（如宫颈癌、前列腺癌、结肠癌、卡波西肉瘤等）组织中检出 HCMV 的 DNA 检出率高，提示 HCMV 具有致癌的可能性。

（五）检测与防治

1.微生物学检测　取感染部位的组织标本，如水疱液、唾液、角膜拭子、阴道拭子、尿液、血液、咽部或宫颈分泌物（HCMV 感染）等进行病毒分离培养，观察特征性细胞病变效应（cytopathic effect，CPE）。也可采用快速诊断技术，如免疫荧光、免疫酶技术、PCR 技术等检测细胞内病毒特异性抗原或核酸。或采用血清学诊断，如 ELISA 和间接荧光法检测病毒特异性抗体。VZV 可根据临床表现做出诊断，必要时可取病损皮肤标本做 HE 染色，检查核内嗜酸性包涵体和多核巨细胞。

2.防治　注意避免与传染源接触，切断传播途径。水痘 – 带状疱疹病毒减毒活疫苗预防水痘感染和传播有良好效果，已广泛应用于 1 岁以上健康未感染 VZV 的儿童的预防接种。应用水痘 – 带状疱疹免疫球蛋白进行被动免疫，对预防或减轻 VZV 感染有一定效果。

临床多采用无环鸟苷（acyclovir，ACV，阿昔洛韦）、丙氧鸟苷（ganciclovir，GCV，更昔洛韦）等 DNA 多聚酶抑制剂以及干扰素等药物治疗疱疹病毒感染。

二、其他常见致病 DNA 病毒

表 3–4　其他常见 DNA 致病病毒

名称	发现与描述	致病作用与临床表现	防治原则
人乳头瘤病毒（human papilloma virus, HPV）	1950 年 HPV 被发现，属乳空病毒科，无包膜，球形病毒，直径为 52 ～ 55 nm，环状双链 DNA，核衣壳为 20 面体立体对称。已发现 200 多个血清型	主要经接触和产道传播。主要侵犯皮肤和黏膜，引起寻常疣、扁平疣、生殖道尖锐湿疣、乳头状瘤等	目前已有部分型别的 HPV 疫苗用于预防宫颈癌等，对症治疗
EB 病毒（epsteinbarr virus, EBV）	1964 年 Epstein 和 Barr 等从非洲儿童恶性淋巴瘤细胞培养物中发现。有包膜的圆形病毒，直径约为 180nm，线性双链 DNA，人群中流行的 EBV 有两个亚型	主要通过唾液感染及性接触传播。可引起传染性单核细胞增多症，与 Burkitt 淋巴瘤、鼻咽癌、霍奇金病等恶性肿瘤关系密切	疫苗正在研制中

第三节　逆转录病毒

逆转录病毒（retrovirus）又称"反转录病毒"，是携带逆转录酶（reverse transcriptase）的 DNA 或 RNA 病毒。国际病毒分类委员会，于 2005 年 7 月公布的病毒分类及命名原则将逆转录病毒分成 5 个科，其中与人类疾病关系较密切的有嗜肝 DNA 病毒科的乙型肝炎病毒、逆转录病毒科的人类免疫缺陷病毒。

一、乙型肝炎病毒

乙型肝炎病毒属嗜肝 DNA 病毒科（Hepadnaviridae），引起人类乙型肝炎。

（一）发现与描述

乙型肝炎病毒是乙型肝炎的病原体。1963 年美国费城福克斯·彻斯癌症中心的著名科学家、美国宾夕法尼亚大学的医学和人类学教授 Blumberg 博士等研究人类血清蛋白的多态性时，发现澳大利亚土著人血清中存在一种异常的抗原，称为澳大利亚抗原。1967 年 Baruch Blumberg，Kazuo Okochi，Alfred Prince 等报道了澳大利亚抗原参与乙型肝炎的形成，明确了这种抗原与乙型肝炎有关，1970 年伦敦 Middlesex 医院的 D.S Dane 在电子显微镜下看到了乙型肝炎病毒完整颗粒，称为 Dane 颗粒。20 世纪 80 年代初，完成了乙型肝炎病毒全基因组测序。HBV 在世界范围内传播，我国是乙型肝炎病毒（HBV）感染的高流行区，约 7.5 亿人感染过 HBV，慢性 HBV 携带者约 1.2 亿人。HBV 感染后除可引起急性肝炎外，还可致慢性肝炎，并与肝硬化及肝癌的发生密切相关。乙型肝炎病毒携带者患肝癌的几率比正常人高 100 倍，1/4 病毒携带者最终因肝硬化或肝癌而死亡。

图 3-3 **HBV 三种颗粒的电镜照片**

电镜下乙型肝炎患者血清中可观察到三种不同形态的颗粒，即大球形颗粒、小球形颗粒和管形颗粒，见图 3-3。大球形颗粒亦称 Dane 颗粒，直径约 42nm，有双层衣壳，表面含有 HBsAg，核心中还含有双股有缺口的 DNA 链和依赖 DNA 的 DNA 多聚酶，是具有感染性的完整成熟的 HBV 颗粒。小球形颗粒直径约 22nm，主要成分为 HBsAg，是 HBV 在肝细胞内复制时产生过剩的 HBsAg 游离于血液中的成分，不含病毒 DNA 及 DNA 多聚酶，无感染性。管形颗粒直径约 22nm，长度 50 ～ 500nm，由小球形颗粒"串联"而成。

HBV 的易感动物是黑猩猩，常用于 HBV 致病机制的研究和疫苗效果及安全性检测，但黑猩猩的来源短缺，难以广泛应用。鸭、土拨鼠及地松鼠等动物中有类似人类 HBV 基因结构的肝炎病毒，因此，鸭乙型肝炎病毒感染的动物模型在国内外已被用于抗病毒药物的筛选及免疫耐受机制的研究。HBV 的组织培养尚未成功，目前采用的是病毒 DNA 转染的细胞培养系统，将 HBV DNA 转染后，病毒的基因可整合到肝癌细胞株进行复制，并在细胞中表达 HBsAg、HBcAg、HBeAg 和 Dane 颗粒等。转染的细胞培养系统被用于 HBV 致病机制的研究和抗 HBV 药物的筛选。

HBsAg 具有几种特异性抗原组分，根据抗原表位的特异性分亚型，其中各亚型共同抗原特异决定族 a 和二组互相排斥的亚型决定簇 d/y 和 w/r。HBsAg 的主要亚型有 adr、adw、ayr 及 ayw 4 种。欧美各国以 adr 为主，我国汉族大部分地区主要以 adrq 和 adw 亚型为主，中部地区及我国少数民族地区以 ayw 亚型为主（西藏、新疆、内蒙古等地）。

根据病毒基因的差异，HBV 分为 A ～ H 8 型，每种基因型又可分为若干亚型，A 基因型划分 2 个亚型，B 基因型划分 5 个亚型，C 基因型划分 5 个亚型，D 基因型划分 7 个亚型，F 基因型划分 4 个亚型（F1 亚型再划为 F1a 与 F1b），共计 24 个亚型。不同的病毒基因型别可表现出对治疗方法的不同敏感性。

基因型也显示有地域差异性。欧洲、非洲与东南亚多见于 A 基因型；亚洲（包括中国）多见于 B、C 两基因型；地中海地区、中东、印度多见 D 基因型。

HBV 对外界的抵抗力比一般病毒强，对低温（在 -20℃可保存 15 年）、干燥、紫外线和一般化学消毒剂（如 70% 乙醇）不敏感。100℃ 10 分钟、高压蒸汽灭菌法（121.3℃ 20 分钟）可灭活 HBV。对 0.5% 过氧乙酸、3% 漂白粉液、5% 次氯酸钠和环氧乙烷等敏感。

（二）基因与结构

1. 病毒基因　HBV 的基因组为不完全闭合的环状双链 DNA，两条链的长度不一致，长链是负链，长度约 3.2kb。短链为正链，长度为负链的 50%～100%。长链和短链 DNA 的 5′ 端位置是恒定的，而短链的 3′ 端则可长可短。链的延伸按 5′-3′ 顺序进行，两链各自 5′ 端开始的 250～300 个核苷酸可互相配对，构成黏性末端，以维持 DNA 的环状结构。

负链含 S、C、P 及 X 的四个相互重叠的开放阅读框（ORF）。S 区包括 S 基因和前 S 基因。S 基因（155～833kb）能编码主要表面蛋白 HBsAg。前 S 基因编码 Pre S1 和 Pre S2 蛋白。C 区基因分别编码 HBcAg 和 HBeAg 可释放入血。P 区最长，约占基因组 75% 以上，编码病毒体 DNA 多聚酶。X 区编码有 154 个氨基酸的碱性多肽 HBxAg，长链的裂口位于此区。

正链为开放读码区，不能编码病毒蛋白。基因结构见图 3-4。

图 3-4　HBV 基因结构
3.2kb 不完全双链环状 DNA，含 4 个 ORF（开放区）

2. 病毒结构　HBV 由核心、衣壳（内衣壳）、包膜（外衣壳）三部分组成。病毒结构见图 3-5。核心部分由不完全闭合的环状双链 DNA 和 DNA 多聚酶两种成分组成，核心外包裹的 20 面体立体对称内衣壳，内衣壳分布有 HBcAg。包膜即为外衣壳，由脂质双层组成，蛋白质有三种组分（主要蛋白、中蛋白和大蛋白），蛋白质所占比例远大于脂质成分，因此 HBV 包膜称为外衣壳。

图 3-5　HBV 结构模式图

HBV DNA 负链 S、C、P 及 X 的四个开放阅读框基因编码蛋白以抗原相称，分别为：① HBsAg：化学成分是糖蛋白，HBsAg 存在于小球形颗粒、管形颗粒及 Dane 颗粒的包膜上，是 HBV 感染的主要标志。HBsAg 可刺激机体产生抗 HBs，为具有保护作用的中和抗体。HBsAg 是乙型肝炎疫苗的主要成分。② HBcAg：为 HBV 内衣壳成分。不释放入血，外周血中检测不出 HBcAg，但是 HBcAg 可在受感染的肝细胞表面表达，成为杀伤性 T 细胞识别和清除病毒感染肝细胞的靶抗原。HBcAg 免疫性很强，可刺激机体产生抗 HBc，此抗体为非中和抗体，血清中检出此抗体可作为 HBV 复制的指标，抗 HBc IgM 为近期复制的指标，抗 HBc IgG 为远期复制的指标。③ HBeAg：游离存在于血清中。其在血液中的消长与 Dane 颗粒及 DNA 多聚酶一致。HBeAg 刺激机体产生抗 HBe，此抗体出现于 HBsAg 滴度降低或 HBeAg 消失时。④ HBxAg：是非结构蛋白，通过反式激活细胞的癌基因，与肝癌的发生发展有关。⑤ DNA 多聚酶（逆转录酶）：可使前病毒逆转录成病毒。

（三）病毒复制

HBV 的 Pre S1 和 Pre S2 作为配体与肝细胞表面特异性受体结合完成吸附，随即穿入肝细胞内。在细胞质中脱壳后，核酸 DNA 进入肝细胞核后开始复制，先由 DNA 多聚酶催化补全 DNA 双链缺口，成为完整的开环双链 DNA，再形成超螺旋闭环双链 DNA（cccDNA），再以负链 cccDNA 为模板，在肝细胞 RNA 多聚酶 II 的作用下，转录形成四种分别为 0.8kb、2.1kb、2.4kb 和 3.5kb 不同长度的 mRNA，四种 mRNA 转移至胞质，由宿主细胞核糖体翻译成 HBxAg（0.8kb mRNA）、中蛋白（2.1kb mRNA）、大蛋白（2.4kb mRNA），以及 DNA 多聚酶、PreC 蛋白和 HBcAg（3.5kb mRNA），其中 3.5kb mRNA 可作为前基因组 RNA（pregenomic RNA，PgRNA）参与病毒颗粒的装配。

在宿主细胞质内 PgRNA、蛋白引物及 DNA 多聚酶被包装入组装好的病毒内衣壳中，在病毒 DNA 多聚酶的逆转录酶活性作用下，将 PgRNA 逆转录为 HBV 负链 DNA，再以负链 DNA 为模板合成互补的正链 DNA。复制中的正链 DNA（长短不等）与完整的负链 DNA 结合形成新的子代病毒双链 DNA。当病毒 DNA 链合成时，核衣壳进入内质网或高尔基体，在获得糖蛋白包膜后形成完整的病毒颗粒，以出芽方式释放到细胞外，重新感染其他肝细胞。

HBV DNA 多聚酶缺乏自我校正功能，对复制与转录中出现的突变不能予以纠正，故病毒具有很高的变异率。HBV DNA 的 4 个 ORF 区均可发生变异，其中 S 区和 C 区的变异较为重要。S 基因编码的"a"抗原表位基因发生突变，可导致 HBsAg 抗原性改变或抗原位点丢失，PreC 基因的变异可导致蛋白表达终止，不能产生 HBeAg，C 基因的突变导致 HBcAg 抗原位点的改变。

HBV 基因组变异可致疫苗接种失败、肝炎慢性化和肝细胞癌的发生，也会对临床病毒检测带来很大影响。

（四）致病性与临床表现

1. 传播途径 HBV 的传染源是乙型肝炎患者和无症状 HBsAg 携带者。乙型肝炎的潜伏期长达 30～160 天，在潜伏期、急性期及慢性活动初期，患者血清传染性强。乙肝潜伏期和 HBsAg 携带者是隐性传染源。乙型肝炎病毒的主要传播途径是经血源传播，其次是母婴传播和接触传播。

（1）血液、血制品传播 血液中 HBV 含量高、传染性强，极微量带病毒血液通过破损皮肤和黏膜进入机体即可导致感染。常通过输入带病毒血液、注射带病毒血制品、针灸针、采血针、外科或牙科手术器械、内窥镜等引起医源性传播；生活中牙刷或剃须刀、纹身、皮肤黏膜的微小损伤等亦可造成传播。

（2）垂直传播 乙型肝炎患者和无症状 HBsAg 携带者的产妇，HBV 通过胎盘感染胎儿，或分娩经产道时，新生儿因破损的皮肤或黏膜接触母血或阴道分泌物而感染，新生儿出生时已呈 HBsAg 阳性；出生后可通过哺乳感染。

（3）接触传播 HBV 可存在于感染者的外分泌液中，精液、阴道分泌物、唾液和汗液等体液中可含病毒，通过性接触、接吻等密切接触途径也可感染，因此有家庭感染的聚集现象。

2. 致病性 HBV 的致病机制非常复杂，与患者机体的免疫状态有关，主要引起机体产生免疫病理损伤。

（1）机体免疫应答低下 免疫力低下可造成两种结果，一是 HBV 感染后，患者机体免疫处于较低水平，不能有效地清除病毒，病毒在体内持续存在致慢性持续性肝炎。二是机体对病毒完全缺乏免疫力则形成免疫耐受，多成为无症状携带者。

（2）细胞免疫介导的免疫病理损伤 机体在发挥细胞免疫时，CD8$^+$T 细胞经活化后形成 CTL，通过释放穿孔素和颗粒酶破坏肝细胞，表达 FasL 经 Fas-FasL 途径诱导肝细胞凋亡。CD4$^+$T 细胞可产生多种炎性细胞因子，如 IL-1、IL-6、TNF-α 等，导致肝细胞炎症、变性坏死，加重肝细胞的损伤。临床过程的轻重和转归与被病毒感染的细胞数量及细胞免疫应答的强弱有关，当受染细胞数量不多，细胞免疫功能正常时，乙肝病毒很快被清除，临床表现为急性肝炎，并可较快恢复而痊愈。如果病毒感染的细胞过多，则会导致细胞免疫反应过强，迅速引起肝细胞大量破坏，临床上表现为重症肝炎。

（3）体液免疫引起的病理损伤 在 HBV 感染过程中，患者血液中 HBsAg 稍多于抗 -HBs，则能形成中等大小免疫复合物。免疫复合物可沉积于肝内小血管引起Ⅲ型超敏反应，致使毛细血管栓塞，造成急性肝坏死，临床上表现为重症肝炎。免疫复合物如沉积于肝外组织如肾小球基底膜、关节滑液囊、皮肤血管等处，在补体参与下，引起肾小球肾炎、关节炎、皮疹等。

（4）自身免疫反应引起的病理损伤 HBV 可经分子修饰引起肝细胞表面自身抗原的改变，也可使肝特异性脂蛋白抗原（liver specific protein，LSP）暴露，这些改变的自身抗原及隐蔽抗原刺激机体的免疫系统产生自身抗体，通过上述的细胞免疫及体液免疫损伤效应损伤肝细胞。

3. HBV 与原发性肝细胞癌 经流行病学调查证实，HBV 感染与原发性肝细胞癌间有密切关系，依据是：①原发性肝细胞癌患者中 90% 以上感染过 HBV。②HBsAg 阳性人群原发性肝癌的发生概率高于阴性人群217倍。③原发性肝癌患者的肝细胞内整合有乙型肝炎病毒 DNA。整合可导致乙型肝炎病毒 DNA 序列的重排。④实验证实，X 蛋白（HBxAg）可反式激活肝细胞内原癌基因，促进细胞转化，导致原发性肝细胞癌的发生。

（五）检测与防治

1. 微生物学检测 乙型肝炎的实验室诊断主要是检测 HBV 的抗原抗体系统和病毒核酸等血清标志物。以酶联免疫法及化学发光免疫法最为敏感，故最为常用，主要通过定量检测 HBsAg、抗 HBs、HBeAg、抗 HBe 及抗 HBc 即两对半等指标。

（1）检测乙肝抗原抗体两对半的实际意义 HBV 感染临床表现多种多样，抗原抗体系统的成分呈动态变化，检测结果需进行分析，并结合临床表现及肝功能的检测才能正确判断。见表 3–5。

表 3–5 HBV 抗原抗体检测结果的实际意义

HBsAg	HBeAg	抗 HBs	抗 HBe	抗 HBc	结果分析
+	−	−	−	−	感染 HBV，急性乙肝潜伏期、急性期、慢性乙肝或无症状携带者
+	+	−	−	−	急性乙肝、慢性乙肝或无症状携带者血液有传染性
+	+	−	−	+（IgM）	急性乙肝或慢性乙肝（俗称"大三阳"，传染性强）
+	−	−	+	+（IgG）	急性感染趋向恢复（俗称"小三阳"）
−	−	+	+	+	乙肝恢复期传染性低
−	−	+	+	−	乙肝恢复期传染性降低
−	−	−	−	+（IgG）	感染过 HBV
−	−	+	−	−	乙肝疫苗接种者、感染过 HBV、已恢复有抵抗力

（2）血清 HBV DNA 检测　血清 HBV DNA 是 HBV 感染、复制、血液有传染性的直接标志。常用实时荧光定量 PCR 法检测，此方法特异性强，敏感性高，可定量检测出极微量的病毒 DNA 拷贝数量，不仅可用于乙型肝炎的诊断，还可观察血清 HBV DNA 的动态变化，作为药物疗效的分析指标。

2. 防治　HBV 感染的防治主要以预防为主，其措施主要是控制传染源、切断传播途径和保护易感人群。如：①严格筛选献血员：加强对血液和血制品的管理；手术器械、针灸针、内窥镜等均须严格消毒灭菌。强化吸毒人群控制，作好围产期宣传教育及孕期检查。②人工主动免疫：接种乙肝疫苗是我国预防和控制乙型肝炎流行最有效的方法。③人工被动免疫：乙肝免疫球蛋白（HBIg）可用于紧急预防。接触 HBV 后立刻注射 HBIg（0.08mg/kg），在 8 天之内均有预防效果，保护期约 3 个月。

目前治疗乙型肝炎的药物主要包括核苷（酸）类似物及 α–干扰素。核苷（酸）类似物包括拉米夫定、阿德福韦酯、恩替卡韦及替比夫定等，通过抑制 DNA 多聚酶抑制 HBV 复制，产生耐药是此类药物的主要缺点。因此，灵敏准确的 HBV 耐药检测对乙型肝炎的疗效监测尤其重要。临床上常用 DNA 序列测定分析方法、实时荧光 PCR 技术、基因芯片等技术进行检测。

二、人类免疫缺陷病毒

人类免疫缺陷病毒（human immunodeficiency virus，HIV）是一种感染人类免疫细胞的慢病毒，是逆转录病毒的一种，属逆转录病毒科（Retroviridae）。逆转录病毒科是一大组含逆转录酶的 RNA 病毒，按生物学特性及致病作用分为 2 个亚科，正逆转录病毒亚科和泡沫逆转录病毒亚科。其中对人致病的病毒主要有，正逆转录病毒亚科慢病毒属（*Lentivirus*）中的人类免疫缺陷病毒（human immunodeficiency virus，HIV）和 δ 逆转录病毒属（*Deltaretrovirus*）中的人类嗜T 细胞病毒（human T lymphotropic viruses，HTLV）。HIV 可引起人类的获得性免疫缺陷综合征（acquired immunodeficiency syndrom，AIDS）；HTLV 可引起成人 T 淋巴细胞白血病。

（一）发现与描述

1981 年美国发现首例艾滋病患者，1983 年在巴黎巴斯德研究所专门研究逆转录病毒与癌症关系的法国病毒学家吕克·蒙塔尼（Luc LucMontagnier）研究组首次从一位患晚期卡波西肉瘤的年轻男同性恋者的淋巴结中分离到一株新逆转录病毒，它在感染人体较长时间后，引起以机会性感染和肿瘤为特征的艾滋病，1986 年国际病毒分类委员会将它命名为 HIV。自 1981 年以来，艾滋病已迅速蔓延全世界，截至 2012 年底，估计全世界共有 3530 万艾滋病感染者。我国 1985 年发现第一例艾滋病患者，根据卫生部的统计，截至 2013 年 9 月 30 日，全国共报告现存活艾滋病病毒感染者和艾滋病患者约 43.4 万例。目前，艾滋病已成为全球最重要的公共卫生问题之一。

HIV 病毒体呈球形，有包膜，表面有糖蛋白刺突，大小为 100～120nm。HIV 的受体是 CD4 分子，因此主要感染 CD4 分子阳性的细胞。实验室培养常用新鲜分离的正常人 CD4⁺T 细胞或用患者自身分离的 CD4⁺T 细胞。动物模型用恒河猴及黑猩猩，但其感染过程与产生的症状与人类不同。

HIV 对理化因素的抵抗力较弱。56℃加热 10 分钟即可被灭活。50% 乙醚、0.1% 漂白粉、70% 乙醇、0.2% 次氯酸钠、0.5% 来苏儿和 0.3%H_2O_2 等消毒剂室温消毒 10 分钟可完全灭活病毒。HIV 在 20～22℃环境下可存活 7 天，冻干血制品须 68℃加热 72 小时才能彻底灭活病毒，HIV 对紫外线不敏感。

依据基因组成、进化来源和流行区域的不同，HIV 分为 HIV-1 与 HIV-2 两型，两型病毒的基因组核苷酸序列差异大于 40%。其中 HIV-1 具有 vpu 基因，呈世界性流行。HIV-2 具有 vpx 基因，只在西部非洲呈地域性流行。由于逆转录酶在转录时高度错配，HIV-1 具有很高的变异率。env 变异频率与流感病毒变异率相似，每个位点核苷酸的突变率约为 1‰，常导致其编码的包膜糖蛋白 gp120 抗原变异。gp120 的变异，致使 HIV 在机体内免疫逃逸，也可使 HIV 疫苗接种失败。根据 env 基因序列的同源性将 HIV-1 分为 M（main）、O（outlier）、N（new）三个组。M 组包含 11 个亚型（A～K），O 组和 N 组各 1 个亚型。不同地区流行的亚型不同，我国包括亚洲各国流行的 C、E、B 亚型，美国、欧洲、澳大利亚为 B 亚型，HIV-1 O 组、N 组和 HIV-2 主要局限于西非等地区。

（二）基因与结构

1. HIV 基因 HIV 基因组由两条单链 RNA 组成，每个 RNA 基因组约为 9.7kb，在 RNA5′端有甲基化的一帽结构（m7G5ppp5′GmpNp），3′端有 poly（A）尾巴。HIV 的主要基因结构和组合形式与其他反转录病毒相同，基因组两端各含一个结构相同的长末端重复序列（long terminal repeat，LTR），属非编码区含有启动子、增强子，基因组的编码区至少含有 9 个基因，依次是 3 个结构基因 gag、pol、env 及 2 个调节基因 tat、rev 和 4 个附属基因 vif、nef、vpr、vpu，其中 gag、pol 和 env 为逆转录病毒所共有。见表 3-6 和图 3-6。

表 3-6 HIV 基因及其编码蛋白

基因	编码蛋白	蛋白质主要功能
gag	p24	衣壳蛋白
	p7	核衣壳蛋白
	p17	内膜蛋白
pol	逆转录酶	能转录和复制病毒基因组
	整合酶	使病毒 DNA 与细胞 DNA 整合
	蛋白酶	切割聚合蛋白

续表

基因	编码蛋白	蛋白质主要功能
	RNA 酶 H	水解 RNA：DNA 中间体中的 RNA 链
env	gp120	使病毒吸附于宿主细胞表面（CD4 受体）
	gp41	促进病毒包膜与宿主细胞膜的融合
tat	Tat	反式激活转录因子，促进 HIV 基因转录，增强病毒 mRNA 翻译
rev	Rev	病毒蛋白表达的调节因子，调节 mRNA 的剪接和促进 mRNA 从胞核转运至胞质
vif	Vif	病毒感染性因子，促进病毒装配和成熟
nef	Nef	负调因子，下调 CD4 和 MHC I 类分子的表达，提高 HIV 的复制能力和感染性
vpr	Vpr	病毒蛋白 r，转运病毒 DNA 至细胞核，抑制细胞生长
vpu	Vpu	病毒蛋白 u，下调 CD4 的表达，促进病毒释放

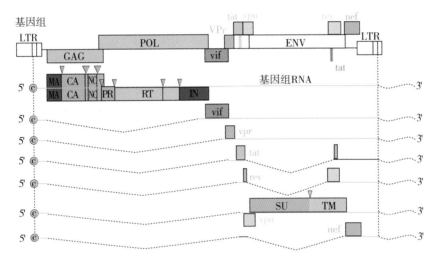

图 3-6　HIV 基因结构

2. 病毒结构　HIV 为中等球形有包膜病毒，见图 3-7。核心由 2 条 9.7kB +ssRNA 组成，核心外包裹衣壳蛋白 p24；病毒体外层为双层脂蛋白包膜，包膜与圆柱形衣壳之间有一层内膜蛋白。外层脂蛋白包膜镶嵌有 gp120 和 gp41 两种病毒特异的糖蛋白，gp120、gp41 聚合为三聚体，以非共价键相连。gp120 构成包膜表面的刺突，是 HIV 的病毒吸附蛋白，与宿主细胞的 CD4 分子结合。gp41 为跨膜蛋白，可促进病毒包膜与宿主细胞膜的融合。

图 3-7　HIV 结构模式图

（三）病毒复制

HIV 病毒的复制过程是：HIV 的包膜刺突糖蛋白 gp120 与易感细胞表面的特异受体 CD4 分子结合，然后再与辅助受体（CCR5 或 CXCR4）结合，刺突糖蛋白的构象改变，暴露 gp41 融合肽介导病毒包膜与宿主细胞膜的融合，核衣壳进入细胞质内开始脱壳，脱壳后释放出基因组，RNA 与逆转录酶即进入生物合成阶段，以病毒 RNA 为模板在逆转录酶的催化下合成互补的负链 DNA 形成 RNA：DNA 中间体，中间体中的 RNA 被 RNA 酶 H 水解，负链 DNA 在宿主细胞 DNA 聚合酶作用下复制成双链 DNA。该双链 DNA 整合至宿主细胞的 DNA 上成为前病毒（provirus），前病毒在宿主细胞 RNA 聚合酶的催化下，病毒 DNA 转录形成子代 RNA 和 mRNA。mRNA 在胞质核糖体上翻译出子代病毒的结构蛋白和非结构蛋白。子代病毒的装配在宿主细胞膜上完成，病毒结构蛋白和完整的病毒核酸装配成核衣壳，以出芽方式释放时获得包膜，组成完整的子代病毒体。

（四）致病性与临床表现

1. 传播途径 传染源是 HIV 携带者和 AIDS 患者。由于 HIV 主要存在于血液、精液、阴道分泌物、乳汁、唾液、脑脊髓等体液中，HIV 的传播途径主要有：

（1）性传播 AIDS 是重要的性传播疾病之一，直肠和肛门皮肤黏膜的破损更易感染 HIV，同性恋、双性恋或异性恋间的性行为是 HIV 的主要传播方式。

（2）血液传播 使用被 HIV 污染的注射器和针头，输入带有 HIV 的血液、血制品，接受器官、骨髓移植或人工授精等，均会发生 HIV 感染。

（3）垂直传播 产妇 HIV 携带者或 AIDS 患者最容易通过胎盘感染胎儿，产道或哺乳等方式也可传播。

2. 致病性 HIV 主要感染 CD4[+]T 淋巴细胞及表达 CD4 分子的单核 – 巨噬细胞、树突状细胞和神经胶质细胞等靶细胞，这些细胞属免疫细胞，在机体免疫应答中起重要作用，病毒感染后导致这些细胞损伤，破坏了机体的免疫功能。

主要表现为以 CD4[+]T 细胞减少所致的免疫功能低下，CD4/CD8 比例倒置所致的免疫调节功能紊乱。HIV 损伤免疫细胞的机制如下。

（1）损伤 CD4[+]T 细胞 HIV 致 CD4[+]T 细胞的损伤，主要通过三个途径：一是在病毒复制以发芽方式释放时损伤 CD4[+]T 细胞细胞膜或与周围未感染的细胞融合成多核巨细胞，丧失正常分裂能力，最后导致细胞的溶解。二是产生免疫应答致 CD4[+]T 细胞损伤，HIV 可诱生特异性 CTL 或抗体，通过 CTL 的直接杀伤作用，抗体介导的 ADCC 作用，破坏 CD4[+]T 细胞；HIV 编码产物有超抗原样作用，可引起 CD4[+]T 细胞死亡。三是病毒直接诱导 CD4[+]T 细胞凋亡，细胞凋亡的出现主要与病毒蛋白的直接诱导凋亡有关。

（2）损伤单核 – 巨噬细胞 单核 – 巨噬细胞可以抵抗 HIV 的溶细胞作用，一旦感染后可长期携带 HIV，并随细胞游走使病毒向肺和脑等组织播散，造成多脏器损伤。被感染的单核 – 巨噬细胞趋化、黏附和杀菌能力受抑制。

（3）损伤其他细胞 HIV 感染树突状细胞时导致抗原不能有效递呈，感染脑组织中的神经胶质细胞时致 HIV 脑病、脊髓病变和 AIDS 痴呆综合征。

3. 临床表现 临床上 HIV 的感染过程可分为 4 个时期，即原发感染急性期、无症状潜伏期、AIDS 相关综合征期、典型 AIDS 期。各期的临床特点及免疫学特征如下。

（1）原发感染急性期 发生于初次感染 HIV 的 2～4 周，症状不明显或仅有发热、全身不适、头痛、咽痛、关节痛、肌痛、皮肤斑丘疹、淋巴结肿大等类似流感的症状。可出现病毒血症，有传染性。血清可检出 HIV RNA 及 p24 抗原。

（2）无症状潜伏期 在急性期恢复后，无任何临床表现，也有些患者出现无痛性淋巴结肿大。一般持续 5～15 年（平均 10 年），时间长短与感染病毒的数量、病毒型别、感染途径、机体免疫状况的个体差异等因素有关。此期患者 CD4$^+$T 细胞数量进行性减少，血中的 HIV 数量降至较低水平，外周血中很难检测到 HIV。但 HIV 在感染者体内持续复制，感染者血中 HIV 抗体检测显示阳性，此期也有传染性。

（3）AIDS 相关综合征（AIDS related complex，ARC）期 患者表现为发热、盗汗、全身倦怠、消瘦、慢性腹泻和全身淋巴结肿大等。HIV 在患者体内大量复制，CD4$^+$T 细胞数量持续下降，造成机体免疫系统进行性损伤，免疫功能极度降低。此期传染性强。

（4）典型 AIDS 期 患者血中 CD4$^+$T 细胞计数 < 200 个 /μL，血中能稳定检出高水平的 HIV。主要临床表现为，出现大量机会性感染及罕见肿瘤。常见的机会性感染包括真菌、细菌、病毒、寄生虫感染。Kaposi 肉瘤和多克隆 B 细胞恶变产生的恶性淋巴瘤等罕见恶性肿瘤。若无抗病毒治疗，患者通常在临床症状出现后 2 年内死亡。

（五）检测与防治

1. 微生物学检测 主要通过检测抗体、病毒体及其组分。

（1）检测抗体 可用于筛查供血者及确认感染。方法有 ELISA、蛋白质印迹试验（Western blot）。感染后 6～12 周之内可检出抗体，6 个月后所有感染者血清抗体均为阳性。ELISA 法简便，但易出现假阳性反应，故只能用于 HIV 感染筛选，阳性者必须用蛋白质印迹试验来做确认。蛋白质印迹试验可检出与 HIV 特定分子量的抗原相应的抗体，检测的抗体有抗 p24、抗 gp41、gp120、gp160 等。

（2）检测病毒及其组分 主要是用 ELISA 夹心法、免疫荧光等方法检测病毒抗原衣壳蛋白 P24，该抗原出现于病毒的急性感染期、AIDS 期，可用于 HIV 早期感染或 AIDS 期的辅助诊断。用逆转录定量 PCR（RT-PCR）、依赖核酸序列的扩增技术（nucleic acid sequence-based amplification，NASBA）等检测血浆中的 HIV RNA 病毒载量，用于诊断、病情进程分析和抗 HIV 药物治疗效果的评价。

2. 防治 有效预防是控制艾滋病的关键。提倡健康的性生活，控制传染源，切断传播途径，如取缔娼妓，打击贩毒、吸毒，加强血源管理，严格消毒。

（1）HIV 疫苗 虽然目前没有有效的治疗药物，但是艾滋病是可以预防的。研制安全、有效的 HIV 疫苗是控制 AIDS 全球流行的重要途径。但目前尚未研制出有效的 HIV 疫苗，主要原因是 HIV 突变频繁，且以前病毒形式潜伏在体内，使特定疫苗的效果难以持久。令人惊喜的是，近年疫苗的研制取得了很大的进展，我国科学家自主研制的艾滋病疫苗"核酸疫苗与重组天坛痘苗联合免疫艾滋病疫苗"，一期临床取得预期效果，2012 年正式启动二期临床试验。受试者先接种 3 针 DNA 疫苗，每针间隔一个月，随后在不同的间隔时间后注射"痘苗"，这样能"显著增强诱导的体液和细胞免疫反应，比单独用 DNA 疫苗免疫有优势"。在盖茨基金会发布的最新全球艾滋病疫苗展望中，该疫苗被列入全球最有可能成功的 8 个艾滋病疫苗之一。

（2）药物治疗 可以通过抗病毒治疗控制病情。提前应用抗病毒药物可以预防 99% 的初期艾滋病病毒传播，目前美国 FDA 已经批准了六大类 20 多种治疗艾滋病病毒的药物，如新核苷类和非核苷类逆转录酶抑制剂叠氮胸苷、拉米呋啶、双脱氧胞苷、双脱氧肌苷等，可干扰前病毒的合成，抑制病毒复制。蛋白酶抑制剂塞科纳瓦、瑞托纳瓦、英迪纳瓦等，可抑制 HIV 蛋白水解酶，阻断 HIV 复制和成熟过程中必需的蛋白质。膜融合抑制剂恩夫韦地，可抑制病毒包膜和细胞膜的融合，阻止 HIV 侵入细胞。合成药物的出现增加了抗病毒的功效，同时也减少了艾滋病病例。为了提高疗效同时防止耐药性，目前国际上主张采用联合疗法，联合疗法被称为高效联合抗反转录病毒治疗（highly active antiretroviral therapy，HAART），即联合使用两种逆转录酶抑制剂和一种蛋白酶抑制剂，在抗病毒的同时提高机体免疫力，并能降低耐药性的产生。

医学细菌主要是指与人类有关的细菌，包括与人类和谐共处的正常菌群和引起人类疾病的病原菌。正常菌群与病原菌的角色在适当的条件下可以相互转化。这种转化对人类的生命状态有重要影响。因此，了解细菌的形态、结构、代谢、增殖以及遗传变异等，对了解细菌对人类健康的影响有重要意义。

第一节　细菌的形态与结构

光学显微镜的问世使人类发现了细菌的存在，细菌的大小以微米（μm）作为测量单位。细菌在光学显微镜下，仅在适合的生长条件下，才表现其特定的外观形态。当生长环境改变时，细菌可呈现休眠体、生物膜、L 型等形态。细菌与真核生物不同，有着自身特殊的细胞结构，这种结构既是细菌存在的前提，也是与宿主发生相互作用的基础。

一、细菌的形态

生长条件良好的细菌主要呈现球形（球菌）、杆形（杆菌）、螺形（螺形菌）（图 4-1），以及某些特殊形态（放线菌、螺旋体），称为细菌典型形态。生长条件不利的情况下，细菌会出现某些结构的改变，可呈现无规则的 L 型（梨形、气球形、丝形），或生物膜、芽胞等形态。

| 双球菌 | 四联球菌 | 八叠球菌 | 链球菌 | 葡萄球菌 |
| 杆菌 | 弧菌 | 螺菌 | 螺杆菌 | 弯曲菌 |

图 4-1　细菌的典型形态

（一）细菌的典型形态

1. 球菌　球菌（coccus）的形态为球形或近似球形，多数球菌的直径在 0.8 ～ 1.2μm。依球菌繁殖时分裂平面不同和分裂后各菌体间的排列方式的不同，可分为：①双球菌（diplococcus）:

在一个平面上分裂后两个菌体成双排列，如淋病奈瑟菌。②链球菌（streptococcus）：在一个平面上分裂后多个菌体连在一起排列成链状，如乙型溶血性链球菌。③四联球菌（micrococcus tetragenus）：在两个互相垂直的平面上分裂后四个菌体粘连在一起呈正方形，如四联微球菌。④八叠球菌（sarcina）：在三个互相垂直的平面上分裂后八个菌体黏附成包裹状立方体，如甲烷八叠球菌。⑤葡萄球菌（staphylococcus）：在多个不规则的平面上分裂后菌体无规则地粘连呈葡萄串状，如金黄色葡萄球菌。

2. 杆菌　杆菌（bacillus）的形态为杆状，大多数杆菌长 2 ～ 5μm，宽 0.3 ～ 1μm。大杆菌（炭疽杆菌）长 3 ～ 10μm，宽 1.0 ～ 1.5μm；小杆菌（布鲁斯菌）长仅 0.6 ～ 1.5μm，宽 0.5 ～ 0.7μm。杆菌的形态多数呈直杆状，少数菌体微弯。菌体两端多呈钝圆形，少数两端齐平（如炭疽杆菌），也有两端尖细（如梭杆菌）或末端膨大呈棒状称为棒状杆菌（如白喉杆菌）者。杆菌大多分散存在，无一定排列方式，少数排列呈链状（如链杆菌）、分枝状（如分枝杆菌）或特殊的栅栏状。

3. 螺形菌　螺形菌（spiral bacterium）菌体呈弧形。螺形菌分两类：①弧菌（vibrio）：菌体只有一个弧，呈弧形或逗点状，如霍乱弧菌。②螺菌（spirillum）：菌体较长，有几个弧，如鼠咬热螺菌。

4. 特殊形状菌　有些细菌的形态较为复杂，且不固定，或可称作非规则菌。这些细菌包括：①支原体（mycoplasma），没有细胞壁，故形态呈多样性，有球状、分枝状、杆状和丝状等。②衣原体（chlamydia），多呈圆形或椭圆形，可随生活周期的不同呈现不同的形态。③螺旋体（spirochaeta），菌体细长、柔软、弯曲，呈螺旋状。④立克次体（rickettsia），形态具有多形性，有球状、杆状和丝状等。⑤放线菌（actinomycetes），呈菌丝状生长，可以产生形态多样的孢子丝，呈放射状或不规则排列。

（二）细菌非典型形态

细菌在进化过程中，不利的生长环境可促使其发生变异。当某些结构出现变异时就出现了细菌非典型形态，如 L 型细菌（L formed bacteria）、细菌生物膜（bacterial biofilm，BBF）和芽胞（spore）。

1. L 型细菌　即细胞壁缺陷型细菌，于 1935 年由英国的 Lister 研究所发现，故取其第一个字母 L 来命名。因细胞壁的肽聚糖结构合成障碍，细胞壁不完整，故 L 型细菌无固定形态，呈多形性。通常 L 型细菌在低渗环境中不能生存，可在高渗、低琼脂、含血清的培养基中缓慢生长，一般培养 2 ～ 7 天后可见荷包蛋样菌落。L 型细菌在体内或体外、人工诱导或自然情况下均可形成，诱发因素很多，如溶菌酶、溶葡萄球菌素、青霉素、胆汁、抗体、补体等。多数 L 型细菌具有致病性，可引起尿路感染、骨髓炎和心内膜炎等。

2. 生物膜细菌　以群居方式并非以单个细胞的浮游方式生存的细菌。其特点是：①非均质性：生物膜细菌因处于生物膜的不同空间位置，其基因表达和生理活性也具有不均质性，位于表面的生物膜细菌由于容易获得营养和氧气，同时代谢产物也容易排出，故比较活跃，分裂较快，体积较大；而底层的生物膜细菌处于相对静止状态，分裂较慢，往往体积较小。②毒力下降：由于生物膜细菌的代谢相对缓慢，且各种毒素被包在被膜中，故对机体及组织的侵袭力降低，但当菌膜脱落，裸菌逸出后可造成菌血症，甚至败血症。③对抗生素敏感性下降：环境变化对生物膜细菌的影响大大降低，尤其是生物膜细菌对抗生素的敏感性大大下降。具有成熟生物膜的绿脓杆菌可以耐受 1000 ～ 2000 倍于裸菌的药物浓度。

临床上，细菌生物膜形式感染约占细菌性感染的 60% 以上，其中医源性细菌感染占很大比例。如人工植入物（人工瓣膜、人工关节、中耳换气管、血管植片等）引发的感染；医疗器材（子宫内避孕器、气管内插管、中心静脉导管、隐形眼镜等）引发的感染；手术材料（手术缝线、引流管等）引发的感染等。

3. 芽胞 芽胞是细菌的一种休眠体。芽胞产生的原因是细菌染色体上控制芽胞形成基因的存在。细菌在有利的生长环境中，这些基因通常不表达，它们可能被一个阻遏体系所控制。一旦这一阻遏消除（如营养缺乏时），就可导致芽胞形成。成熟的芽胞具有多层膜结构。核心是芽胞的原生质体，含有细菌原有的核质和核糖体、酶类等主要生命基质。核心的外层依次为内膜、芽胞壁、皮质、外膜、芽胞壳和芽胞外壁，将其层层包裹，成为坚实的球体（图 4-2）。芽胞壁较厚，通透性低，普通染色不易着色，经特殊染色后才能在光学显微镜下被观察到。芽胞的大小、形状、位置等随菌种不同而异，可作为细菌鉴别的参考。芽胞在医学上的重要意义在于它对热、干燥、辐射和化学消毒剂等理化因素具有极强抵抗力。由于芽胞对热的抵抗力，普通煮沸的方法不能将其杀死，因此医学上常用高压蒸汽灭菌法（121℃ 30 分钟）进行灭菌。

外壁
芽胞壳＋外膜
皮质＋芽孢壁
内膜
核蛋白
核心

图 4-2 芽胞结构模式图

（三）细菌的形态检测

形态学检测是细菌检测的基本手段之一，主要借助显微镜进行检测，检测方法可分为无染色标本检测法和染色标本检测法。利用光学显微镜对无染色标本仅可观察到细菌的动力，对细菌的形态、大小、排列方式、染色特性及特殊结构等的判定，还须借助于染色标本的观察。要研究细菌的超微结构，则需借助电子显微镜。

1. 无染色标本检测法 无染色细菌标本的直接镜检一般用于活菌的直接观察，可观察细菌的动力或运动状态。常用悬滴法或压滴法，在普通显微镜或暗视野显微镜下观察。而相差显微镜的效果更好，可相对清晰地看到细菌的运动。

2. 染色标本检测法 细菌经染色后，不仅可以清晰地观察其形态特征，而且可以根据细菌染色特性的不同，对细菌进行鉴别和分类。根据所用染料的种类可分为单染色法和复染色法。单染色法仅用一种染料染色，可以观察细菌的形态、大小和排列方式，但不能用来鉴别细菌。复染色法用两种或两种以上的染料染色，可根据细菌的结构将细菌染成不同的颜色，不仅可以观察细菌的形态，还可对细菌进行鉴别，故又称鉴别染色法。较为常用的细菌染色方法有：①革兰染色法（Gram stain）：1884 年由丹麦细菌学家 Christian Gram 发明，是鉴定细菌最基本的染色法，可按细胞壁对染料的吸附特性将细菌分成革兰阳性（G⁺）菌和革兰阴性（G⁻）菌。②抗酸染色法（acid-fast stain）：主要用于鉴别结核分枝杆菌、麻风分枝杆菌等抗酸菌。③特殊染色法：包括针对芽胞的孔雀绿 - 番红花红染色法、针对鞭毛的镀银染色法，以及针对异染颗粒的奈瑟染色法等。

二、细菌的结构

细菌的结构包括细胞壁（cell wall）、细胞膜（cell membrane）、细胞质（cytoplasm）和核质（nuclear material）（图 4-3）。

图 4-3 细菌的结构

（一）细胞壁

细胞壁位于细菌的最外层，坚韧而有弹性，具有维持细菌外形、抵抗外界低渗环境的作用。细胞壁上遍布微孔，允许水和小分子营养物质自由通过，与细胞膜一起参与细胞内外的物质交换。细胞壁上镶嵌的多糖、蛋白质成分可作为结构性致病物质参与致病过程。并作为抗原被机体免疫系统特异识别。

通过革兰染色法将细菌分为革兰阳性菌与革兰阴性菌两大类，其细胞壁组成呈现明显差异。

1. G$^+$ 菌细胞壁　G$^+$ 菌的细胞壁位于细胞膜外，由肽聚糖（peptidoglycan）层及磷壁酸共同组成（图 4-4）。①肽聚糖：G$^+$ 菌的肽聚糖层较厚，有数十层。由聚糖骨架、四肽侧链和五肽交联桥交织而成。聚糖骨架是由 β-1,4 糖苷键相连的 N- 乙酰葡糖胺（G）和 N- 乙酰胞壁酸（M）交替排列组成的多糖链。四肽侧链的氨基酸组成依次是 L- 丙氨酸、D- 谷氨酸、L- 赖氨酸和 D- 丙氨酸。甘氨酸五肽从横向上将相邻四肽中第 3 位的 L- 赖氨酸和第 4 位的 D- 丙氨酸相连，形成三维网络结构，使得肽聚糖具有很强的韧性和强度。②磷壁酸：插在肽聚糖层的长链状的结构，它是 G$^+$ 菌特有的成分，是由磷酸二酯键连接核糖醇或甘油残基而成的多聚物。按照其结合部位不同可分壁磷壁酸和膜磷壁酸两种，壁磷壁酸和细胞壁中肽聚糖的 N- 乙酰胞壁酸联结，膜磷壁酸和细胞膜上的脂质联结，又称脂磷壁酸，另一端均游离于细胞壁外。磷壁酸是 G$^+$ 菌重要的表面抗原；某些细菌（如金黄色葡萄球菌）的磷壁酸，能黏附在黏膜细胞表面，其作用类似菌

图 4-4　G$^+$ 菌细胞壁结构模式图

毛，与致病性有关。

2. G⁻菌细胞壁 G⁻菌细胞壁由外膜、周浆间隙以及悬浮于周浆间隙中的肽聚糖组成（图4-5）。①肽聚糖：G⁻菌的肽聚糖层较薄，仅1～3层。由聚糖骨架和四肽侧链组成。聚糖骨架的组成与G⁺菌相同，但是四肽侧链第3位的氨基酸不是L-赖氨酸，而是被二氨基庚二酸（diaminopimelic acid，DAP）取代。DAP与相邻四肽侧链上第4位的D-丙氨酸相连，形成松散的二维平面结构，使得肽聚糖层韧性和强度较弱。②外膜：G⁻菌的外膜由脂质双层及脂蛋白、脂多糖（lipopolysaccharide，LPS）组成。脂质双层与细胞膜相似，主要起支架作用，脂蛋白与肽聚糖和脂质双层相连，使外膜与肽聚糖层成为一个整体。在脂质双层中镶嵌有通道蛋白，是亲水性小分子物质进出细胞的孔道。最外层是脂多糖，由脂质A、核心多糖和特异多糖组成。脂质A是宿主细胞脂多糖结合蛋白与脂多糖受体结合的主要结构，无种属特异性；核心多糖由较少种类的单糖组成，具有抗原性，可反映属特异性；特异多糖由若干个寡糖重复单位组成，每个重复单位由3～5个单糖组成，构成细菌菌体抗原（O抗原），是细菌血清型的主要构成基础。③周浆间隙：G⁻菌的周浆间隙含有多种酶类（如蛋白酶、核酸酶、解毒酶等）和特殊结合蛋白，对细菌获取营养，解除有害物质的毒性等方面有重要作用。周浆间隙中存在着多种联通细胞膜与外膜的通道，以构成细菌的各型分泌（表4-1）。

图4-5 G⁻菌细胞壁结构模式图

表4-1 G⁺菌和G⁻菌细胞壁组成的比较

结构与成分	G⁺菌	G⁻菌
强度	较坚韧	较疏松
厚度（nm）	厚（20～80）	薄（10～15）
肽聚糖层数	多，15～50层	少，1～2层
肽聚糖（细胞干重%）	主要成分（50～90）	次要成分（5～20）
类脂质（细胞干重%）	一般少，（1～4）	含量较高（11～22）
磷壁酸	+	-
外膜	-	+
周浆间隙	-	+

某些细菌能够在细胞壁外形成一层黏液状分泌物。黏液层紧密附着于细胞壁、边界明显者称为荚膜（capsule）；黏液层疏松附着在菌体表面、边界不明显者称为黏液层（slime layer）。荚膜厚度不同，大于0.2μm的称为荚膜或大荚膜；小于0.2μm的称为微荚膜（microcapsule），在光学显微镜下不易看到，只能用免疫学的方法证明其存在。荚膜的主要化学成分是多糖或多肽类物质，荚膜具有抗原性，根据多糖组成的不同，可对细菌进行分型、鉴定。荚膜的形成受遗传的控

制和环境条件的影响，一般在动物体内或含有血清、糖的培养基中容易形成。荚膜本身不易着色，但采用荚膜染色或墨汁负染法，可较清晰地观察到。有荚膜的细菌在固体培养基上形成光滑型（smooth，S）菌落，失去荚膜后变为粗糙型（rough，R）菌落。

荚膜不是细菌的必需结构，但其存在仍有重要的生理意义。①贮存水分：提高细菌对干燥的抵抗力。②黏附作用：荚膜多糖可使细菌彼此粘连，也可黏附于组织细胞表面形成生物膜，是引起感染的重要因素。③保护作用：荚膜能保护细菌抵抗宿主吞噬细胞的吞噬与消化作用，也能保护细菌免受溶菌酶、补体、抗体、抗菌药物等有害物质的损伤，从而增强细菌的侵袭力。④具有抗原性：可作为细菌分型和鉴定的证据。

（二）细胞膜

细胞膜又称质膜，紧贴细胞壁肽聚糖的内侧，由脂质双层组成。原核细胞膜的主要化学成分与真核细胞膜基本相似，为磷脂和蛋白质，但不含胆固醇（支原体除外）。细胞膜的主要功能有：①选择性渗透和转运作用：细胞膜是一种具有选择性渗透作用的生物膜，细胞膜上存在的多种转运系统可以帮助细胞完成内外物质的交换。②细胞呼吸作用：需氧菌的细胞膜上含有细胞色素和细胞呼吸作用的酶类，能进行电子传递和氧化磷酸化作用，参与细胞呼吸，与能量的产生、传递和储存有关。③生物合成作用：细胞膜上含有合成多种物质的酶类，许多菌体成分，如肽聚糖、脂多糖、磷脂等都在细胞膜上合成。④分泌水解酶和致病性蛋白：细菌能分泌水解酶到细胞外或周浆间隙中，将高分子有机化合物分解成能透过细胞膜的小分子物质。此外，G⁻菌的致病性物质也是通过细胞膜分泌。⑤形成中介体（mesosome）：中介体是细胞膜内陷形成的袋状或颗粒状结构，常见于 G⁺菌细胞中部。细胞分裂时作为 DNA 的结合位点，参与 DNA 的复制和细胞分裂。亦可发挥类似线粒体的作用，参与细菌的能量供给。

细菌细胞膜蛋白，是细胞膜的重要组成成分，与细菌的合成代谢、致病物质形成与分泌，以及胞内外信号转导密切相关。

1. 青霉素结合蛋白   青霉素结合蛋白（penicillin-binding protein，PBP）是 G⁺菌的重要膜蛋白，具有转肽酶活性。是合成 G⁺菌肽聚糖中五肽交联桥的关键酶。因可结合青霉素，故又称为青霉素结合蛋白。青霉素与转肽酶结合后可抑制肽聚糖四肽侧链与五肽交联桥或 DAP 之间的连接，从而破坏细菌细胞壁的完整性。

2. 蛋白分泌系统   G⁻菌的蛋白分泌系统有五种类型，由多种膜蛋白与外膜蛋白、辅助蛋白（信号肽酶或伴侣蛋白等）等组成，与分泌性致病物质的输出有关。①Ⅰ型分泌系统：主要涉及分泌毒素类物质，在已报道的所有细菌中均存在Ⅰ型分泌系统。②Ⅱ型分泌系统：是 G⁻菌中的常规代谢途径，向细胞外分泌各种蛋白，包括胞外酶、蛋白酶、毒素和毒性因子，这些胞外蛋白毒性因子通常破坏寄主细胞，引起组织坏死和病害。③Ⅲ型分泌系统：是许多 G⁻致病菌最重要的分泌系统，编码Ⅲ型分泌系统的基因位于毒力质粒或染色体致病岛区域内，是细菌分泌致病蛋白质的主要途径。④Ⅳ型分泌系统：介导某些质粒 DNA 在细菌间的相互传递（如大肠杆菌 F 质粒的接合转移），或毒力因子从细菌向宿主细胞内的转移。

3. 双组分信号转导系统   是细菌感应外界环境信号后对环境信号做出反应的调控系统。该系统由感受器激酶（即组氨酸蛋白激酶，为跨膜蛋白）和效应调控蛋白（又称反应调节蛋白，为胞内蛋白）组成。外界信号与感受器激酶的膜外配体结合，使组氨酸自身磷酸化，然后通过磷酸化的组氨酸将信号传递到 DNA 结合蛋白——效应调控蛋白，产生调控。双组分信号转导系统广泛存在于 G⁺菌和 G⁻菌中，它不仅参与细菌基本生命活动，而且与病原菌的毒力和致病性密切相关。

4. 鞭毛（flagellum） 主要由鞭毛蛋白（flagellin）组成。附着于细胞膜表面，并游离于细胞外的细长呈波状弯曲的丝状物。长度为 5 ～ 20μm，直径为 12 ～ 30nm，经特殊染色后可在光学显微镜下观察。鞭毛是细菌的运动器官，能使细菌向营养物质和其他的诱导物作趋向运动，这个过程称为趋化（chemotaxis）。根据鞭毛的数量和位置，可将鞭毛菌分为四类：①单毛菌：只有一根鞭毛，位于菌体的一端，如霍乱弧菌。②双毛菌：菌体两端各有一根鞭毛，如空肠弯曲菌。③丛毛菌：菌体的一端或两端有多根鞭毛，如铜绿假单胞菌。④周毛菌：菌体周身均匀生长多根鞭毛，如大肠埃希菌。

鞭毛蛋白具有抗原性，通常称为鞭毛抗原（H 抗原），对细菌的分型和鉴定具有一定意义。某些细菌的鞭毛还与细菌的致病性有关，如大肠杆菌和变形杆菌可借助鞭毛的运动，从尿道进入膀胱，从而引起尿路上行感染。

5. 菌毛（pilus） 由菌毛蛋白构成。是遍布于细菌表面的毛发状物，较鞭毛短而直。菌毛可分为普通菌毛和性菌毛，普通菌毛能黏附在宿主细胞表面特异性受体上，这是某些细菌引起感染的必需起始环节，如失去菌毛的淋球菌则没有致病性。性菌毛仅见于少数 G⁻ 菌，比普通菌毛长而粗，数量少，仅 1 ～ 4 根。性菌毛由质粒携带的致育因子基因编码，有性菌毛的细菌（F⁺ 菌）可通过性菌毛的接合作用向无性菌毛的细菌（F⁻ 菌）传递质粒等遗传物质，从而引起细菌的生物学性状变异。

（三）细胞质

细胞质的主要成分为水、蛋白质、核酸、糖、无机盐、脂类等，是细菌代谢的主要场所。细胞质中还含有一些特殊结构。

1. 核糖体 是细菌蛋白质合成的主要场所。其沉降系数为 70S，由 50S 和 30S 两个亚基组成；而真核细胞核糖体沉降系数为 80S，由 60S 和 40S 两个亚基组成。某些抗生素作用机制就是根据这种不同而选择性地抑制细菌蛋白质的合成，如链霉素能与细菌核糖体的 30S 亚基结合而干扰其蛋白合成，而对人的细胞则没有作用。

2. 胞质颗粒 细胞质内含有多种不同种类的颗粒物质，主要作用是储存营养物质，用某些染料染色呈特异性颜色。如白喉棒状杆菌是以多偏磷酸盐颗粒的形式来储存能量的，Neisser 染色时，这些颗粒与菌体颜色不同，称为异染颗粒（metachromatic granules），这对白喉的鉴别具有一定的意义。

3. 质粒（plasmids） 是存在于细菌染色体外的、不依赖于染色体而独立复制的双链环状 DNA。多种不同的质粒可以同时存在于同一个细菌中的现象称为质粒相容性（compatibility），同种的或亲缘关系相近的两种质粒不能同时稳定地保持在一个细胞内的现象称为质粒不相容性（incompatibility）。根据质粒能否在不同细菌中转移，可将质粒分为两大类。①非转移性质粒：当细菌染色体 DNA 复制停止后仍然能继续复制，分子量较小，不含有转移基因，一个细胞往往含有多个（10 ～ 60）拷贝数，又称为松弛型质粒（relaxed plasmid）。②转移性质粒：与细菌染色体 DNA 同步复制，能通过接合的方式从一个细胞转移到另一个细胞，因其含有编码性菌毛和转移所需的酶类的基因，故分子量较大，一个细胞通常含有几个（1 ～ 3）拷贝数，又称为严紧型质粒（stringent plasmid）。

根据质粒编码的生物学性状不同，可将质粒分为：① F 质粒（fertility factor，致育因子）：编码细菌性菌毛。有性菌毛的细菌称为雄性菌或 F⁺ 菌，无性菌毛的细菌称为雌性菌或 F⁻ 菌。② R

质粒（resistance factor，耐药性因子）：编码对抗菌药物的耐药性。③细菌素质粒：编码细菌素，可杀死同种或近缘的细菌。④ Vi 质粒（virulence plasmid，毒力质粒）：编码与致病性有关的毒力因子，如致病性大肠杆菌的肠毒素、某些金黄色葡萄球菌的剥脱性毒素等都是由 Vi 质粒编码的。⑤降解质粒：编码降解某些特殊的难分解的有机物的酶类，主要存在于假单胞菌中，降解质粒在环境保护和污染环境的治理方面有重要的应用前景。⑥代谢性质粒：编码代谢过程相关的酶类，控制细菌某一特殊的代谢过程。如沙门菌一般不发酵乳糖，一旦获得乳糖发酵的质粒后就可发酵乳糖。

此外，在质粒、细菌和噬菌体中还存在一段特殊的 DNA 序列，称为转座子（transposons）。转座子是一段可以在 DNA 分子内或 DNA 分子间移动的 DNA 片段。转座子除携带与转位有关的基因外，还携带耐药性基因、抗金属基因、毒素基因和多种代谢相关性酶类基因，它的插入可引起插入基因的突变或相邻基因的表达。

（四）核质

核质是细菌的遗传物质。细菌没有明显的细胞核，无核膜核仁。核质仅较集中地分布在细胞质的特定区域，又称拟核（nucleoid）。在化学组成上拟核由 60%DNA、30%RNA 和 10% 蛋白质组成，不含组蛋白。电镜下是一条有规律缠绕的环状双链的 DNA。拟核染色后在普通显微镜下呈球形、棒状或哑铃形。

细菌 DNA 复制起点具有高度保守性，而且在这个区域经常出现回文结构。与真核生物 DNA分子有多个复制子（replicon）不同，细菌的 DNA 分子上只有一个复制子，并且不含内含子。

在细菌染色体上，可存在一段分子量相对较大（20～100kb）的染色体片段，系编码细菌毒力因子的基因簇，称为致病岛（pathogenicity island，PAI）或毒力岛。致病岛是由病原菌通过基因水平转移（转导、接合、转化）获得的外源 DNA，其两侧具有正向重复序列（DR）和插入元件，还含有一些潜在的可移动成分，如插入序列（insertion sequence，IS）——不携带基因的最小转位因子、整合酶、转座酶等。致病岛常与细菌染色体中 tRNA 等高度保守的基因相连。致病岛编码的产物多为分泌性蛋白和细胞表面蛋白，如溶血素、菌毛等。一些致病岛还编码细菌的分泌系统、信息转导系统和调节系统，它在致病过程中起着十分重要的作用。一种病原菌可同时有多个致病岛，同一个致病岛也可在不同细菌中存在。

第二节　细菌的增殖与培养

与所有的生命体相同，细菌的生长增殖也是从周围环境中摄取营养物质，通过代谢过程，合成自身生长所需要的物质，维持生命活动和繁衍子代。

一、细菌生长繁殖的条件

细菌生长增殖的条件主要有充足的营养物质、适宜的温度、合适的酸碱度，以及一定的气体环境。各类细菌的酶系统不同，对营养物质的选择利用也不相同。根据细菌利用氮源、碳源和能量的不同，可将细菌分为自养菌（autotroph）和异养菌（heterotroph）两大营养类型。自养菌能以简单的无机物（如 CO_2 为碳源，N_2、NH_3 为氮源）作为原料合成菌体成分。异养菌则必须以多种有机物（如蛋白质、糖类等）作为原料才能合成菌体成分并获得能量。根据异养菌的营养来源，又可将其分为腐生菌（saprophyte）和寄生菌（parasite）两类。腐生菌以动植物尸体、腐败食物作为营养物质；寄生菌寄生于活体内，从宿主的有机物中获得营养。所有病原菌都是异养菌，大部分属于寄生菌。

（一）细菌的营养

水、碳源、氮源、无机盐是细菌生长增殖最基本的营养保障，营养要求较高的细菌还需要某些生长因子，如 B 族维生素、氨基酸、嘌呤、嘧啶等。

1. 水 水不仅是构成细菌细胞的主要成分，而且是细菌进行新陈代谢必需的媒介。细菌所需要的营养物质必须先溶于水才能被吸收利用，代谢产物也必须溶于水才能被排出。

2. 碳源 碳源是合成菌体成分和获得能量的主要来源。细菌主要从碳水化合物（糖类）获得碳源，部分自养菌可利用无机碳获得碳源。

3. 氮源 其主要功能是作为合成菌体成分的原料。多数细菌主要以氨基酸、蛋白胨等有机氮化物为氮源。

4. 无机盐 细菌生长繁殖需要多种无机盐类，如钠、钾、镁、钙、磷、硫等。无机盐除参与构成菌体成分外，对促进酶的活性、维持菌体内外渗透压和酸碱平衡等方面都有重要的作用。

5. 生长因子 某些细菌生长还需要一些自身不能够合成的生长因子，一般为有机化合物，主要包括 B 族维生素、氨基酸、嘌呤、嘧啶等，它们多为辅酶或辅基的成分，与物质代谢有关。如流感杆菌需要高铁血红素（X 因子）和辅酶Ⅰ、Ⅱ（V 因子），它们是细菌呼吸所必需的物质。

（二）温度

不同的细菌对温度的要求不尽相同。例如，根据细菌对温度的要求不同，可将细菌分为嗜热菌、嗜温菌和嗜冷菌。大多数病原菌为嗜温菌，在 15 ～ 40℃ 范围内均能生长，最适生长温度为 37℃。嗜热菌的生长范围为 25 ～ 95℃。嗜冷菌的生长范围为 –5 ～ 30℃。

（三）酸碱度

多数细菌生长的最适 pH 值为 7.2 ～ 7.6 的中性环境，个别细菌需要在偏酸或偏碱的条件下生长，如结核分枝杆菌为 pH 值 6.5 ～ 6.8 的酸性环境，霍乱弧菌为 pH 值 8.4 ～ 9.2 的碱性环境下生长最适宜。支原体最适 pH 值为 7.8 ～ 8.0，但脲原体最适 pH 值为 6.0 ～ 6.5。

（四）气体

主要是对氧气和二氧化碳的要求。根据细菌对氧气的需求情况，可将细菌分为三类。①专性需氧菌（obligate aerobe）：具有完善的呼吸酶系统，需要分子氧作受氢体，在无游离氧的环境下不能生长，如结核杆菌、霍乱弧菌等。其中空肠弯曲菌、幽门螺杆菌等细菌在低氧压（5% ～ 6%）条件下生长最好，氧压增高（大于 10%）对其有抑制作用，称为微需氧菌（microaerophilic bacteria）。②专性厌氧菌（obligate anaerobe）：缺乏完善的呼吸酶系统，只能进行厌氧发酵。在游离氧存在时，细菌将受其毒害，甚至死亡。如破伤风梭菌、肉毒梭菌等。③兼性厌氧菌（facultative anaerobe）：兼有需氧呼吸和发酵两种酶系统，在有氧或无氧的环境中都能生长繁殖，但以有氧时生长更好。大多数病原菌属于此类。

（五）渗透压

一般培养基的盐浓度和渗透压对大多数细菌是安全的，少数细菌如嗜盐菌（halophilic

bacterium）在高浓度（30g/L）的 NaCl 环境中生长良好。

某些细菌生长繁殖的条件比较特殊，如衣原体、绝大多数的立克次体必须在活细胞内才能生长繁殖。

二、细菌增殖的方式与生长曲线

1. 增殖方式 细菌主要以二分裂方式进行无性繁殖。在适宜的生长条件下，细菌的增长呈指数递增。大多数细菌繁殖速度很快，20～30分钟一代，少数细菌繁殖较慢，如结核分枝杆菌约18小时繁殖一代。

2. 生长曲线 将一定量的细菌接种于液体培养基中，在适宜的温度下培养，连续定时取样进行活菌数和总菌数的定量，可发现其生长规律。以细菌数量的对数为纵坐标，生长时间为横坐标，可得细菌的生长曲线。生长曲线可分为4个期（图4-6）。

图 4-6 细菌的生长曲线

（1）迟缓期（lag phase） 细菌接种于培养基的最初阶段，是细菌适应新环境，为增殖做准备的时期。这一时期细菌代谢活跃、体积增大、DNA含量增高、产生各种诱导酶，分裂迟缓，繁殖较少。迟缓期的长短，因菌种和培养条件不同而异，从几分钟到数小时不等。

（2）对数期（logarithmic phase） 细菌代谢生长最旺盛的时期，此期细菌呈指数增长，其形态、生理和化学组成的特性较典型，是研究细菌生物学特性的理想时期。由于生长旺盛的细菌对环境等因素的作用敏感，因而也是研究遗传变异的好时期。

（3）稳定期（stationary phase） 细菌经过对数期的旺盛生长后，营养物质开始缺乏，代谢产物累积，细菌的繁殖速度下降，死亡率逐渐上升。细菌死亡数和新增长数接近平衡状态。细菌开始形成异染颗粒、芽胞及抗生素、外毒素等次级代谢产物。

（4）衰亡期（decline phase） 稳定期后的细菌生长更加缓慢，死亡数增高，活菌数急剧减少。此期细菌典型形态逐渐消失，呈多形性。革兰染色亦不稳定，某些 G^+ 菌染色变为 G^-。

三、细菌的代谢

与其他生物相同，细菌的代谢也由分解代谢和合成代谢组成，分解代谢是将复杂的有机物质分解成简单的化合物并释放能量。合成代谢是利用能量将小分子化合物合成复杂的大分子和自身结构物质的过程。细菌代谢产生的多种代谢产物对人类具有重要的医药学意义。

（一）细菌的分解代谢

细菌的分解代谢主要是能量代谢，其特点是代谢旺盛和代谢类型的多样化。各种细菌能量代谢过程不尽一致。除少数自养菌可利用光合作用外，绝大多数都通过生物氧化作用获得能量。

1. 细菌的能量代谢方式 细菌生物氧化的基质主要是糖类，通过糖的氧化或酵解释放能量。细菌生物氧化的类型主要有呼吸和发酵：①呼吸：以无机物为受氢体的生物氧化过程称为呼吸。其中，以氧为最终受氢体者称为需氧呼吸，以其他无机物为最终受氢体者称为厌氧呼吸。需养呼吸在有氧条件下进行，厌氧呼吸和发酵均须在无氧条件下进行。②发酵：以各种有机物为最终受氢体的生物氧化过程称为发酵。发酵的氧化不完全，对基质的分解不彻底，所产生的能量远比需氧呼吸少。如 1mol 葡萄糖经乙醇发酵只能产生 2 分子 ATP，而经三羧酸循环完全氧化可产生 38 个 ATP 分子。由于发酵产生的能量有限，细菌不得不加强其代谢活动，以获得足够的能量，工业上可利用这一点制造大量的发酵产品。专性厌氧菌和兼性厌氧菌都能进行发酵。

2. 细菌的分解代谢产物 各种细菌所具有的酶系统不完全相同，对营养物质的分解能力亦不一致，因而其代谢产物有别，借此可对其种类进行鉴别。这种利用生化方法来鉴别微生物种类的手段称为微生物的生化反应。常用于鉴别细菌的有以下实验。

（1）糖发酵试验 不同细菌分解糖类的能力和代谢产物不同。例如大肠埃希菌能发酵葡萄糖和乳糖；而伤寒沙门菌可发酵葡萄糖，但不能发酵乳糖。即使两种细菌均可发酵同一糖类，其结果也不尽相同，如大肠埃希菌有甲酸脱氢酶，能将发酵葡萄糖生成的甲酸进一步分解为 CO_2 和 H_2，故产酸并产气；而伤寒沙门菌缺乏该酶，发酵葡萄糖仅产酸不产气。

（2）甲基红（methyl red）试验 产气杆菌分解葡萄糖产生丙酮酸，后者可再经脱羧而生成中性的乙酰甲基甲醇，故培养液 pH > 5.4，甲基红指示液呈橘黄色，是为甲基红试验阴性。大肠埃希菌分解葡萄糖产生丙酮酸，培养液 pH ≤ 4.5，甲基红指示液呈红色，即为甲基红试验阳性。

（3）VP（Voges–Proskauer）试验 大肠埃希菌和产气杆菌发酵葡萄糖，产酸产气，两者不能区别。但产气肠杆菌能使丙酮酸脱羧生成中性的乙酰甲基甲醇，后者在碱性溶液中被氧化生成二乙酰，二乙酰与含胍基化合物生成红色化合物，即为 VP 试验阳性。大肠埃希菌不能生成乙酰甲基甲醇，故 VP 试验阴性。

（4）吲哚（indol）试验 有些细菌如大肠埃希菌、变形杆菌、霍乱弧菌等具有色氨酸酶，能分解培养基中的色氨酸生成吲哚（靛基质），能与靛基质检测试剂中的对二甲基氨基苯甲醛作用，生成红色吲哚，即为吲哚试验阳性。

（5）硫化氢试验 有些细菌如沙门菌、变形杆菌等能分解培养基中的含硫氨基酸（如胱氨酸、甲硫氨酸）生成硫化氢，硫化氢遇铅或铁离子生成黑色的硫化物。

（6）枸橼酸盐利用（citrate utilization）试验 某些细菌（如产气肠杆菌）能利用铵盐作为唯一氮源，并利用枸橼酸盐作为唯一碳源，可在枸橼酸盐培养基上生长，并分解枸橼酸盐生成碳酸盐，分解铵盐生成氨，使培养基变为碱性，是为该试验阳性。大肠埃希菌不能利用枸橼酸盐，故在该培养基上不能生长，即为枸橼酸盐试验阴性。

（7）尿素酶试验 变形杆菌有尿素酶，能分解培养基中的尿素产生氨，使培养基变碱，使酚红指示剂显红色，即为尿素酶试验阳性。

微生物的生化反应用于鉴别其种类，尤其对形态、染色反应和培养特性相同或相似的微生物更为重要。例如，吲哚（I）、甲基红（M）、VP（V）、枸橼酸盐利用（C）四种试验常用于鉴

定肠道杆菌，合称为 IMViC 试验。大肠埃希菌这四种试验的结果是 "++--"，产气肠杆菌则为
"--++"。

除此外，应用气相、液相色谱法鉴定细菌等分解代谢产物中挥发性或非挥发性有机酸和醇
类，能够快速确定其种类。

（二）细菌的合成代谢

细菌在代谢过程中能合成很多在医药学上具有重要意义的代谢产物。

1. 毒素（toxin） 细菌毒素分内毒素和外毒素两类。外毒素有极强的毒性，具有组织器官选
择性，可引起特征性临床病变。内毒素系革兰阴性菌的细胞壁结构成分，毒性作用相对较弱，且
无组织器官选择性。因注入人体或动物体内能引起发热反应，故又称为热原质（pyrogen）。热原
质耐高温，需加热至 180℃ 4 小时、250℃ 45 分钟或 650℃ 1 分钟才能使其破坏。是临床制剂中
最可能的致热污染源。

2. 侵袭性酶 某些细菌能合成一些对人体具有侵袭性的酶，如链球菌产生的透明质酸酶等，
能损伤机体组织，促进细菌在体内扩散，是细菌重要的致病因素。

3. 抗生素（antibiotin） 大多数为放线菌和真菌代谢过程中产生的能抑制或杀死其他微生物
或 / 和癌细胞的生物活性物质。

4. 维生素 细菌可合成某些维生素，除供自身需要外，还能分泌到菌体外被人体吸收利用。
如人肠道内大肠埃希菌合成的维生素 B 和维生素 K。医药工业也通过发酵某些细菌生产维生素。

5. 色素 有些细菌在一定条件下能合成不同颜色的色素，分为水溶性和脂溶性两类，在细菌
的鉴定上有一定意义。

6. 细菌素（bactericin） 是某些细菌产生的一类具有抗菌作用的蛋白质。只对与产生菌有亲
缘关系的细菌有杀伤作用。细菌素无治疗上的应用价值，可用于细菌分型和流行病学调查。

四、细菌的人工培养

细菌的人工培养曾经是现代微生物学建立的奠基石之一，目前对细菌的鉴定、研究、利用
仍然具有重要意义。就医学细菌而言，绝大多数的胞外菌与兼性胞内菌都可以进行无细胞人工培
养。少数的专性胞内菌也可以通过细胞培养、鸡胚或动物接种进行细胞内人工培养。

提供给细菌的无细胞人工培养环境称为培养基，培养基因细菌的不同需求和研究的不同目的
而各异。

（一）培养基

培养基（medium）是按照微生物生长繁殖所需要的各种营养物质，用人工方法配制而成的
无菌营养制品。按照不同的分类方法，培养基的种类亦不相同。

1. 按培养基的物理性状分类

（1）液体培养基 不含凝固剂，用于大规模的工业生产或实验室进行细菌生化代谢等方面的
研究。

（2）固体培养基 在液体培养基中加入 1.5% ～ 2% 的琼脂做凝固剂，细菌在培养基表面生
长可形成单个菌落，用于细菌的分离、鉴定、计数和保藏。

（3）半固体培养基 在液体培养基中加入 0.2% ～ 0.7% 的琼脂，呈浆糊状。常用于观察细菌
的运动特性。

2. 按培养基的用途分类

（1）基础培养基 含有细菌生长繁殖所需的最基本营养物质，适用于大多数细菌的生长。牛肉膏蛋白胨培养基是最常用的基础培养基。基础培养基也可以作为一些特殊培养基的基础成分，再根据某种微生物的特殊营养需求，在基础培养基中加入所需营养物质。

（2）营养培养基 是在普通培养基的基础上添加一些特殊的营养物质（如血液、血清、酵母浸膏、动植物组织液等），以满足营养要求较高的细菌的生长。血平板是最常用的营养培养基。营养培养基还可以用来富集和分离某种微生物，利用该种微生物在此种培养基中较其他微生物生长速度快的优势，逐步淘汰其他微生物，从而分离该种微生物。

（3）选择培养基 根据某种细菌的特殊营养要求或其对理化因素的抗性，在培养基中加入某种化学物质来抑制其他微生物的生长，而促进该细菌的生长。通常可以在培养基中加入抑菌剂或杀菌剂，常用的有染料和抗生素。如在培养基中加入青霉素或结晶紫，能抑制大多数 G^+ 菌的生长，可以分离出 G^- 菌。此外，也可利用温度、pH、盐度等理化因素来选择嗜热和嗜冷、嗜酸和嗜碱及嗜盐微生物。

（4）鉴别培养基 在培养基中加入底物和指示剂，细菌产生的代谢产物可以与培养基中的特殊化学物质发生反应，产生肉眼可见的特征性变化，可鉴别细菌。鉴别培养基主要用于微生物的快速分类鉴定。最常用的鉴别培养基是伊红美蓝培养基，大肠埃希菌能分解乳糖形成紫色菌落，致病性沙门菌和志贺菌不能分解乳糖形成无色菌落。

（5）厌氧培养基 厌氧菌必须在无氧的环境下才能生长，通常可在培养基中加入还原剂，或用物理、化学方法去除环境中的游离氧，以降低氧化还原电势。如疱肉培养基、巯基乙酸钠培养基等。

（二）细菌的培养技术

普通细菌一般以培养基进行人工培养，根据不同培养对象和不同培养目的，选用不同的接种和培养方法。常用的有分离培养和纯培养两种方法。已接种标本或细菌的培养基置于合适的气体环境，需氧菌和兼性厌氧菌置于空气中即可，专性厌氧菌须在无游离氧的环境中培养。多数细菌在代谢过程中需要 CO_2，但分解糖类时产生的 CO_2 已足够其所需，且空气中还有微量 CO_2，不必额外补充。只有少数菌如布鲁菌、脑膜炎奈瑟菌、淋病奈瑟菌等，初次分离培养时必须在 $5\% \sim 10\%$ CO_2 环境中才能生长。

放线菌的培养比细菌困难，厌氧或微需氧，初次分离需加 $5\%CO_2$ 以促进生长，在血琼脂平板上 $37℃$，$4 \sim 6$ 天可长出灰白色或淡黄色圆形微小菌落（< 1mm）。

支原体的营养要求比一般细菌高，其培养基在必须含有酵母浸液的同时，再添加血清、腹水等成分。多数兼性厌氧。生长缓慢，在含有 1.4% 琼脂的固体培养基上 $2 \sim 3$ 天才出现菌落，典型菌落呈荷包蛋样。

衣原体营专性胞内寄生。大多数可用 $6 \sim 8$ 天龄鸡胚卵黄囊培养。现在使用 HeLa-999、HL 等原代或传代细胞株培养衣原体，比鸡胚更敏感。某些衣原体可使小鼠感染，如鹦鹉热衣原体可接种小鼠腹腔；性病淋巴肉芽肿衣原体可接种在小鼠脑内。

绝大多数立克次体只能在细胞内生长，常用动物接种、鸡胚接种或细胞培养。常用豚鼠、小鼠繁殖多种病原性立克次体。鸡胚卵黄囊常用于立克次体的传代。目前常用的组织细胞培养系统有鸡胚成纤维细胞、L929 细胞等，培养最适温度为 $37℃$。

螺旋体的培养比较复杂。钩端螺旋体常用 Korthof 培养基培养，苍白密螺旋体用家兔上皮细胞培养，需氧或微需氧，多数生长缓慢。

（三）细菌在培养基中的生长现象

将细菌接种于液体、固体、半固体三种不同物理性状的培养基中，在适宜条件下培养后，可观察到肉眼可见的生长现象。

1. 液体培养基中的生长现象　大多数细菌在液体培养基中呈均匀混浊生长；少数链状排列的细菌如链球菌、炭疽芽胞杆菌等呈沉淀生长；枯草芽胞杆菌、结核分枝杆菌和铜绿假单胞菌等专性需氧菌一般呈表面生长，常形成菌膜。

2. 固体培养基中的生长现象　固体培养基可分为平皿平板和试管斜面两种形式，细菌在平板上可形成单个细菌的纯培养菌落，在斜面上往往形成菌苔。菌落的形态、大小、光滑或粗糙、湿润或干燥、边缘是否整齐等，都可作为鉴别细菌的参考。

3. 半固体培养基中的生长现象　将细菌用接种针穿刺接种于半固体培养基中，可以观察细菌是否有运动能力。有鞭毛的细菌有运动能力，沿穿刺线向外周扩散生长，穿刺线模糊；没有鞭毛的细菌只能沿穿刺线生长，穿刺线清晰。

第三节　细菌的遗传与变异

遗传（heredity）指生物子代与亲代间各种性状的稳定性。变异（variation）指子代与亲代间生物性状的差异。遗传与变异是生命的普遍特征。细菌同其他生物一样，也具有遗传性和变异性。决定细菌遗传性状的物质基础主要是细菌的核质 DNA 和质粒 DNA。当细菌受某些外界环境的影响或某些寄生物（如噬菌体）的作用时，可使细菌原有的形态、结构、毒力、对药物的敏感性等发生改变，称为细菌的变异性，细菌的变异性具有重要医学意义。

一、细菌的变异现象

医学细菌的变异性，主要表现为形态结构变异、毒力变异、耐药性变异、抗原性和酶的变异等。

（一）细菌形态结构变异

细菌的形态、大小、结构及菌落可因外界环境条件的影响而出现变异，变异后，细菌的抗原性消失或发生改变，从而不能被特异的抗体所凝集；有些细菌的酶活性发生变异，以致出现异常的生化反应。

许多细菌在青霉素、溶菌酶、抗体和补体等作用下，细胞壁合成受阻或丧失，可变成 L 型（因在法国 Lister 研究所首先发现而得名）细胞壁缺陷细菌。此变异可影响细菌的形态、大小、菌落特点、抗原性、染色特性以及对抗生素的敏感性等。

肠道杆菌中如沙门菌属、志贺菌属中常发生鞭毛抗原以及菌体抗原的变异。例如大肠杆菌原可以发酵乳糖，但发生酶变异后可失去发酵糖的能力，从而与一些不发酵的肠道致病菌难以区别。又如肠道杆菌经人工培养多次传代后常可见 S-R 变异：菌落由光滑（smooth，S 型）、湿润、边缘整齐，变异为表面粗糙（rough，R 型）、干皱、边缘不整齐；S-R 变异的物质基础为革兰阴性菌细胞壁外膜的脂多糖（LPS）蛋白质复合物中，失去了末端的特异寡糖，从而暴露了非特异的核心多糖，毒力及生化反应亦可随之改变。

　　细菌的特殊结构荚膜、鞭毛、芽胞等也可发生变异。如变异的肺炎链球菌可失去荚膜，有鞭毛的伤寒沙门菌可发生失去鞭毛的变异（通常称为 H-O 变异，意为因动力丧失菌落由弥散薄膜变为无薄膜的点状），炭疽杆菌在 42℃培养时可失去形成芽胞的能力等。这些可影响细菌的对应特性和鉴定。

（二）细菌毒力变异

　　细菌的毒力变异包括毒力的减弱和增强。强毒株长期在人工培养基上传代或加入特殊的不利于细菌生长的物质，可使细菌的毒力减弱或消失，如卡介苗（BCG）就是 Calmette 和 Guérin 二人耗时 13 年，将有毒的牛型结核分枝杆菌在含胆汁、甘油和马铃薯的培养基上经 230 代连续培养，获得的毒力减弱而保留其免疫原性的变异株。无毒株也可向有毒方向变异，如白喉棒状杆菌感染 β-棒状杆菌噬菌体后，获得产生白喉毒素的能力，由无毒株变成了有毒株。

（三）细菌耐药性变异

　　细菌对某种抗菌药物由敏感变成耐药的变异，称为耐药性变异，变异后的细菌称耐药菌株。细菌的耐药性可分为固有耐药性（intrinsic resistance）和获得耐药性（acquired resistance）。固有耐药性亦称为天然耐药性，指细菌对某些抗菌药物的天然不敏感性，通常是由细菌自身的特殊结构、功能等决定的，例如，铜绿假单胞菌，由于其细胞壁结构复杂，使多种抗菌药物难以渗入，或缺乏帮助转运有关药物的膜孔蛋白，阻碍了抗生素进入，造成对多种抗菌药物的耐药性。获得性耐药指由于细菌 DNA 的改变导致其获得的耐药性表型，细菌染色体的突变和质粒介导的耐药性是形成获得耐药性的主要机制。

　　获得耐药性的细菌对抗菌药物产生耐药性可有多种表现，一般常见以下情况：①耐药性（resistance）：是指细菌与某种药物多次接触后，对药物的敏感性下降甚至消失，致使药物对耐药菌的疗效降低或无效。②多重耐药性（multiple drug resistance，MDR）：是指某一细菌可同时对两种以上作用机制不同的药物产生耐药性。③交叉耐药性（cross drug resistance）：是细菌对结构或作用机制相似的抗生素均有耐药性的现象。

　　有的细菌变异后甚至可产生对药物的依赖性，如痢疾志贺菌链霉素依赖株，离开链霉素就无法生长。细菌对抗菌药物的敏感程度，可以通过测定抗菌药物在体外对某种细菌有无抑制作用的方法，即药物敏感试验来确定。

二、细菌的变异机制

　　细菌的变异按其基因是否改变可分为两种类型：①表型变异：由于外界环境条件的作用，影响了某些基因的表达，而基因结构并未发生变化，故又称为非遗传性变异。这种变化不能遗传给子代，一旦环境影响去除后，可恢复原来的性状。②基因型变异：指细菌的基因结构发生变化，又称遗传性变异。常发生于个别的细菌，不受环境因素的影响，变异发生后是不可逆的，产生的新性状可稳定地遗传给子代。

　　基因型变异是代表细菌进化的主要变异类型，尽管基因突变是基因型变异的根本原因，但不高的突变率以及突变累积受到环境作用的限制，使目前已知的细菌进化主要采取了基因转移与重组方式。

（一）基因突变

突变（mutation）是指遗传物质可遗传的结构变化，也指某一基因发生结构变化的过程。广义的突变包括染色体畸变，如缺失、倒位、重复等；狭义的突变专指基因突变，也称点突变。基因突变具有以下特点：①随机性：突变的发生与突变条件之间没有直接的对应关系，如抗生素抗性的细菌突变体与抗生素的存在与否没有直接的关系。②稀有性：突变属于稀有事件，这对于维持菌种的稳定性非常重要。不同个体、不同的基因具有不同的突变率，自然条件下，突变率一般在 $10^{-7} \sim 10^{-9}$ 之间。③可逆性：某些类型的基因突变是可逆的，特别是点突变，但较大范围的染色体畸变是不能逆转的。

（二）基因的转移与重组

供体菌的 DNA 片段转入受体菌内的过程称为基因转移（gene transfer），转移的基因与受体菌的 DNA 整合在一起并使受体菌获得新的性状，称为基因的重组（recombination）。细菌基因的转移与重组主要通过转化（transformation）、接合（conjugation）、转导（transduction）等途径进行。

1. 转化　受体菌直接摄取外源 DNA 片段（来自供体菌或质粒），将其整合到基因组中，从而获得新的遗传性状，称为转化。转化现象的发现源于英国学者 F.Griffith 在 1928 年用肺炎链球菌进行的有关试验。肺炎链球菌是一种致病球菌，常成双或成链排列，存在着光滑型（S 型）和粗糙型（R 型）两种不同类型。其中光滑型的菌株产生荚膜，有毒，可导致人体肺炎，导致小鼠败血症死亡；粗糙型的菌株不产生荚膜，无毒，对人或动物不致病。Griffith 将加热杀死的 S 型细菌和活的 R 型细菌混合注射到小鼠体内，小鼠死亡，Griffith 称此现象为转化作用。实验证明 S 型菌体内可能存在一种转化物质，它能通过某种方式进入 R 型细菌，并使 R 型细菌获得稳定的遗传性状。1944 年 O.T.Avery 等人对转化的本质进行了深入的研究。他们用 S 型细菌的 DNA 代替杀死的 S 型细菌重复 Griffith 的实验，得到相同的结果。实验结果表明，将 R 型细菌转化为 S 型细菌的遗传物质是 DNA。

2. 接合　供体菌与受体菌通过性菌毛接触而进行的基因转移，称为接合。细菌的接合作用与供体菌中所含的接合质粒有关。能通过接合方式转移的质粒称为接合性质粒，主要包括 F 质粒、R 质粒、Col 质粒和毒力质粒等。接合不是细菌的一种固有功能，当接合质粒丢失后，细菌间就不能再进行接合。最早发现的接合质粒是大肠杆菌的 F 质粒。带有 F 质粒的细菌有性菌毛，相当于雄性菌（F^+），无 F 质粒的细菌，相当于雌性菌（F^-）。当 F^+ 菌与 F^- 菌杂交时，F^+ 菌的性菌毛末端与 F^- 菌表面受体接合，使两菌靠近并形成通道，F 质粒 DNA 中的一条链断开并通过性菌毛通道进入 F^- 菌内，单股 DNA 链以滚环式进行复制，可在杂交的两菌中各自形成完整的 F 质粒；F^- 菌获得 F 质粒后长出性菌毛，也成为 F^+ 菌。R 质粒最早在福氏痢疾杆菌耐药的菌株内发现，随后发现很多细菌的耐药性都与 R 质粒的接合转移有关。R 质粒由耐药传递因子和耐药决定因子组成，耐药传递因子与 F 质粒功能相似，编码性菌毛；耐药决定因子赋予菌株耐药性。R 质粒通过接合可将耐药基因传递给其他细菌，从而导致耐药菌株的大量增加，给临床治疗工作带来困难。

3. 转导　以噬菌体为媒介，将供体菌的一段 DNA 转移到受体菌内，使受体菌获得供体菌的部分遗传性状的过程，称为转导。

噬菌体（bacteriophage，phage）是感染细菌、真菌等微生物的病毒。噬菌体在电子显微镜下有三种形态，即蝌蚪状、球形和细杆状。大多数噬菌体呈蝌蚪状，由头部和尾部两部分组成（图4-7）。噬菌体头部为蛋白质外壳包裹的二十面体，内含核酸。尾部由中空的尾髓和外面包着的尾鞘组成。在头、尾连接处有一尾领结构，尾部末端有尾板、尾刺和尾丝。尾丝为噬菌体的吸附器官，能识别宿主菌体表面的特殊受体，尾板内有裂解宿主菌细胞壁的溶菌酶，尾髓具有收缩功能，可使头部核酸注入宿主菌。

图4-7　噬菌体的结构

　　噬菌体感染宿主菌后有两种结果：一是在宿主菌体内复制增殖，产生子代噬菌体，裂解宿主菌，称为毒性噬菌体（virulent phage）。毒性噬菌体增殖过程包括吸附、穿入、生物合成、成熟和释放几个阶段。二是噬菌体感染易感细菌后，其基因与宿主菌染色体整合，多数情况下，不产生子代噬菌体，不裂解宿主菌，但噬菌体DNA能随细菌DNA复制，并随细菌的分裂而传代，称为温和噬菌体（temperate phage）或溶原性噬菌体（lysogenic phage）。整合在细菌染色体中的噬菌体核酸称为前噬菌体（prophage），带有前噬菌体的细菌称为溶原性细菌（lysogenic bacterium）。前噬菌体偶尔可自发地或在某些环境因素的诱导下脱离宿主菌染色体，产生成熟噬菌体，导致细菌裂解。温和噬菌体的这种产生成熟噬菌体颗粒和溶解宿主菌的潜在能力，称为溶原性。

　　噬菌体在增殖末期把DNA装入外壳蛋白组成新的噬菌体时发生装配错误，误将供体菌的DNA片段或质粒装入，成为一个转导噬菌体，在其感染另一宿主菌时就将其所携带的供体菌DNA转入受体菌，这个过程就是转导过程。在转导过程中有一种特殊的转导类型，称为溶原性转换（lysogenic conversion）。它是由温和噬菌体感染宿主细菌时，以前噬菌体形式整合入宿主菌，使宿主菌获得了噬菌体基因编码的某些遗传性状。如 β–棒状噬菌体感染白喉棒状杆菌后，由于噬菌体携带编码毒素的基因，使无毒的白喉棒状杆菌获得产生白喉毒素的能力。

三、细菌变异的医学意义

　　细菌很多表型（形态、结构和菌落）的变异，常使细菌失去典型的形态，这给细菌的鉴定以及疾病的诊断带来困难。如失去细胞壁的L型细菌，用常规方法分离培养呈阴性，常导致临床漏诊、误诊。当患者有明显感染症状，常规培养呈阴性时，须考虑L型细菌感染的可能，用高渗含血清的培养基分离培养。此外，随着金黄色葡萄球菌耐药菌株的增加，很多菌株产生的色素由金黄色变为灰白色，凝固酶阴性的葡萄球菌也具有了致病性，在临床诊断时要注意细菌的这些变异。

　　细菌耐药性的变异是临床上最值得关注的。细菌耐药性的变异，不是抗生素诱导产生的，只是由于抗生素的使用给耐药性突变菌株提供了选择和发展的机会。因此，在使用抗菌药物前应做药物敏感实验，避免抗生素的滥用，不给耐药菌提供生长的机会。

　　当然，细菌的某些变异也可以为人类所用。如利用细菌毒力的变异，将强毒力的细菌多次传代变为毒力减弱但抗原性保持稳定的菌种，来制备减毒活疫苗（如卡介苗）。或利用细菌基因重组的原理，将某一供体菌的目的DNA片段切割，然后与载体（质粒、噬菌体）DNA重组，转入受体菌，筛选重组菌后可大量培养，扩增外源 DNA，用以研究其结构和功能。而利用基因重组原理建构工程菌，就可以大量生产胰岛素、干扰素、生长激素等生物制剂以及工业上用的酶添加剂等。

第四节　细菌的感染与免疫

细菌感染是临床较常见的一种病原生物感染形式。人类在长期与细菌的斗争中，不仅形成了强大的抗细菌感染的免疫，同时对细菌感染也有了深刻的认识，并发明了抗细菌的武器——抗生素，有效遏制了细菌感染对人类的威胁。

一、细菌感染

引起人类感染的细菌按其寄居部位分为胞外菌（extracellular bacteria）与胞内菌（intracellular bacteria）。胞外菌寄生于宿主细胞外的血液、淋巴液、组织液中，如葡萄球菌、链球菌、大肠埃希菌、霍乱弧菌、破伤风梭菌等。胞内菌又可分成：①兼性胞内菌（facultative intracellular bacteria）：主要寄居于宿主细胞内，在适宜条件下也可在细胞外生存，如结核分枝杆菌、伤寒沙门菌、嗜肺军团菌等。②专性胞内菌（obligate intracellular bacteria）：只能寄生于宿主细胞内，如立克次体、衣原体等。

胞外菌有较强的致病力，主要引起化脓性感染与由毒素引起的多种损伤。胞内菌具有较强的免疫逃逸能力，其造成的损伤多系来自机体免疫系统的清除作用。

（一）细菌的致病性

细菌的致病性通常是指其直接与间接造成宿主病理损害的生物结构与机制。在结构上，可以分为结构性致病物质（非分泌的）与分泌性致病物质。在机制上，包括对宿主的侵袭能力、毒性作用以及激活免疫系统后形成的免疫损伤作用。

1. 侵袭能力　致病菌突破宿主皮肤、黏膜生理屏障，进入机体定植、繁殖和扩散的能力，称为侵袭力（invasiveness）。侵袭力包括细菌的结构性致病物质（黏附素与荚膜等）和分泌性致病物质（分泌系统与侵袭性酶类等）。①黏附素：细菌黏附于宿主体表或黏膜上皮细胞是引起感染的首要条件，细菌的黏附能力与致病性密切相关。具有黏附作用的细菌结构，称为黏附素或黏附因子。革兰阴性菌的黏附素通常为菌毛，通过菌毛的吸附作用，细菌可定居于宿主细胞上。菌毛的选择性吸附作用是通过与细胞表面相应受体的结合完成的。如肠道中产毒性大肠埃希菌、痢疾志贺菌、霍乱弧菌等的菌毛。革兰阳性菌的黏附素是菌体表面的毛发样突出物，如金黄色葡萄球菌的脂磷壁酸。②荚膜：有荚膜的细菌能防止白细胞的吸附作用，以避免被其吞噬，使致病菌能在宿主体内大量繁殖，产生病变。例如有荚膜的肺炎链球菌不易被吞噬细胞吞噬、杀灭。有些细菌表面有类似荚膜的物质，如 A 群链球菌的 M 蛋白、大肠埃希菌的 K 抗原及伤寒杆菌的 Vi 抗原，除具有抗吞噬作用外，还可抵抗抗体和补体的作用。③分泌系统：某些革兰阴性菌的分泌系统可以分泌特定的黏附蛋白或宿主细胞膜结合蛋白以帮助致病菌的侵袭过程，如志贺菌可通过 Ⅲ 型分泌系统完成对宿主细胞（结肠、直肠部位的肠黏膜上皮细胞）的黏附与侵入。④侵袭性酶：属胞外酶，具有溶解细胞、破坏组织等作用。在感染过程中可以协助致病菌抗吞噬或向四周扩散。如金黄色葡萄球菌产生的血浆凝固酶有抗吞噬作用；A 群链球菌产生的透明质酸酶、链激酶有助于细菌在组织中扩散。

2. 毒性作用　致病菌直接作用于机体并损伤细胞、组织、器官，干扰正常生理功能的致病机制称为毒性作用。毒素是致病菌毒性作用的主要物质基础。按其产生形式分为外毒素（exotoxin）和内毒素（endotoxin）。①外毒素：系致病菌的分泌性致病物质，多为具有酶活性的毒性蛋白，按其作用靶标不同，分成神经毒素、细胞毒素和肠毒素等。如具有神经毒性的破伤风毒素、肉毒毒素；具有细胞毒性的白喉毒素、百日咳 RTX 毒素；具有肠毒素毒性的霍乱肠毒素、金黄色葡萄球菌肠毒素等。②内毒素：系致病菌非分泌性的毒性物质，一般只有当致病菌裂解后才能释放，如革兰阴性菌细胞壁的脂多糖等。

3. 免疫损伤作用　致病菌产生的分泌性致病物质与结构性致病物质均可激活免疫细胞而形成间接的病理性免疫损伤。最为典型的例子是革兰阴性菌细胞壁中脂多糖的作用和金黄色葡萄球菌毒性休克综合征毒素的作用。①脂多糖（LPS）：系革兰阴性菌细胞壁的组成成分，为结构性致病物质。致病菌裂解后释放的 LPS 可经 LPS 结合蛋白及细胞受体激活巨噬细胞与中性粒细胞，可释放大量的细胞因子，引起机体的发热反应（故 LPS 又有外源性致热原之称）、白细胞反应（趋化因子作用）、中毒性休克（补体系统和凝血系统过度活化）、弥漫性血管内凝血等多重病理生理改变。②金黄色葡萄球菌毒性休克综合征毒素：系极少数金黄色葡萄球菌分泌的蛋白质，可与人体 T 细胞的抗原受体非特异结合，产生超抗原作用，激活庞大的 T 细胞克隆，引起由众多细胞因子介导的毒性休克综合征。

（二）细菌感染的临床类型

如同所有病原生物形成的感染，细菌感染也可在不同层面上划分各种类型，如隐性感染与显性感染、外源性感染与内源性感染等。

但其临床感染主要以病程与感染累及部位进行划分，按病程分为急性感染与慢性感染。急性感染起病急，病程短。慢性感染则起病较缓慢，病程迁延，可长达数月至数年。按感染累及部位分为局部感染与全身感染。局部感染系指细菌感染播散的范围比较局限，仅在感染灶周围。如化脓性球菌引起的疖、痈等。全身感染一般由病原体及毒性产物的血行播散所引起。常见的全身感染有：①毒血症（toxemia）：系细菌外毒素经血液播散至特定靶组织、器官所出现的特征性中毒症状。②内毒素血症（endotoxemia）：系细菌内毒素入血所出现的相应症状。③菌血症（bacteremia）：系致病菌由局部入侵，短暂通过血流至适宜部位繁殖而致病。④败血症（septicemia）：系致病菌在血液大量繁殖后，产生大量毒素所出现的全身中毒症状。⑤脓毒血症（pyemia）：系化脓性细菌侵入血流大量繁殖，并播散至其他组织或器官，产生新的化脓性病灶的症状。

（三）细菌感染的传播方式与途径

1. 经呼吸道感染　如脑膜炎奈瑟菌、肺炎链球菌等的传播。经呼吸道传播的致病菌一般都具有较强的环境抵抗力。

2. 经消化道传播　如大肠埃希菌、霍乱弧菌、伤寒沙门菌等的传播。经消化道传播的致病菌一般具有抵抗胃酸与胆汁的能力，并往往可在水中存活较长时间。

3. 经皮肤、创口接触传播　如葡萄球菌、链球菌、破伤风梭菌、产气荚膜梭菌等的传播。皮肤、创口接触传播多见于化脓性感染致病菌和厌氧芽胞梭菌感染。

4. 经泌尿生殖道感染　如梅毒螺旋体、淋病奈瑟菌、沙眼衣原体等的传播。由性传播方式引起的感染性疾病统称性传播疾病（sexually transmitted diseases，STD）。

5.经媒介传播　如鼠疫耶尔森菌、斑疹伤寒立克次体等的传播。媒介传播的致病菌多数为人兽共患感染。

二、抗细菌免疫

如前已述，引起人类感染的细菌按其寄居部位分为胞外菌与胞内菌。胞外菌的致病力以化脓性感染与毒素作用为主，胞内菌的致病力则主要由于免疫损伤。故而针对胞外菌与胞内菌的免疫效应也显示出不同，胞外菌感染的有效抵御依赖体液免疫，胞内菌感染的有效抵御依赖细胞免疫。

（一）针对胞外菌感染的免疫机制

针对胞外菌的侵入、定植、毒素作用等致病机制，机体之固有免疫与适应性免疫都可形成一定的应答，以达到阻止入侵、中和毒素、清除细菌、形成保护性免疫的防御效果。

1.固有免疫　在胞外菌感染中，固有免疫主要形成阻挡侵袭的屏障作用，清除细菌的细胞吞噬、杀灭作用，补体活化的溶菌作用，各类体液因子的抑菌作用等。

2.适应性免疫　在胞外菌感染中，适应性免疫主要形成阻挡侵袭的抗体阻断作用、毒素的抗体中和作用、补体经典途径的激活作用、抗体抑菌作用等。受胞外菌激活 Th2 细胞可辅助形成特异性抗体，而受细菌超抗原激活的 T 细胞可造成较严重的免疫损伤。

（二）针对胞内菌感染的免疫机制

针对胞内菌的细胞内入侵，机体之固有免疫与适应性免疫也可形成一定的应答。其后果除清除细菌外，还可引起程度不等的免疫损伤。

1.固有免疫　在胞内感染中，NK 细胞担负着重要的早期抗胞内菌防御功能，可有效杀伤和控制胞内菌感染。由活化 NK 细胞产生的 IFN-γ，可去除胞内菌逃逸机制对巨噬细胞吞噬、杀灭的抑制作用。

2.适应性免疫　在胞内感染中，CD4$^+$T 细胞介导的迟发型超敏反应性炎症机制成为最主要的免疫防御机制，但该机制也是形成严重免疫损伤主要原因，如结核分枝杆菌感染中结核空洞的形成，肠热症中肠穿孔并发症的出现。

扫一扫，查阅
本章数字资源，
含 PPT、音视
频、图片等

细菌也是引起感染性疾病主要的病原生物，本章将介绍常见的引起人类疾病的革兰阳性菌和革兰阴性菌。

第一节　革兰阳性致病菌

革兰阳性菌过去一直指革兰染色后菌体呈紫色的一大类细菌，目前泛指所有细胞壁无外膜结构的细菌，包含厚壁菌门（Firmicutes）与放线菌门（Actinobacteria）。常见与人类疾病相关的革兰阳性菌，属于厚壁菌门的有链球菌属（*Streptococcus*）、葡萄球菌属（*Staphylococcus*）、肠球菌属（*Enterococcus*）、芽胞杆菌属（*Bacillus*）、李斯特菌属（*Listeria*）、梭菌属（*Clostridium*）和支原体属（*Mycoplasma*）等。属于放线菌门的有分枝杆菌属（*Mycobacterium*）、诺卡菌属（*Nocardia*）等。

一、链球菌属

链球菌属在细菌分类学中的位置为厚壁菌门、芽胞杆菌纲、乳杆菌目、链球菌科，现有 90 个种和亚种，广泛分布于自然界、人及动物的鼻咽部、消化道和泌尿生殖道中。其中，与人类疾病关系密切的有化脓性链球菌（*Streptococcus pyogenes*）、肺炎链球菌（*Streptococcus pneumoniae*）、无乳链球菌（*Streptococcus agalactiae*）和草绿色链球菌（*Viridans streptococcus*）等。

（一）发现与描述

威尼斯外科医生 Billroth 于 1874 年首次分离到该菌，1883 年 Fehleisen 从丹毒患者的创口内再次分离出链状细菌。因这些细菌细胞分裂时总是沿一个轴延伸，故 1884 年 Rosenbach 将其命名为链球菌（streptococcus）。"streptococcus"一词源于希腊语，coccus 意为"浆果"，strepto 意为"链子"。引起丹毒和蜂窝织炎等化脓性炎症的链球菌被称为化脓性链球菌。1881 年，Pasteur 与 George Sternberg 相继发现肺炎链球菌，1926 年命名为肺炎双球菌，1974 年改名为肺炎链球菌。

链球菌呈球形或椭圆形，直径不超过 2μm，成双或链状排列，革兰染色阳性。多具有荚膜，细胞壁外有菌毛样结构，无芽胞，无鞭毛。为需氧或兼性厌氧菌。最适生长温度为 37℃，最适 pH 值为 7.4 ～ 7.6。营养要求较高，在普通培养基中需补充血液、血清、葡萄糖等才能生长，形成灰白色、表面光滑、边缘整齐、直径 0.5 ～ 0.75mm 的细小菌落。

美国微生物学家 Brown 于 1919 年发现链球菌属不同菌种或菌株在血平板上可形成不同的溶

血现象。根据产生溶血与否及溶血现象的不同，链球菌分为三类：① α 型（甲型）溶血性链球菌（α–hemolytic streptococcus）：可引起不完全溶血现象，称甲型或 α 溶血。其菌落周围可形成 1～2mm 宽的草绿色溶血环，故这类细菌亦称草绿色链球菌（*Streptococcus viridans*），多为条件致病菌。② β 型（乙型）溶血性链球菌（β–hemolytic streptococcus）：可引起完全溶血现象，称乙型溶血或 β 溶血。其菌落周围形成一个 2～4mm 宽的透明溶血环，故这类细菌亦称溶血性链球菌（*Streptococcus hemolyticus*），致病力强，可引起人类和动物的多种疾病。③ γ 型（丙型）链球菌（γ–streptococcus）：不产生溶血素，菌落周围不形成溶血环，称 γ 溶血或非溶血现象。这类细菌亦称非溶血性链球菌（streptococcus non–hemolytics），一般不致病。

1933 年 Lancefield 根据链球菌细胞壁多糖抗原的不同，将其分为 A、B、C、D 四个群，其后不断发现和调整，目前分 A～H、K～V 共 20 群。其中，A、B、C 群多为乙型溶血性链球菌，D 群则为甲型溶血性链球菌或非溶血性链球菌。对人致病的，90% 左右属 A 群，B、C、D、G 群偶见，而其他各群的乙型溶血性链球菌主要引起家畜的感染。链球菌的群别与溶血性间无平行关系，但对人类致病的 A 群链球菌多数呈乙型溶血。

（二）基因与结构

链球菌属中有化脓性链球菌、肺炎链球菌、无乳链球菌、变异链球菌等 12 种已完成全基因测序。化脓性链球菌全基因长 1852.442kb，含 1752 个基因，其中与毒力相关的基因超过 50 个，与多种人类疾病有关。

链球菌的抗原结构复杂，主要有多糖抗原、蛋白质抗原和核蛋白抗原 3 种。多糖抗原亦称 C 抗原，是细胞壁的多糖组分，有群特异性。蛋白质抗原位于 C 抗原外层，亦称表面抗原，具有型特异性。A 群链球菌有 M、T、R 和 S 四种不同性质的蛋白质抗原，其中与致病性有关的是 M 抗原。M 抗原能够抵抗补体介导的调理作用，并具有抵抗中性粒细胞吞噬的作用，也与细菌黏附和定植有关。M 抗原有 2 类，Ⅰ类 M 抗原恒定区在表面，可结合抗体，与心肌、肾小球基底膜有共同抗原，因此与风湿热等超敏反应性疾病的发生有关。Ⅱ类 M 蛋白恒定区在内部，不结合抗体。核蛋白抗原也称 P 抗原，无特异性，各种链球菌均相同。

链球菌属成员多具有荚膜，除肺炎链球菌荚膜为多糖外，多数链球菌荚膜由透明质酸组成。

（三）致病性与临床表现

1. 化脓性链球菌 属 A 群链球菌，是最主要的致病性链球菌。其致病物质主要有：①黏附素：菌体表面的脂磷壁酸（lipoteichoic acid，LTA）和 M 蛋白结合到宿主细胞表面的纤连蛋白受体上，介导链球菌的黏附。②链球菌溶血素：能溶解红细胞、杀伤白细胞和血小板，对心肌有急性毒性作用。据其对 O_2 的稳定性，A 族链球菌可产生两种溶血素——链球菌溶血素 O（streptolysin O，SLO）和链球菌溶血素 S（streptolysin S，SLS）两种。SLO 为含—SH 基的蛋白质，分子量 50～70kDa，对 O_2 敏感，遇 O_2 时，—SH 基被氧化为—S—S—基而失去溶血能力，加入亚硫酸钠或半胱氨酸等还原剂后溶血作用可逆转。多数 A 群链球菌株和部分 C、G 群株能产生 SLO。其抗原性强，感染后 2～3 周，85%～90% 患者产生 SLO 抗体，病愈后可持续存在数月甚至数年。风湿热患者，尤其活动期，血清 SLO 抗体增高显著，效价 1：400 以上。因此，测定 SLO 抗体可作为链球菌感染和风湿热的辅助诊断。SLS 是对 O_2 稳定的分子糖肽，无免疫原性，对热和酸敏感，血琼脂平板上菌落周围的 β 溶血环即由其所致。③致热外毒素：又称红疹毒素或猩红热毒素，有 A、B、C 三个血清型，由 A 群链球菌中携带溶原性噬菌体的菌株产生。为耐热蛋白质，96℃ 45 分钟才能完全灭活。其抗原性强，能刺激机体产生抗毒素。其具有引起机体发热和皮肤红斑疹等生物学作用，是致人类猩红热的主要毒性物质。④侵袭性酶：包括透明质酸酶（hyaluronidaes）、链激酶（streptokinase，SK）、链道酶（streptodonase，SD）。透明质酸酶能分解细胞间质的透明质酸，便于细菌扩散。链激酶能使血液中纤维蛋白酶原变为纤维蛋白酶，可溶解血块或阻止血浆凝固，有利于细菌在组织中扩散。链道酶为链球菌 DNA 酶，能分解脓液中具有高度黏稠性的 DNA，使脓汁稀薄易于扩散。

化脓性链球菌引起三类疾病：①化脓性感染：常见的有局部皮肤和皮下组织感染，如蜂窝组织炎、痈、脓疱疮、淋巴管炎、淋巴结炎等，扁桃体炎、咽炎、咽峡炎、鼻窦炎等也很常见。此外还可引起产褥感染、中耳炎、乳突炎、气管炎、肺炎和败血症等。②毒素性疾病：主要是猩红热，为儿童常见的急性呼吸道传染病。传染源为患者和带菌者，临床表现主要为发热、咽峡炎、全身弥漫性皮疹和疹退后的明显的皮肤脱屑。③超敏反应性疾病：如风湿热和急性肾小球肾炎等，由链球菌多种型别引起，目前认为其发病机制为Ⅱ、Ⅲ型超敏反应。

2. 肺炎链球菌 常寄居在人体的鼻咽腔中，多数菌株不致病或致病力弱，仅少数有致病力。其主要致病物质有荚膜、肺炎链球菌溶血素 O、神经氨酸酶和磷壁酸等。荚膜是肺炎球菌的主要毒力因子，有抗吞噬作用，失去荚膜就失去了致病力。肺炎链球菌溶血素 O 对 O_2 敏感，在血平板上形成绿色 α 溶血环；能溶解羊、豚鼠、人的红细胞，抑制淋巴细胞的增殖和中性粒细胞的趋化作用。神经氨酸酶在新分离株中出现，能水解宿主细胞膜糖蛋白和糖蛋白末端的 N- 乙酰神经氨酸，与肺炎球菌在鼻咽部和支气管黏膜上定植、繁殖和扩散有关。磷壁酸则对肺炎球菌黏附到肺上皮细胞或血管内皮细胞表面起重要作用。当机体抵抗力下降时，肺炎链球菌进入下呼吸道，引起人类大叶性肺炎。

3. 其他链球菌 ①草绿色链球菌：为人口腔、上呼吸道、消化道、女性生殖道正常菌群，较常见的有变异链球菌（*Streptococcus*）、唾液链球菌（*S.mutans salivarius*）、咽峡炎链球菌（*S.anginosus*）等。变异链球菌与龋齿发生密切相关，该菌能产生葡糖基转移酶，分解口腔中的蔗糖产生黏性大的不溶性葡聚糖，使口腔中细菌黏附在牙齿表面形成菌斑，其中乳杆菌能发酵多种糖类产生大量酸，导致牙釉质脱钙，形成龋齿。咽峡炎链球菌入侵血流后在一般情况下短时间被清除，但如果心瓣膜有病损或用人工瓣膜者，细菌则易停留并引起亚急性细菌性心内膜炎。②无乳链球菌：为下呼吸道、泌尿生殖道、直肠正常菌群，当机体免疫功能低下时，可引起皮肤感染、心内膜炎、产后感染、新生儿败血症和新生儿脑膜炎。

（四）检测与防治

1. 检测 ①形态学检测：取感染部位标本，如皮肤感染取脓汁，咽喉、鼻腔等病灶用棉拭子取分泌物，败血症取血液等。可直接涂片染色镜检，也可进行分离培养后镜检。②免疫学检测：抗链球菌溶血素 O 抗体（ASO）试验可用作化脓性链球菌感染及感染后超敏反应性疾病如风湿热、风湿性关节炎、风湿性心肌炎等的辅助诊断。

2. 防治 主要进行抗菌治疗，首选青霉素 G，并在治疗前做常规药物敏感试验，耐药者可选用万古霉素等敏感药物。对猩红热患者，在治疗的同时应进行隔离。

二、葡萄球菌属

葡萄球菌属有 51 种（亚种），其中与人类关系密切的有金黄色葡萄球菌（*Staphylococcus aureus*）、表皮葡萄球菌（*S.albus*）、腐生葡萄球菌（*S.citreus*）、路邓葡萄球菌（*S.lugdunensis*）和溶血葡萄球菌（*S.heamolyticus*）等。

（一）发现与描述

葡萄球菌为德国微生物学家科赫（R.Koch）、法国微生物学家巴斯德（L.Pasteur）和苏格兰外科医生奥格斯顿（A.Ogston）于 19 世纪末在患者脓液中发现，因其常堆聚成葡萄串状而得名。"Staphylococcus" 一词源于希腊语，Staphlo 为 "葡萄串" 之意。F.J.Rosenbach 于 1884 年用纯培养对其进行了详细研究，K.Jensen 于 1959 年从金黄色葡萄球菌的细胞壁分离出蛋白质 A，后证实其可与 IgG 特异性结合。

葡萄球菌菌体呈球形或椭圆形，直径 0.5 ～ 1.0μm，葡萄串状排列（系繁殖时向多个平面不规则分裂所致）。亦有呈双球或短链状者。无鞭毛，无芽胞，体外培养时一般不形成荚膜。革兰染色阳性，但衰老、死亡或被中性粒细胞吞噬后革兰染色可呈阴性。

葡萄球菌属对营养要求不高，普通培养基中 37℃ 生长良好，形成圆形、隆起、表面光滑、湿润、边缘整齐、不透明的菌落，属内不同菌种，可产生金黄色、白色或柠檬色等不同颜色的脂溶性色素。需氧或兼性厌氧，在 18 ～ 40℃ 可生长，最适 pH 值为 7.4。该菌耐盐性强，在含有 10% ～ 15% 的氯化钠培养基中仍能生长，因此，可用高盐培养基分离菌种。在血琼脂平板上，因金黄色葡萄球菌多产生溶血素，在菌落周围可形成完全透明的溶血环（β 溶血）。

根据产生的色素及生化反应不同，可将常见的与人类关系密切的葡萄球菌分为金黄色葡萄球菌、表皮葡萄球菌和腐生葡萄球菌三种。三种葡萄球菌的主要生物学性状见表 5-1。

表 5-1　三种葡萄球菌的主要生物学性状

性状	金黄色葡萄球菌	表皮葡萄球菌	腐生葡萄球菌
菌落色素	金黄色	白色	柠檬色 / 白色
产生溶血素	+	-	-
发酵甘露醇	+	-	-
分解葡萄糖	+	+	-
A 蛋白	+	-	-

根据是否产生凝固酶，可将葡萄球菌分为凝固酶阳性葡萄球菌和凝固酶阴性葡萄球菌（coagulase-negative staphylococcus，CNS）。凝固酶阳性葡萄球菌仅有金黄色葡萄球菌，其他葡萄球菌统归为凝固酶阴性葡萄球菌，到目前为止，已有四十余种葡萄球菌被鉴定为凝固酶阴性。CNS 是医院感染的重要病原菌，也是创伤、尿道、中枢神经系统感染和败血症的常见病原菌。其中耐甲氧西林凝固酶阴性葡萄球菌（methicillin- resistant coagulase-negative staphylococcus，MRCNS），为低毒力条件致病菌，感染后症状不典型，呈多重耐药现象，称为 "超级细菌"。

（二）基因与结构

葡萄球菌属中金黄色葡萄球菌、表皮葡萄球菌和溶血葡萄球菌等菌株已完成全基因测序。其中，金黄色葡萄球菌全基因长 2800kb，含 2600 个基因；表皮葡萄球菌全基因长 2500kb，含 1681 个基因。其中基因组基因约占 84.5%，其余的基因存在于质粒中。金黄色葡萄球菌的致病性与耐药性主要由质粒、前噬菌体和致病岛基因编码。如质粒编码葡萄球菌溶血素（staphylolysin），并与金黄色葡萄球菌的耐药性密切相关；前噬菌体编码杀白细胞素

（leukocidin）、剥脱毒素（exfoliatin）；致病岛编码毒性休克综合毒素 1（toxic shock syndrome toxin1，TSST-1）以及肠毒素（enterotoxin）。

金黄色葡萄球菌的结构有：①葡萄球菌 A 蛋白（staphylococcal，SPA）：是存在于葡萄球菌细胞壁表面的一种与胞壁肽聚糖呈共价结合的单链多肽。90% 以上的金黄色葡萄球菌菌株有此蛋白质，但不同株间含量相差悬殊。SPA 可与人及哺乳动物 IgG1、IgG2 和 IgG4 的 Fc 段非特异性结合，通过与吞噬细胞争夺 Fc 段，降低抗体介导的调理作用，因而具有抗吞噬作用。以含 SPA 的葡萄球菌作为载体，结合特异性抗体，可用于多种微生物抗原的检测，称协同凝集试验（coagglutination assay），因简易、价廉、快速而广泛用于临床。此外，SPA 与 IgG 结合后的复合物还具有促细胞分裂、引起超敏反应、损伤血小板等生物学活性。②磷壁酸：A 群为 N- 乙酰葡糖胺核糖醇磷壁酸（多糖 A）；B 群为 N- 乙酰葡糖甘油型磷壁酸（多糖 B）。磷壁酸能与宿主细胞表面的纤连蛋白结合，介导葡萄球菌的黏附。③肽聚糖：具有趋化作用和活化补体、诱导细胞产生 IL-1、抑制吞噬等生物学作用。

（三）致病性与临床表现

1. 金黄色葡萄球菌　金黄色葡萄球菌可产生多种毒力因子。①血浆凝固酶：是能使含有抗凝剂的人或兔血浆发生凝固的酶类物质。有两种，即游离凝固酶和结合凝固酶。游离凝固酶分泌至菌体外，被血浆中协同因子激活为凝血酶样物质，引起血浆凝固，可用试管法检测。结合凝固酶在菌体表面，能使纤维蛋白原变为纤维蛋白，可用玻片法测定。凝固酶阳性菌株进入机体，使周围血液或血浆中的纤维蛋白等沉积于细菌表面，是该菌株表面的纤维蛋白原受体，妨碍吞噬细胞的吞噬或胞内消化作用，并能保护细菌免受血清杀菌物质的作用。由于病灶周围有纤维蛋白的凝固和沉积，细菌不易向外扩散，葡萄球菌感染易于局限化和形成血栓。②葡萄球菌溶血素：是一组能损伤细胞膜的毒素。有 α、β、γ 和 δ 4 种，皆为蛋白质，具有抗原性，可被相应抗体中和。对人类有致病作用的主要是 α 溶血素，为不耐热蛋白质，对多种哺乳动物红细胞有溶血作用，并可引起白细胞、血小板、肝细胞、成纤维细胞、血管平滑肌的损伤。③杀白细胞素：又称 Panton-Valentine（PV）杀白细胞素，能杀伤人和动物的中性粒细胞和巨噬细胞。有 F 和 S 两种蛋白质组成，可分别作用于细胞膜上卵磷脂受体和神经节苷脂 GM1 受体，改变细胞膜的结构，增加细胞通透性，使细胞对 K^+ 的通透性增加而导致细胞死亡。④肠毒素：是能引起急性胃肠炎的外毒素，有 A、B、C1、C2、C3、D、E、G 和 H 9 个血清型，以 A、D 型为多见。葡萄球菌肠毒素的分子量为 26 ～ 30kDa，耐热，100℃ 30 分钟不被破坏。能抵抗胃肠液中蛋白酶的水解作用。30% ～ 50% 的金黄色葡萄球菌可产生肠毒素，中毒剂量为 1μg/kg，所致急性胃肠炎以呕吐为主要症状。此外，葡萄球菌肠毒素尚具有超抗原作用。⑤表皮剥脱毒素：为蛋白质，分子量 24 ～ 33kDa，具有抗原性，可被甲醛液脱毒成类毒素。表皮剥脱毒素引起烫伤样皮肤综合征，又称剥脱性皮炎，多见于新生儿、幼儿和免疫功能低下的成人。⑥毒性休克综合征毒素 -1（toxic shock syndrome toxin 1，TSST-1）：含有 194 个氨基酸，可引起机体发热、休克及脱屑性皮疹，增加对内毒素的敏感性。

金黄色葡萄球菌可引起化脓性和毒素性两类疾病。化脓性感染可为局部感染，如疖、痈、甲沟炎、麦粒肿、蜂窝组织炎、伤口化脓、气管炎、肺炎、脓胸、中耳炎等；亦可有全身感染，如败血症、脓毒血症等。毒素性疾病有食物中毒、假膜性肠炎、烫伤样皮肤综合征和毒性休克综合征等。假膜性肠炎系由滥用抗生素导致的菌群失调，其病理特点是肠黏膜被一层由炎性渗出物、肠黏膜坏死块和细菌组成的炎性假膜所覆盖。烫伤样皮肤综合征，由表皮剥脱毒素引起，患者皮肤呈弥漫性红斑，起皱，继而形成水疱，造成皮肤脱落。毒性休克综合征，由 TSST-1 引起，患者主要表现为高热、低血压、猩红热样皮疹、腹泻、呕吐，严重时出现休克。

2. 凝固酶阴性葡萄球菌 存在于人类正常皮肤黏膜表面的 CNS 有表皮葡萄球菌、腐生葡萄球菌、路邓葡萄球菌和溶血葡萄球菌等十余种，为正常菌群，现被证实可引起多种感染。目前认为表皮葡萄球菌的主要致病因子是其产生的细菌间多糖黏附素（polysaccharide intercelluar adhesin，PIA）。PIA 由 icaADBC 操纵子编码，在人体内的医疗留置设备表面引起菌体聚集，形成致密的生物被膜。腐生葡萄球菌则产生黏附蛋白 UafA，使菌体能够黏附于人体输尿管上皮细胞表面。此外，腐生葡萄球菌还可产生转运蛋白和尿素酶，使其能适应渗透压和 pH 的改变，并在尿液中繁殖。路邓葡萄球菌能够产生耐热性 DNA 酶、细胞外多糖 - 蛋白质复合物、脂肪酶、溶血素和脂肪酸酶钝化酶等多种致病因子，因此，比其他 CNS 具有更高的毒性。溶血葡萄球菌产生脂肪酶和蛋白酶等多种酶类，并具有多重耐药性。其原因是细菌的基因组中有大量的插入系列。

CNS 引起的感染常见的有：①泌尿系统感染：表皮葡萄球菌、腐生葡萄球菌等是引起尿路感染的常见病原菌。②败血症：多为新生儿败血症。③外科伤口感染：CNS 引起的外科伤口感染多见于骨和关节修补术、器官移植、心瓣膜修复术后。④体内留置医疗设备后感染：CNS 是此类感染的常见病原菌，常发生在心脏起搏器植入、动脉插管、人工关节置换等术后。

（四）检测与防治

1. 检测 取材可直接涂片染色镜检鉴定。肠毒素可以 ELISA 法检测。

2. 防治 保持个人卫生；及时处理皮肤黏膜损伤；做好医院内消毒隔离，防止医源性感染；加强饮食服务业的卫生管理，防止食物中毒；合理应用抗生素。

三、支原体目

支原体目（Mycoplasmatales）分三个科：支原体科（Mycoplasmataceae）、无胆甾原体科（Acholeplasmataceae）、螺原体科（Spiroplasmataceae）。无胆甾原体科生长时不需外源性胆固醇，螺原体科生长至一定阶段呈螺形。支原体科现辖有支原体属（*Mycoplasma*）、脲原体属（*Ureaplama*）、血虫体属（*Eperythrozoon*）和血巴尔通体属。其中支原体属现知有 132 个种，对人致病的主要为肺炎支原体（*M. pneumoniae*）、人型支原体（*M. hominis*）、生殖器支原体（*M. genitalium*）、穿透支原体（*M. penetraus*）；而脲原体属有 7 个种，对人致病的主要为溶脲脲原体（*ureaplama urealyticum*）。

（一）发现与描述

支原体于 1898 年由 Nocard 与 Roux 两人从传染性胸膜肺炎病牛体内首次成功分离，因当时条件所限未能观察其形态而将其称为类胸膜肺炎微生物（pleuro pneumonia-like organisms，PPLO）。同年，A.B.Frank 提议将该微生物定名为 "Mycoplasma"，译为霉原体或霉浆菌。因其形成有分支的长支，1967 年被正式改名为支原体。支原体直径为 0.2 ～ 0.3μm，可通过滤菌器，是目前已知的在活细胞外能生长繁殖的最小原核细胞型微生物。形态多样，可为球形、球杆状或丝状。无细胞壁，最外层是细胞膜，由双层蛋白质夹一层脂质构成。脂质中胆固醇含量约占 36%，故能作用于胆固醇的抗生素均可引起支原体细胞膜的破坏。有 RNA 和一分子量较小的双链环状 DNA。唯一可见的细胞器是核糖体。普通染色法不易着色，革兰染色为阴性，Giemsa 染色法呈淡紫色。

支原体大多数兼性厌氧。营养要求比一般细菌高，培养基中须加入 10% ～ 20% 的人或动物血清，以提供胆固醇和其他长链脂肪酸，使支原体能够合成和稳定其细胞膜。支原体的生长速度缓慢，其适宜的生长温度为 37℃，最适 pH 值为 7.8 ～ 8.0，但溶脲脲原体最适 pH 值为 6.0 ～ 6.5。在适宜条件下，经 2 ～ 3 天方可在平板上形成油煎蛋样微小菌落，即核心较厚，向下长入培养基，周边为一层薄的透明颗粒区。在液体培养中则呈小颗粒样生长或形成薄片状集落贴于管壁或沉于管底。

支原体对热、渗透压和消毒剂敏感，55℃ 15 分钟及重金属盐、石炭酸和来苏儿等消毒剂均可将其灭活，但对铊盐、结晶紫的抵抗力大于细菌。对影响壁合成的抗生素如青霉素有抵抗力。

（二）基因与结构

支原体的基因组是一个环状双链 DNA，分子量较小，仅为大肠埃希菌的五分之一。已经完成测序的各株支原体全基因长 580 ～ 1380kb，故合成和代谢有限。此外在其他生物中作为终止密码子的 UGA 被支原体编译成色氨酸。

电镜下可见支原体细胞膜有三层结构，内层、外层由蛋白质和糖组成，中间为脂质。外层蛋白质为型特异性抗原，交叉反应较少，可用作支原体鉴定。

（三）致病性与临床表现

支原体多不侵入人体组织与血液，而是黏附于宿主细胞表面，获取细胞膜上的脂质与胆固醇为营养，并释放神经毒素、过氧化氢、超氧离子和氨等毒性代谢产物，造成损伤。呼吸道黏膜表面产生的 SlgA 可阻止支原体的吸附，巨噬细胞对支原体有一定的杀伤作用。

1. 肺炎支原体 其主要致病物质有 P1 蛋白和荚膜、毒性代谢产物、脂蛋白，P1 蛋白为细胞膜外层蛋白，可与呼吸道黏膜上皮细胞、红细胞等表面的神经氨酸酶受体结合，介导支原体的黏附定植。肺炎支原体可引起原发性非典型性肺炎，病变以间质性肺炎为主，表现为头痛、发热、咳嗽等呼吸道症状。偶可有呼吸道以外的并发症，如心包炎、心肌炎、脑膜炎、多发性神经根炎等，这可能与免疫复合物和自身抗体有关。

2. 溶脲脲原体 溶脲脲原体的致病物质主要有磷脂酶、尿素酶和 IgA 蛋白酶。磷脂酶可分解宿主细胞膜中的卵磷脂，引起细胞损伤。尿素酶能分解尿素产生氨，对细胞有毒性作用。IgA 蛋白酶可降解泌尿生殖道黏膜表面的 IgA，有利于溶脲脲原体黏附。溶脲脲原体是引起非淋菌性尿道炎及宫颈炎的致病菌。除引起泌尿生殖道感染外，溶脲脲原体可通过胎盘感染胎儿进而导致早产、死胎；也可在分娩时感染新生儿，引起新生儿呼吸道感染；损伤精子引起不育症。

3. 其他支原体 人型支原体、生殖器支原体可引起泌尿生殖道感染，其致病机制可能与溶脲脲原体相似。穿透支原体于 1990 年首次从艾滋病患者尿中被分离出，其形态为杆状或长烧瓶状，一端是尖形结构。其可借尖形结构黏附和穿入人或动物红细胞、淋巴细胞和单核吞噬细胞内，引起细胞损伤；并对人类免疫缺陷病毒的复制有促进作用，因此被认为是艾滋病的辅助致病因素。

（四）检测与防治

1. 检测 通过形态学检查、支原体培养、血清学方法和分子生物学方法进行检测鉴定。目前临床诊断较普遍应用的血清学诊断方法是酶联免疫吸附试验和补体结合试验。

2. 防治 目前尚无理想的疫苗进行免疫预防。溶脲脲原体、人型支原体等感染的预防应加强宣传教育，注意性卫生，合理应用抗生素。

四、放线菌目

放线菌目（Actinomycetales）在细菌分类学中的位置为放线菌门、放线菌纲、放线菌亚纲，有十个亚目，其中引起人类疾病的放线菌主要有放线菌亚目的放线菌属（*Actinomyces*），棒状菌亚目的分枝杆菌属（*Mycobacterium*）、棒状菌属（*Corynebacterium*）和诺卡菌属（*Nocardia*），以及丙酸杆菌亚目的丙酸杆菌属（*Propionibacterium*）等。

（一）发现与描述

1877 年，Bollinger 首先描述了牛颌骨放线菌病脓汁中的微黄色颗粒，并从病灶中分离到一种厌氧性霉菌样病原体。同年，Harz 依据在感染组织中此病原体放射状的形态，称之为牛型放线菌（*Actinomyces bovis*）。1878 年 Israel 发现人的类似疾病，并于 1891 年与 Wolff 共同从放线菌感染患者的标本中成功培养出厌氧的衣氏放线菌（*Actinomyces israelii*）。

放线菌属是一类具有分枝菌丝的原核细胞型微生物，其结构简单，无完整的细胞核，无线粒体，菌丝细长，有分枝，无隔，革兰染色阳性。放线菌多能够在人工培养基上生长，但生长周期较细菌长。厌氧或微需氧，初次分离时需加 5%～10% 的 CO_2。在血琼脂平板上培养 4～6 天后，可形成表面粗糙、灰白色或淡黄色的微小圆形菌落。在含糖肉汤中形成灰白色团状沉淀物。诺卡菌属为弱抗酸性丝状菌，形态与放线菌相似，大多数为专性需氧菌，营养要求不高，在普通培养基或沙氏培养基上可生长，一般 5～7 天形成有皱褶或呈颗粒状菌落。在放线菌所致的病灶组织和脓样物质中，有肉眼可见的黄色小颗粒，称硫黄样颗粒，是放线菌在组织中形成的菌落。将硫黄样颗粒制成压片或组织切片，在显微镜下可见其菌丝排列呈菊花状，向四周放射。放线菌是重要的药物资源，据估计，已发现的 4000 多种抗生素中，有 2/3 是放线菌产生的。

分枝杆菌属（*Mycobacterium*）是一类细长略弯曲的杆菌，有时呈分枝状或丝状。其细胞壁中含有大量脂质，主要为分枝菌酸，使菌体不易被一般染料染色，用助染剂并加温使之着色后，又不易被含 3%HCl 的乙醇脱色，故称为抗酸杆菌（acid-fast bacilli）。分枝杆菌属种类繁多，可引起人类疾病的主要有结核分枝杆菌、牛分枝杆菌、麻风分枝杆菌和非结核分枝杆菌。这些细菌感染多数引起慢性传染病，病程长，迁延不愈，并形成肉芽肿。

分枝杆菌属营养要求高，专性需氧，生长缓慢，繁殖一代约需 18 小时，分离培养常用罗氏（Lowenstein-Jensen）培养基，含马铃薯、蛋黄、甘油、无机盐和孔雀绿等，需 2～4 周可见粗糙型菌落，菌落米黄色或乳白色，表面粗糙、有皱褶，有时呈颗粒状、菜花状。在液体培养基中结核分枝杆菌形成菌膜浮于液面，如液体培养基中加入 Tween 80，细菌分散呈均匀生长，繁殖速度加快，有利于进行药敏实验和动物接种。结核分枝杆菌抵抗力较强，其对干燥、酸碱和染料尤其具有抵抗力，在干痰中可存活 6～8 个月，黏附在尘埃上可保持传染性 8～10 天；在 $6\%H_2SO_4$、3%HCl 或 4%NaOH 溶液中能耐受 30 分钟，故常用酸、碱处理有杂菌污染的标本和消化标本中的黏稠物质，提高结核分枝杆菌的检出率；可抵抗一定浓度的结晶紫和孔雀绿，将结晶紫或孔雀绿加在培养基中可抑制杂菌生长。但其对湿热、紫外线、酒精的抵抗力弱。在液体中加热 62～63℃ 15 分钟被杀死，直射日光下 2～3 小时被杀死，70%～75% 的酒精内数分钟死亡。

（二）基因与结构

1998 年，以 H37Rv 株为代表的结核分枝杆菌的全基因测序由英国 Sanger 中心和法国

Paseteur 研究所科学家合作完成。其全长 4411.522kb，共含 4411 个基因。其中具有潜在编码能力的基因约 3977 个，有 3924 个开放阅读框。基因组中，40% 基因功能已明确，40% 基因功能可推定。已确认有 250 个基因与细菌的脂肪酸代谢有关，其中 39 个基因与蜡质为主要脂质成分的细胞壁形成有关，另有 10% 的基因与两群富含甘氨酸的蛋白质家族有关。基因组中，功能不明的约 16%（包括 6 个假基因），称为孤独序列，与其他微生物的序列无相似性。

结核分枝杆菌细胞壁含有大量的脂质，占细胞壁干重的 60%，占菌体干重的 20%～40%，多与蛋白质或多糖结合形成复合物。其细胞壁脂质含量与细菌毒力呈正比。此外，结核分枝杆菌的荚膜（多糖）和蛋白质也与其致病性与免疫性相关。

（三）致病性与临床表现

1.结核分枝杆菌 结核分枝杆菌不产生内、外毒素及侵袭性酶类。其致病性可能与细菌在组织细胞内持续的生存能力，菌体成分（脂质）和代谢物质的毒性以及机体对菌体成分产生的免疫损伤有关。

（1）致病机制 目前研究认为与致病有关的物质有：①索状因子（cord factor）：是结核分枝杆菌细胞壁的脂质成分，能使结核分枝杆菌在液体培养基中相互粘连，呈索状排列。其可破坏细胞线粒体膜，影响细胞呼吸，抑制中性粒细胞游走、吞噬，引起慢性肉芽肿。索状因子被去除以后细菌毒性丧失。②磷脂：能刺激单核细胞增生，使巨噬细胞转化为类上皮细胞，促使结核结节形成并抑制蛋白酶分解病灶组织，形成干酪样坏死。③蜡质 D：为细胞壁的主要成分，可引起迟发超敏反应。④硫酸脑苷脂（sulfatide）：可抑制吞噬细胞的吞噬体与溶酶体结合，使结核分枝杆菌在细胞内寄生。⑤荚膜多糖：能够与巨噬细胞表面的补体受体结合，促使细菌黏附于巨噬细胞，并可抑制吞噬溶酶体形成，发挥抗吞噬作用。⑥结核菌素：蛋白成分，能够与蜡质 D 结合使机体发生超敏反应，引起组织坏死和全身中毒症状，并参与结核结节的形成。此被认为是结核病的主要发病机制。

（2）所致疾病 传染源为肺结核患者，可通过呼吸道、消化道或皮肤黏膜等途径侵入机体，肺部感染最常见，少数患者感染可扩散至全身，引起多处组织器官感染。因感染时机体的免疫力不同，结核分枝杆菌感染被分为原发感染和原发后感染。①原发感染（primary infection）：为初次感染，多见于儿童，以肺部感染最常见，极少数可扩散至骨、关节、肾或脑等部位。结核分枝杆菌随飞沫和尘埃经呼吸道进入肺泡，被巨噬细胞吞噬后，细菌细胞壁中的硫酸脑苷脂抑制吞噬体与溶酶体结合，使巨噬细胞无法溶解细菌，使其在细胞内大量繁殖，导致细胞死亡、崩解，释放出的结核分枝杆菌可在细胞外繁殖，也可被其他巨噬细胞吞噬，如此反复引起渗出性炎症病灶，称为原发病灶。结核分枝杆菌经淋巴管扩散至肺门淋巴结，引起淋巴管炎和淋巴结肿大，X 线胸片呈现哑铃状阴影，称为原发综合征（primary syndrome）或科恩综合征（Ghon Complex）。感染 3～6 周后，机体产生特异性细胞免疫，在细菌的磷脂作用下，病灶局部形成结核结节和干酪样坏死。随着抗结核免疫的建立，90% 以上的原发病灶可纤维化、钙化而自愈，但原发病灶内可长期潜伏少量结核分枝杆菌，成为继发感染的内源。原发感染中极少数免疫力低下者，结核分枝杆菌可经淋巴和血液系统扩散至全身，导致粟粒性结核（miliary tuberculosis）或结核性脑膜炎。②原发后感染：也称继发感染，为初次感染后再次发生的感染，多见于成年人。大多为内源性感染，极少为外源性感染。由于体内已经建立特异性细胞免疫，因此病灶局限，常发生在肺尖，一般不累及邻近的淋巴结。病理表现为慢性肉芽肿，局部形成结核结节，发生纤维化或干酪样坏死，严重者可出现肺空洞或大血管破裂，患者出现咯血症状。

2. 放线菌属　对人致病力较强的为衣氏放线菌（*Actinomyces israelii*），非抗酸性丝状菌，菌丝细长无隔，硫黄样颗粒中央部菌丝革兰阳性，周围长丝末端膨大，革兰染色阴性。厌氧或微需氧，需在血琼脂平板上生长。多存在于人的口腔、上呼吸道等腔道内，是人体的正常菌群。当机体抵抗力下降、口腔黏膜损伤、口腔卫生差或拔牙时，可引起内源性感染，表现为面颈部、肺部等组织慢性化脓性炎症，常伴有多发性瘘管形成。

3. 诺卡菌属　对人致病力较强的为星形诺卡菌（*Nocardia asteroides*），为抗酸性丝状菌，分枝末端不膨大。需氧，普通琼脂平板上能生长，产生黄色、红色色素。在含兔血清的复合培养基中生长良好。主要经呼吸道或皮肤伤口感染，易发于免疫力低下者。主要引起原发性肺部化脓性感染，可播散至脑、肾、肝等器官，形成慢性化脓性肉芽肿及瘘管。此外，巴西诺卡菌（*Nocardia brasiliensis*）可侵入皮下组织，引起慢性化脓性肉芽肿，表现为肿胀、脓肿及多发性瘘管，好发于腿部，称为足分枝菌病。

（四）检测与防治

1. 检测　根据结核分枝杆菌感染部位不同，采集适当标本，涂片后经抗酸染色后镜检，如发现抗酸阳性菌，即可做初步诊断。也可行分离培养后进一步做其他检测。如聚合酶链反应（PCR）、核酸分子杂交、ELISA 法检测结核分枝杆菌特异性抗体等方法可进行快速诊断。结核菌素皮肤试验（tuberculin skin test，TST）也是用结核菌素检测机体对结核分枝杆菌有无迟发超敏反应以协助结核病诊断的方法。放线菌和诺卡菌感染可采集标本检查脓液或痰液中硫黄样颗粒，必要时做厌氧培养。诺卡菌感染，标本中还可查见抗酸性菌丝。

2. 防治　接种卡介苗是预防结核病的有效措施，广泛接种卡介苗可显著降低结核病发病率。抗结核病的化疗是治疗结核病的主要方法，原则为早期、联合、适量、规律和全程用药。异烟肼、利福平、链霉素、乙胺丁醇和吡嗪酰胺为一线抗结核药。注意口腔卫生，及时治疗牙周炎和牙周病是预防放线菌病的主要措施。针对放线菌病和诺卡菌感染，治疗可选用大剂量青霉素，或甲氧苄氨嘧啶–磺胺甲噁唑（TMP–SMZ）、环丝氨酸、林可霉素等。

五、破伤风梭菌

破伤风梭菌（*Clostridium tetani*）属于厌氧芽胞梭菌属，引起外源性感染。

（一）发现与描述

1884 年，德国医生 Arthur Nicolaier 首次从土壤的厌氧菌繁殖体中获得了引起肌肉痉挛的破伤风毒素，1889 年日本医生 Kitasato Shibasaburo 从患者伤口分离出破伤风梭菌，1897 年法国医生 Edmond Nocard 证明破伤风抗毒素可用于破伤风的预防和治疗，1924 年破伤风类毒素被研制，随后广泛应用。破伤风梭菌革兰染色阳性，菌体细长呈杆状，大小为（2～3）μm×（0.3～0.5）μm，具有周身鞭毛，无荚膜。有呈球形的芽胞，位于菌体顶端，直径比菌体宽，使菌体呈鼓槌状，是其典型形态特征。

破伤风梭菌为专性厌氧菌，代谢不活跃，不分解糖类和蛋白质。营养要求不高，在普通琼脂平板上培养 24～48 小时后，可形成直径 1mm 以上、中心紧密、周边疏松的羽毛状菌落。在血琼脂平板上 37℃培养 48 小时后可见薄膜状爬行生长物，伴有 β 溶血环。在庖肉培养基中呈均匀浑浊生长，肉渣部分消化呈微黑色，有腐败臭味。破伤风梭菌的芽胞抵抗力强，在土壤中可存活数十年，煮沸 1 小时或高压蒸汽 121℃ 15～30 分钟方可被杀死。

（二）基因和结构

破伤风梭菌 E88 株的全基因测序已经完成。其由染色体和一个质粒（pE88）构成。染色体有 2779250bp，含 2372 个开放阅读框，结构稳定，仅含少量无功能的插入序列。部分与致病性相关的基因存在于染色体上，如破伤风溶血素和纤连蛋白结合蛋白的编码基因，此与梭菌属的其他种类如产气荚膜梭菌类似，且其周围未发现致病岛或插入序列，说明这些基因为破伤风梭菌固有。与其他梭菌不同的是，破伤风梭菌有一组编码表面蛋白的基因，这些表面蛋白的功能及与破伤风梭菌致病性的关系尚待研究。质粒由 74082bp 组成，含 61 个开放阅读框，一半以上是破伤风梭菌独有。破伤风痉挛毒素和胶原 CTP33 的编码基因存在于质粒。痉挛毒素为破伤风梭菌的主要致病物质，胶原酶能够破坏局部组织的完整性，在破伤风梭菌致病过程中发挥重要作用。

（三）致病性与临床表现

破伤风梭菌芽胞由伤口或脐带残端侵入人体，发芽后形成繁殖体，在局部繁殖，分泌外毒素致病。因其是专性厌氧菌，伤口局部形成厌氧微环境是感染的重要条件。窄而深的伤口，混有泥土或异物污染；大面积创伤、烧伤所致大量组织坏死，局部组织缺血、缺氧；同时伴有需氧菌或兼性厌氧菌混合感染等因素易形成局部厌氧环境。其主要致病物质是破伤风痉挛毒素，为蛋白质，不耐热，60℃ 30 分钟即被破坏，也可被肠道的蛋白酶破坏，因此，口服该毒素不致病。该毒素是一种神经毒素，毒性极强，仅次于肉毒毒素，对人的致死量小于 1μg。其对脑干神经细胞和脊髓前角细胞有高度亲和力。伤口内破伤风梭菌释放的破伤风痉挛毒素被局部神经细胞吸收或经血液、淋巴液到达中枢神经系统后，可阻止抑制性神经介质的释放，使运动神经元持续兴奋导致骨骼肌强烈痉挛，伸肌、屈肌同时强烈收缩，出现牙关紧闭、角弓反张等破伤风特有的体征。此外，破伤风梭菌尚可产生溶血素，其致病作用尚不清楚。破伤风梭菌除引起外伤性破伤风外，还可引起新生儿破伤风，多因分娩时断脐不洁或手术器械灭菌不严等引起，病死率高。

（四）检测与防治

1. 检测　根据典型症状体征和创伤病史可做出诊断，一般不采集标本培养。

2. 防治　需迅速对伤口进行清创、扩创，防止伤口形成厌氧微环境，并注射破伤风类毒素进行主动免疫。破伤风类毒素为破伤风痉挛毒素经 0.4% 甲醛处理后脱毒但仍保留抗原性制成，目前我国常规采用含有百日咳菌苗、白喉类毒素、破伤风类毒素的白百破三联疫苗（Diphtheria-Pertussis-Tetanus vaccine，DPT）对 3 ～ 6 个月的婴儿进行计划免疫，可同时获得对这三种常见病的免疫力。如伤口污染严重又未经过基础免疫者或已经发病，则需立即注射精制破伤风抗毒素（tetanus antitoxin，TAT）进行被动免疫。治疗时应早期、足量使用 TAT，静脉滴注、肌注或伤口局部注射以中和游离的破伤风痉挛毒素。TAT 是马血清纯化制剂，因此注射前应先做皮试，过敏者可使用人抗破伤风免疫球蛋白（teatanus immunoglobulin，TIG）制剂。

六、其他常见致病革兰阳性菌

表 5-2 其他常见致病革兰阳性菌

名称	发现与描述	致病作用	防治原则
肉毒梭菌 （*Clostridium botulinum*）	1895 年由比利时细菌学家 Emile van Ermengem 发现和分离。有周鞭毛，无荚膜，芽胞椭圆形，粗于菌体，位于次极端，细菌呈网球拍状。专性厌氧	肉毒毒素，作用于神经－肌肉接头及植物神经末梢，阻碍乙酰胆碱释放，导致肌肉麻痹。引起食物中毒	多价抗毒素作紧急预防和治疗，依据病原体分离情况，选择甲硝唑 / 青霉素治疗
产气荚膜梭菌 （*Clostridium perfringen*）	1892 年由美国 George Nuttall 和 William Welch 发现和分离。粗大杆菌，有荚膜，无鞭毛。芽胞呈椭圆形，位于次极端。厌氧，在血琼脂平板上形成双层溶血环，在牛乳培养基中有汹涌发酵现象，在蛋黄琼脂平板上菌落周围有乳白色浑浊圈	α 毒素等多种外毒素和酶，导致溶血、组织坏死、血管内皮细胞损伤，血栓形成和血管通透性增高。引起气性坏疽、食物中毒和坏死性肠炎	局部及时清创扩创，必要时截肢防止病变扩散，应用气性坏疽多价抗毒素、大剂量抗生素、高压氧仓法
艰难梭菌 （*Clostridium difficile*）	1935 年由 Hall 和 O'Toole 首次从健康新生儿粪便中分离，因其生长缓慢，难以从纯培养中分离而得名。粗长杆菌，有周鞭毛，无荚膜，芽胞为卵圆形，位于菌体次极端。专性厌氧，最适生长温度为 30℃。在血琼脂、牛心脑浸液琼脂及 CCFA 等平板，经 48 小时培养后可形成直径 3～5mm、圆形、略凸起、白色或淡黄色菌落	肠毒素和细胞毒素。引起伪膜性结肠炎和腹泻，多因过度使用抗生素所致	抗菌治疗
炭疽杆菌 （*Bacillus anthracis*）	1870 年由 Robert Koch 首次分离。粗大杆菌，菌体两端平直呈链状，无鞭毛，有荚膜。芽胞呈椭圆形，位于菌体中央，宽度小于菌体。专性需氧，在琼脂平板上，37℃ 24 小时，出现灰白色扁平菌落	荚膜和炭疽毒素。炭疽毒素可损伤机体的微血管内皮细胞，启动内源性凝血系统，出现弥散性血管内凝血（DIC）和感染性休克，引起炭疽病	加强病畜管制，接种炭疽减毒活疫苗，治疗首选青霉素
白喉棒状杆菌 （*Corynebacterium diphtheriae*）	1884 年由德国细菌学家 Edwin Klebs 和 Friedrich Löffler 共同发现。菌体细长弯曲，排列不规则。无荚膜，无鞭毛，美蓝或奈瑟染色可见菌体两端或一端有着色较深的异染颗粒。需氧或兼性厌氧，在含凝固血清的吕氏（Loeffler）培养基上生长良好	白喉毒素、索状因子、K 抗原，由携带 β 棒状杆菌噬菌体的白喉杆菌产生，可抑制细胞内蛋白质的合成，引起白喉。主要表现为咽喉部和气管支气管黏膜上有假膜形成，可伴有心肌炎、软腭麻痹等表现	白百破三联疫苗人工主动免疫，青霉素、红霉素等抗生素及抗毒素治疗
单核细胞增生李斯特菌 （*Listeria monocyto-genes*）	1926 年由 E.G.D.Murray 发现。短杆菌，两端钝圆，常呈 V 字形排列，无芽胞，一般不形成荚膜，有 4 根周毛和 1 根端毛。营养要求不高，兼性厌氧，2～42℃能够生长，在液体中呈翻滚运动，有 β－溶血现象。对理化因素抵抗力较强	细胞内寄生菌，产生溶血素和过氧化物歧化酶，抵抗巨噬细胞内过氧化物的杀菌作用。感染后主要表现为败血症、脑膜炎和单核细胞增多等，为人畜共患传染	抗菌治疗

第二节　革兰阴性致病菌

通常将革兰染色为红色的一类细菌称为革兰阴性菌。常见的与人类疾病相关的革兰阴性菌有变形菌门（Proteobacteria）中的埃希菌属（*Escherichia*）、志贺菌属（*Shigella*）、沙门菌属（*Salmonella*）、奈瑟菌属（*Neisseria*）、耶尔森菌属（*Yersinia*）、弧菌属（*Vibrio*）、铜绿假单胞菌（*Pseudomonas aeruginosa*）、立克次体属（*Rickettsia*），螺旋体门（Spirochaetes）中的密螺旋体属（*Treponema*）和衣原体门（Chlamydiae）的衣原体属等。

一、埃希菌属

埃希菌属目前已知 7 种，包括大肠埃希菌（*Escherichia coli*）、蟑螂埃希菌（*Escherichia blattae*）、弗格森埃希菌（*Escherichia fergusonii*）、赫尔曼埃希菌（*Escherichia hermannii*）、伤口埃希菌（*Escherichia vulneris*）、艾尔伯特埃希菌（*Escherichia albertii*）和非脱羧埃希菌（*Escherichia adecarboxylata*），大肠埃希菌为埃希菌属的典型菌种。

（一）发现与描述

1885 年，德国细菌学家 Theodor Escherich 发现并命名埃希菌属。该属为革兰阴性杆菌。菌体中等大小，长 1 ～ 3μm，直径 0.4 ～ 0.7μm。多数有鞭毛和菌毛，少数有荚膜，无芽胞。

兼性厌氧菌，营养要求不高，在普通琼脂平板上形成灰白色、直径 2 ～ 3mm 中等大小、光滑型菌落，在普通营养肉汤中呈浑浊生长。在血琼脂平板上，少数菌株产生溶血环。在肠道菌鉴别培养基上可形成有色菌落。例如：在伊红美蓝琼脂平板上可发酵乳糖，使菌落呈蓝紫色并有金属光泽。在 SS 琼脂和麦康凯琼脂平板上形成粉红色菌落。该菌分解能力强，可分解多种糖类和蛋白质。乳糖发酵试验可初步区分大肠埃希菌属与沙门菌属、志贺菌属，前者多分解乳糖，产酸产气，而后两者一般不分解乳糖。典型大肠埃希菌的 IMViC 试验结果为 ++--。

埃希菌属对热的抵抗力较强，55℃经 60 分钟或 60℃加热 15 分钟仍有部分细菌可存活。在自然界的水中可存活数周至数月，在温度较低的粪便中可存活更久。化学消毒剂敏感，胆盐、煌绿等对其有抑制作用。对磺胺类、链霉素、氯霉素等药物敏感，但易耐药。

新生儿出生数小时后肠道即可出现大肠埃希菌，且终生相伴。该菌可随粪便排至体外，因此，在卫生学上，常被作为样品被粪便污染的检测指标。

因大肠埃希菌易于培养，遗传背景清楚，生物安全性良好，适合进行大规模发酵，故该菌是分子生物学和基因工程研究中常用菌之一。

（二）基因与结构

目前，多株大肠埃希菌已完成全基因组测序。以基因工程中经常使用的 K-12 株为例，已知 K-12 株的基因组 DNA 中有 470 万个碱基对（bp），内含 4288 个基因。每个基因的长度约为 950bp，基因间的平均间隔为 118bp。该菌基因组中还包含有许多插入序列，如 λ - 噬菌体片段。这些插入的片段都是由基因的水平转移和基因重组而形成，反映出基因组的可塑性。

埃希菌属有菌体抗原（O）、鞭毛抗原（H）和表面抗原（K）3 种，可用于血清学分型。现已知 O 抗原有 170 余种，K 抗原有 100 种以上，H 抗原有 56 种。O 抗原即细胞壁脂多糖，耐热（100℃ 20 分钟不灭活），可刺激免疫系统产生 IgM 类抗体。有 O 抗原的菌落呈光滑（S）型，在人工培养基上多次传代后，易失去 O 抗原，菌落变为粗糙（R）型，菌落发生"S-R"变异，毒力减弱。H 抗原为鞭毛蛋白，不耐热，加热 60℃ 30 分钟即被破坏，可刺激免疫系统产生 IgG 类抗体。如失去鞭毛，则 O 抗原暴露，即"H-O"变异，细菌动力也随之消失。K 抗原在 O 抗原外，可阻止 O 抗原凝集；为不耐热多糖成分，加热 60℃ 30 分钟可去除。一个菌株的抗原类型由特殊的 O、K 和 H 抗原的代码表示，其血清型别按 O：K：H 排列，例如 O111：K58：H2。

（三）致病性与临床表现

多数大肠埃希菌定植于肠道内时，属人体正常微生物群的组成部分，通常不致病，只有移位于肠道外组织器官方或机体免疫力下降时方可引起感染，主要表现为化脓性感染。但少数特殊血清型大肠埃希菌对人和动物有致病性。现已知致病性大肠埃希菌的致病因子有侵袭力、LPS、外毒素等，可引起消化系统、泌尿系统或其他部位感染，也可引起败血症。由致病性大肠埃希菌引起的肠道感染多为外源性感染，主要表现为腹泻，有 5 种类型。

1.肠产毒性大肠埃希菌（enterotoxigenic *Escherichia coli*，ETEC） 菌毛是定植因子（colonization factor，CF），又称为黏附素（adhesin），构成感染的第一步。ETEC 产生的肠毒素属外毒素，由质粒基因编码，分为两种。①不耐热肠毒素（heat labile enterotoxin，LT）：65℃ 30 分钟可被破坏。LT 的氨基酸组成与霍乱肠毒素有 75% 的同源性，其致病机理也与霍乱肠毒素相似。LT 由 1 个 A 亚单位和 5 个 B 亚单位构成。B 亚单位与肠道细胞表面受体 GM1 神经节苷脂结合，使 A 亚单位穿过细胞膜后激活腺苷酸环化酶，导致 ATP 转化为 cAMP，细胞质内 cAMP 升高，水、氯和碳酸氢钾过度分泌至肠腔，同时钠再吸收减少，导致腹泻。②耐热肠毒素（heat stable enterotoxin，ST）：100℃ 20 分钟不被灭活，免疫原性弱。作用于鸟苷酸环化酶，使细胞内 cGMP 升高，肠液分泌增加导致腹泻。

2.肠侵袭性大肠埃希菌（enteroinvasive *Escherichia coli*，EIEC） 不产生肠毒素，但携带与编码志贺菌侵袭力高度同源的质粒，能编码外膜蛋白插入上皮细胞膜。EIEC 侵袭结肠黏膜上皮细胞，并在其中生长繁殖、扩散并释放出内毒素。主要临床症状似菌痢，生化反应及抗原结构也似于志贺菌，易误诊为志贺菌感染。

3.肠致病性大肠埃希菌（enteropathogenic *Escherichia coli*，EPEC） 由质粒介导黏附和破坏上皮细胞，主要引起婴儿腹泻。不产生肠毒素及其他外毒素，也没有侵袭力。其致病机制主要是质粒介导黏附和破坏上皮细胞，导致严重腹泻。

4.肠出血性大肠埃希菌（enterohemorrhagic *Escherichia coli*，EHEC） 为出血性结肠炎和溶血性尿毒综合征的病原体。1982 年首次在美国发现，血清型主要为 O157：H7，污染食物是其感染的主要传染源。临床表现为严重的腹痛、痉挛，反复出现出血性腹泻，伴有发热、呕吐等。严重者可发展为急性肾衰竭。

5.肠集聚性大肠埃希菌（enteroaggregative *Escherichia coli*，EAEC） 质粒介导集聚性黏附上皮细胞，阻止液体吸收引起持续性腹泻。

（四）检测与防治

1.检测

（1）病原学检测 肠道感染可采集粪便，肠外感染可根据不同疾病取不同标本，如中段尿、血液、脑脊液、脓汁等。可采用常规涂片染色镜检、分离培养、生化反应和血清学试验检测。也可用 DNA 探针或 PCR 的方法检测。

（2）卫生学检测　大肠埃希菌随粪便排出，易污染环境、水源和食品。故饮水、食品、药品等卫生学检查常以细菌总数和大肠菌群数作为指标。①细菌总数测定：每毫升或每克样品中所含细菌的总数。我国卫生标准规定，每毫升饮用水、瓶装水、果汁中细菌总数不得超过 100 个。②大肠菌群数：每升样品中的大肠菌群数。我国卫生标准规定：每 1000mL 饮用水中大肠菌群数不得超过 3 个；每 100mL 瓶装水、果汁、饮有用水中大肠菌群数不得超过 5 个。《中国药典》规定，口服药物（如中药的丸剂、糖浆、汤药等）不得检出大肠埃希菌。

2. 防治原则　注意饮食卫生，严格消毒措施，该菌易产生耐药性，应结合药敏试验合理使用抗生素。

二、沙门菌属

沙门菌属包含 4 个亚属，20 个生物种（亚种），即肠道沙门菌（*Salmonella enterica*，含 7 个亚种）、邦戈沙门菌（*S.bongori*）、猪霍乱沙门菌（*S.choleraesuis*，含 7 个亚种）、亚利桑那沙门菌（*S.arizonae*）、肠炎沙门菌（*S.enteritidis*）、伤寒沙门菌（*S.typhi*）、副伤寒沙门菌（*S.paratyphi*）和鼠伤寒沙门菌（*S.typhimurium*）。

（一）发现与描述

1880 年德国病理学家 Eberth 首先发现伤寒沙门菌，1885 年美国病理学家 Daniel Elmer Salmon 首先命名。

沙门菌为革兰染色阴性中等大小杆菌。长 2 ～ 3μm，直径 0.7 ～ 1.5μm。无荚膜，无芽胞，有菌毛，除鸡沙门菌和雏鸭沙门菌等个别菌外，均有周身鞭毛。兼性厌氧，营养要求不高，在普通琼脂平板上可生长良好，形成中等大小、圆形、无色半透明的光滑型菌落。不分解蔗糖，除亚利桑那菌外均不能发酵乳糖，但可发酵葡萄糖、麦芽糖和甘露糖。生化反应对沙门菌属各菌鉴定具有重要意义，IMViC 试验常为 –+–+。

沙门菌对理化因素抵抗力较弱，在水中能存活 2 ～ 3 周，粪便中存活 1 ～ 2 个月，在冰冻土壤中可过冬，在 60℃ 15 分钟可被杀死。对常用消毒剂敏感，75% 乙醇或 5% 石炭酸 5 分钟均可将其杀死。但对胆盐、煌绿等的耐受性较其他肠道菌强，故用作沙门菌选择培养基的成分。

（二）基因与结构

目前已有 *Salmonella enterica serovar* Typhi CT18（S.Typhi CT18）、*Salmonella enterica serovar typhimurium* LT2（*S.typhimurium* LT2）、猪霍乱沙门菌 SC B–67 等多株沙门菌的全基因序列被测定。

S.Typhi CT18 全基因组长度约 5100kb，其中含 4700 多个蛋白编码序列，具有药物抗性及与致病性相关的质粒。

沙门菌属的抗原主要有 O 抗原和 H 抗原，部分菌株有类似大肠埃希菌 K 抗原的表面抗原，与细菌的毒力有关，称 Vi 抗原。O 抗原即菌体抗原，为脂多糖，耐热，性质稳定，可刺激机体产生 IgM 类抗体。决定 O 抗原特异性的是脂多糖中的特异性多糖部分。具有共同 O 抗原的沙门菌归为一组，共有 42 个组，即 a～z、o51～o63、o65～o67 组。引起人类疾病的沙门菌多属 a～e 组。H 抗原即鞭毛抗原，为蛋白质，不耐热，60℃ 15 分钟后灭活，可刺激机体产生 IgG 类抗体。沙门菌 H 抗原有两相，第一相为特异性抗原，用 a、b、c……表示；第二相为共同抗原，用 1、2、3……表示。同时具有两相 H 抗原的细菌称为双相菌，仅有一相者称单相菌。每组沙门菌根据 H

抗原不同，可进一步分为不同菌型。Vi 抗原则又称毒力抗原，不稳定，经 60℃加热、石炭酸处理或人工传代培养易破坏或丢失。新分离出的肠热症（伤寒）沙门菌、希氏沙门菌等有此抗原。体内有菌才产生 Vi 抗体，菌清除后，抗体亦消失，故 Vi 抗体检测可用于诊断伤寒带菌者。

（三）致病性与临床表现

沙门菌致病因素有侵袭力、LPS 和肠毒素 3 种。O 抗原和 Vi 抗原有抗吞噬和抗胞内消化作用，介导细菌的黏附与侵入。而 LPS 可引起体温升高，白细胞减少，刺激肠黏膜炎症反应等。大剂量导致中毒性休克。少数沙门菌如鼠伤寒沙门菌可产生类似产毒性大肠杆菌的肠毒素。沙门菌引起的疾病有肠热症、胃肠炎（食物中毒）和败血症等。

1. 致肠热症沙门菌　可引起肠热症，包括伤寒沙门菌引起的伤寒，以及甲型副伤寒沙门菌、肖氏沙门菌、希氏沙门菌引起的副伤寒。伤寒和副伤寒的临床表现相似，只是副伤寒的病情较轻，病程较短。

伤寒沙门菌通过粪–口途径传播。细菌经消化道进入小肠，到达肠壁固有层淋巴组织，被吞噬细胞吞噬，细菌在巨噬细胞内寄生，此阶段患者无症状。部分细菌经淋巴液到达肠系膜淋巴结大量繁殖后，经胸导管进入血流，引起第一次菌血症。患者出现发热、乏力、不适、全身疼痛等症状（相当于病程第 1 周）。细菌随血流进入肝、脾、肾、骨髓、胆囊等器官，繁殖后再次入血形成第二次菌血症，并释放大量内毒素，引起患者持续高热（39～40℃），胸腹部等处皮肤出现伤寒玫瑰疹，相对缓脉，肝脾肿大，外周血白细胞明显减少。肾脏中的细菌随尿排出，此时尿中细菌检出率较高。胆囊中细菌可随胆汁进入肠道，一部分随粪便排出；另一部分细菌再次侵入肠壁淋巴组织，使已致敏的组织发生迟发型超敏反应，导致局部坏死和溃疡，严重者有肠出血、肠穿孔等并发症（相当于病程的 2～3 周）。如无并发症，随着特异性免疫功能的建立，患者逐渐恢复。典型病例病程 3～4 周。目前所见的肠热症临床表现以轻型和不典型为主。

伤寒与副伤寒症状消失后 1 年或更长时间内，部分患者胆囊或尿道仍可带菌，其粪便或尿中能检出相应沙门菌，成为无症状带菌者，是重要的传染源。

伤寒与副伤寒病后通常可获较牢固的免疫力。效应性 T 细胞是主要防御机制。SIgA 具有特异性阻止伤寒沙门菌黏附到肠黏膜表面的能力；抗 O 和抗 Vi 的循环抗体也有抗感染的作用。

2. 非致肠热症沙门菌　多引起胃肠炎（食物中毒）和败血症。

胃肠炎（食物中毒）是最常见的沙门菌感染，多为集体食物中毒。由摄入被大量鼠伤寒沙门菌、肠炎沙门菌、猪霍乱沙门菌、丙型副伤寒沙门菌等污染的食物（肉类、蛋类、家禽等）引起。症状出现前通常有 6～24 小时的潜伏期，随后患者出现发热、恶心、呕吐、腹痛、水样便，偶有黏液或脓性腹泻，严重者可伴有脱水，引起休克或急性肾功能衰竭。通常 2～3 天可自愈，不易形成带菌者。

引起败血症的沙门菌以猪霍乱沙门菌、希氏沙门菌、鼠伤寒沙门菌、肠炎沙门菌等常见。细菌入血可进一步导致脑膜炎、骨髓炎、胆囊炎、心内膜炎等。多见于儿童和免疫力低下的成人。

（四）检测与防治

1. 检测　①病原学检测：根据不同的病型采取不同标本。急性胃肠炎取可疑食物、粪便、呕吐物，败血症采血液。肠热症第 1 周取外周血，阳性率高，第 2～3 周取尿液和粪便，全程均可取骨髓，分离培养，结合生化反应及血清学试验鉴定。②免疫学检测：常用肥达试验（Widal test），原理是用已知伤寒沙门菌 O、H 抗原及副伤寒沙门菌 H 抗原与患者血清作定量凝集试验，以测定患者血清中的相应抗体及其效价，协助伤寒与副伤寒的诊断。

2.防治原则 主要防治措施为加强饮水、食品等的卫生监督管理以切断传播途径，积极治疗感染者和带菌者以消除传染源，推广应用疫苗以保护易感人群。现用的肠热症沙门菌 Ty21a 活疫苗，保护作用明显，副作用小，使用方便，有效期 3 年。肠热症沙门菌 Vi 荚膜多糖疫苗免疫效应持久，保存和运输方便，也在推广中。治疗可选择的抗生素有氯霉素、氨苄西林和环丙沙星等。

三、志贺菌属

志贺菌属（*Shigella*）是引起人类细菌性痢疾的病原菌，该属包含痢疾志贺菌（*S.dysenteriae*）、福氏志贺菌（*S.flexneri*）、鲍氏志贺菌（*S.boydi*）和宋内志贺菌（*S.sonnei*）4 种。在我国菌痢常见的病原菌为福氏志贺菌和宋内志贺菌。

（一）发现与描述

1897 年日本细菌学家 Kiyoshi Shiga 首次发现志贺菌属，后以其名字命名。

志贺菌属为革兰阴性短小杆菌，长 2 ～ 3μm，直径 0.5 ～ 0.7μm，无荚膜，无鞭毛，无芽胞，有菌毛。

志贺菌属为兼性厌氧菌，营养要求不高，在液体培养基中呈浑浊生长，在普通琼脂培养基上生长良好，形成中等大小、半透明的光滑型菌落，宋内志贺菌可形成扁平、粗糙的菌落。在肠道鉴别培养基上形成无色菌落。分解葡萄糖产酸不产气。一般不分解乳糖，不分解尿素，不形成硫化氢，IMViC 试验结果为 –+––。

本菌对理化因素抵抗力较其他肠道杆菌弱。对热、酸和一般消毒剂敏感，加热 60℃ 10 分钟或阳光照射 30 分钟或 1% 石炭酸 15 ～ 30 分钟可被杀死。但在 37℃水中可存活 20 天，在污染食品及瓜果、蔬菜上可存活 10 ～ 20 天，在蝇肠内可存活 90 天。

（二）基因与结构

志贺菌属 4 个菌种的全基因序列目前均已被测定。宋内志贺菌全基因长 4825265kb，共有 4434 个开放读码框，其中基因编码序列 4224 个，占总开放读码框的 80.5%。基因编码序列中 3238 个与数据库中已知基因或产物具有 95% 以上的同源性，功能明确。福氏志贺菌全基因长 4607203kb，包含 4714 个开放读码框。鲍氏志贺菌全基因长 4519823kb，痢疾志贺菌全基因长 4369232kb。研究表明，志贺菌致病因子的编码基因源自于基因的水平转移，其中肠毒素由前噬菌体基因编码，侵袭性由质粒上的基因编码。例如福氏志贺菌有一个 221kb 的侵袭性大质粒和两个小质粒。大质粒有三分之一序列由完整或者不完整的插入成分组成，编码与黏附、侵袭、胞内增殖及细胞间扩散等有关的致病因子。失去该质粒，则细菌丧失致病能力。

志贺菌有 O 抗原和 K 抗原。O 抗原是分类的依据，有群、型特异性，据此将志贺菌分为 4 群（种）40 多个血清型（包括亚型）。A 群为痢疾志贺菌，有 12 个血清型，不能发酵甘露醇。B 群为福氏志贺菌，有 15 个血清型，各型间有交叉反应。C 群为鲍氏志贺菌，有 18 个血清型，各型间无交叉反应。D 群为宋内志贺菌，仅一个血清型。K 抗原仅在少数型和新分离菌株表面存在，在血清学分型上无意义，但可阻止 O 抗原与相应抗体的结合，加热后可被破坏。

（三）致病性与临床表现

志贺菌致病因素有侵袭力、内毒素和外毒素。细菌经消化道进入宿主肠道后，先借助菌毛黏附于回肠末端和结肠黏膜的上皮细胞表面，继而被细胞内吞而进入细胞。志贺菌能溶解吞噬小泡，进而在细胞质内生长繁殖。

各型志贺菌都具有强烈的内毒素。细菌溶解后内毒素释放，作用于肠黏膜，引起通透性增高，促进内毒素吸收，引起机体发热、神志障碍，甚至中毒性休克等一系列中毒症状。内毒素破坏肠黏膜上皮细胞，形成炎症、溃疡、出血，呈现典型的黏液脓血便。内毒素刺激肠壁植物神经，导致肠功能紊乱，肠蠕动失调和痉挛，出现腹痛、腹泻、里急后重等症状。

A 群志贺菌 Ⅰ 型及部分 Ⅱ 型菌株还能产生一种外毒素，称志贺毒素（shiga toxin，ST），具有神经毒性、细胞毒性和肠毒性，是由一个 A 亚单位和 5 个 B 亚单位组成的蛋白质，B 亚单位可与宿主细胞糖脂受体结合，将 A 亚单位导入细胞内。A 亚单位进入细胞后，可裂解 60S 核糖体亚单位的 28SrRNA，阻断细胞蛋白质合成。

志贺菌引起细菌性痢疾（菌痢），为最常见的肠道传染病。我国常见的是福氏志贺菌和宋内志贺菌。患者或带菌者为传染源，粪 – 口途径传播。菌痢有急性、慢性和中毒性 3 种类型。急性菌痢通常有发热、腹痛、水样腹泻、里急后重等症状，并伴有脓血黏液便，若治疗后彻底可转为慢性菌痢。中毒性菌痢多见于儿童，常无明显的消化道症状而表现为高热、休克、意识障碍等全身中毒症状，可因呼吸和循环衰竭导致患者死亡，其死亡率较高。

机体对痢疾志贺菌的免疫主要依靠肠道的局部免疫，病后免疫力弱，不能防止再感染。

（四）检测与防治

1. 检测　应在用药前，取脓血便或黏液接种于肠道鉴别培养基，并用生化反应和血清凝集试验确定菌群和菌型。血清学试验可用于菌痢的快速诊断，常用方法有协同凝集试验和免疫荧光菌球法等。

2. 防治原则　加强食品、饮水卫生管理，做好粪便无害化处理和防蝇灭蝇工作。及时诊断隔离患者和消毒排泄物，检测发现亚临床病例和带菌者。治疗一般首选氟喹诺酮类抗生素，磺胺类或黄连素、呋喃唑酮等也可应用，本菌易产生耐药性。

四、铜绿假单胞菌

铜绿假单胞菌（*Pseudomonas aeruginosa*）原称绿脓杆菌，因其生长过程中产生绿色水溶性色素而得名。该菌广泛分布于自然界土壤、空气和水中。正常人及动物的皮肤、呼吸道和肠道等都有该菌分布，是一种常见的机会致病菌。

（一）发现与描述

铜绿假单胞菌是 1872 年由 Schreeter 命名，1882 年由 Gersard 从伤口脓液中分离到。铜绿假单胞菌为革兰阴性杆菌，长 1.0 ～ 3.0μm，直径 0.5 ～ 1.0μm，有荚膜，无芽胞，一端有 1 ～ 3 根鞭毛，临床分离株常有菌毛。专性需氧菌，最适生长温度 35℃，4℃下不生长，在 42℃下可生长。最适产毒温度 26℃。营养要求不高，在普通培养基上生长良好。可产生水溶性色素，使培养基被染成蓝绿色或黄绿色。在血琼脂平板上菌落较大，有金属光泽和生姜气味，菌落周围形成透明溶血环。在肉汤中形成菌膜，肉汤澄清或微混浊，菌液上层呈绿色。能分解葡萄糖，产酸不产气。不分解乳糖、蔗糖、麦芽糖和甘露醇。分解尿素，不产生吲哚。氧化酶阳性。

抵抗力较强。在潮湿环境中能较长期存活。对干燥、紫外线及某些化学消毒剂如醛类、汞类和表面活性剂有一定抵抗力。对多种抗生素有较强的耐药性。加热56℃ 1小时可杀死该菌。

（二）基因与结构

铜绿假单胞菌PAO1（*Pseudomonas aeruginosa* PAO1）的全基因组序列分析已经完成，其基因组序列总长约6300kb，含5570个开放读码框。

铜绿假单胞菌有O抗原和H抗原。O抗原包括两部分：一为脂多糖，有致热作用，且与特异性有密切关系，为血清学分型的主要依据；二为原内毒素蛋白（original endotoxin protein，OEP），是一种高分子、低毒性物质，免疫原性强，广泛存在于其他假单胞菌及大肠埃希菌、肺炎克雷伯菌等革兰阴性细菌之中，是保护性类属抗原，其抗体具有交叉保护作用。

（三）致病性与临床表现

铜绿假单胞菌是医院内感染的主要细菌之一。当机体局部或全身免疫功能下降时，以及在医院接受某些治疗措施时易引起感染。主要致病物质是内毒素，此外还有菌毛、荚膜、胞外酶和外毒素等。其中内毒素有致热作用，可引起休克、DIC等；菌毛可介导细菌对宿主细胞的黏附；荚膜能抗吞噬细胞的吞噬作用，增强细菌侵袭力；胞外酶包括弹性蛋白酶、胶原酶、碱性蛋白酶等，具有蛋白分解作用，损伤血管及多种组织，并抑制中性粒细胞的功能；外毒素可抑制蛋白质合成，损伤细胞组织等。感染部位可波及任何组织，常见于烧伤感染，创伤感染，气管切开和插管、人工机械辅助通气、留置导尿、内窥镜检查等引发的下呼吸道感染、尿路感染等，以及长期接受化疗、免疫抑制剂治疗、继发性免疫缺陷病患者的组织器官或全身感染。该菌还可引起婴儿严重的流行性腹泻。

感染后机体产生特异性抗体，分泌型IgA在黏膜局部起一定抗感染作用。中性粒细胞的吞噬杀菌功能在抗感染中显示重要作用。

（四）检测与防治

1. 检测　可采取脓汁、创面渗出液、痰、尿、血液等标本，接种于普通琼脂平板或血琼脂平板分离培养细菌。根据菌落特征、色素、生化反应等进行鉴定。或以血清学试验及噬菌体分型等做流行病学、医院内感染的追踪调查。

2. 防治原则　预防医院内感染。加强相关科室及医疗器械的消毒管理，避免交叉感染。因该菌具有天然耐药性，应合理选择有效抗生素进行治疗。

五、螺旋体目

在细菌分类学中，螺旋体属于螺旋体门（Spirochaetes）、螺旋体纲（Spirochaetes）、螺旋体目。其下有三个科，即螺旋体科（Spirochaetaceae）、小蛇菌科（Serpulinacea）和钩端螺旋体科（Leptospiraceae），共有13个属。与人类疾病相关的主要有钩端螺旋体科的钩端螺旋体属（*Leptospira*），可引起钩端螺旋体病；螺旋体科的疏螺旋体属（*Borrelia*），其中伯氏疏螺旋体（*Borrelia burgdorferi*）可引起莱姆病（Lyme disease）、回归热疏螺旋体（*Borrelia recurrentis*）可引起回归热，螺旋体科的密螺旋体属（*Treponema*），其中斑点病密螺旋体（*Treponema carateum*）可引起品他病（pinta disease）、苍白密螺旋体（*Treponema pallidum*，Tp）可引起梅毒、细弱密螺旋体（*Treponema pertenue*）可引起雅司病（yaws disease）。

（一）发现与描述

1905 年，德国动物学家 Schaudinn FR. 和皮肤病学家 Hoffmann E 首先在梅毒患者的分泌物中发现螺旋体，因其透明不易染色，称之为苍白密螺旋体。

苍白密螺旋体纤细，长 5～15μm，两端尖直，螺旋致密而规则，有 8～14 个螺旋，运动活泼。细胞壁外覆有包膜，体内有 3～4 根轴丝。革兰染色阴性，但不易着色，常用 Fontana 镀银染色法染色。钩端螺旋体长度为 6～20μm，菌体弯曲呈 S 形、C 形或 8 字状。在暗视野显微镜下菌体呈串珠状，运动活泼。电镜下呈圆柱形，最外层有外膜，有两根轴丝穿插其间，借助轴丝的伸缩进行运动。染色性同苍白密螺旋体。

苍白密螺旋体厌氧，目前尚不能在人工培养基上生长，用兔单层上皮细胞培养，在细胞表面可有限生长，并保持其毒力。钩端螺旋体需氧，在含血清的培养基如含 8%～10% 兔血清的柯索夫（Korthof）培养基中，经 5～7 天，可形成扁平透明的圆形菌落。

苍白密螺旋体的抵抗力极弱，对热、冷、干燥、消毒剂和肥皂水敏感。50℃ 5 分钟、离体后干燥 1～2 小时、4℃ 3 天、1%～2% 石炭酸处理数分钟均可杀灭，故一般以直接接触方式传播。钩端螺旋体对理化因素抵抗力比其他致病性螺旋体强，在水体和潮湿的土壤中可存活数月。对热、干燥、日光和化学消毒剂敏感，56℃ 10 分钟、0.5% 来苏、10g/L 漂白粉和 1% 石炭酸 10～30 分钟可将其杀死。对青霉素、四环素和庆大霉素等抗生素敏感。

（二）基因与结构

苍白密螺旋体的全基因测序已经完成，其全基因长 1138kb，含 1090 个基因，编码 1041 个蛋白。苍白密螺旋体是一种代谢功能不全的微生物，缺乏编码脂肪酸、核苷合成代谢所需的酶和辅酶的基因。

问号状钩端螺旋体的全基因组测序由我国科学家完成。其含有大、小两个染色体，约 4700kb，有 4768 个编码基因。其中大染色体基因长 4332kb，小染色体基因长 359kb。有多个编码致病因子的基因，如与黏附有关的 mce、invA、atsE 等，与溶血素蛋白相关的 LA3540 等。

（三）致病性与临床表现

1. 苍白密螺旋体　引起梅毒，其致病性与荚膜样外膜蛋白、透明质酸酶相关，具有很强的侵袭力，其在宿主细胞内繁殖可直接损伤宿主细胞，并可引起Ⅲ、Ⅳ型超敏反应。

人是苍白密螺旋体的唯一传染源和宿主，主要经性接触感染，也可通过胎盘传染胎儿，引起流产、早产或死胎，也可导致胎儿先天畸形。性病梅毒分三期：Ⅰ期（初期）主要表现为外生殖器无痛性硬性下疳，多在感染后 3 周左右出现，起初为丘疹硬结，随即破溃形成溃疡，溃疡渗出液中含有大量苍白密螺旋体，传染性极强。Ⅱ期（中期）梅毒主要表现为全身皮肤黏膜出现梅毒疹、淋巴结肿大，伴有骨、关节、眼及其他脏器病变，多发生于硬性下疳出现后 2～8 周。Ⅲ期（晚期）梅毒多发生于感染 2 年后，主要表现为皮肤黏膜溃疡性坏死灶及内脏器官肉芽肿样病变（梅毒瘤），有瘢痕形成，可有心血管和中枢神经系统损害，出现动脉瘤、脊髓痨及全身麻痹，可导致患者死亡。病灶中苍白密螺旋体少见，传染性小。

2. 问号状钩端螺旋体　引起钩端螺旋体病，简称钩体病。问号状钩端螺旋体的致病物质有内毒素样物质、溶血素及细胞毒因子等。内毒素样物质为脂多糖，耐热，生物学作用与内毒素相似但活性较低。溶血素不耐热，可被胰蛋白酶破坏，作用类似于磷脂酶，能使红细胞溶解。细胞毒因子在体外试验中对哺乳动物细胞有致细胞病变作用。此外，钩端螺旋体在宿主体内还可产生一些有毒脂类和酶类，损害宿主毛细血管壁。

问号状钩端螺旋体病为人畜共患传染病，多种野生动物和家畜为其储存宿主和传染源，其中鼠类和猪是最重要的传染源和储存宿主。动物多呈隐性感染。问号状钩端螺旋体可在动物肾小管内生长繁殖并不断随尿排出，污染水源和土壤，经皮肤黏膜接触侵入人体。进入人体后，问号状钩端螺旋体侵入血液、淋巴结、肝、脾、肺、肾、心和中枢神经系统等组织器官并大量繁殖，引起全身中毒症状和相应组织器官的损害。

（四）检测与防治

1. 检测 采取患者硬性下疳、梅毒疹的渗出物及淋巴结抽出液等标本，以暗视野显微镜、Fontana 镀银染色法或直接免疫荧光技术检测苍白螺旋体。也可用非密螺旋体抗原试验、密螺旋体抗原试验和酶免疫分析法检测梅毒抗体。对非典型性梅毒，可以 PCR 检测苍白螺旋体 DNA。

2. 防治原则 苍白螺旋体感染目前尚无有效的疫苗预防，加强性卫生教育、加强婚前检查等是预防梅毒的主要措施。问号状钩端螺旋体感染预防的主要措施是消灭鼠类，控制传染源，保护水源，加强个体防护及免疫接种。我国目前采用钩体外膜疫苗进行免疫接种，效果良好。致病螺旋体治疗多使用青霉素、庆大霉素和多西环素等。

六、衣原体科

衣原体科（Chlamydiaceae）有衣原体属（*Chlamydia*）和嗜衣原体属（*Chlamydophila*）两个属。衣原体属有 3 个种，嗜衣原体属有 6 个种，引起人类疾病的主要有沙眼衣原体（*Chlamydia trachomatis*）、鹦鹉热嗜衣原体（*Chlamydophila psittaci*，Cps）和肺炎嗜衣原体（*Chlamydophila pneumoniae*，Cpn）。

（一）发现与描述

1935 年，宫川米次等在腹股沟淋巴肉芽肿患者的细胞内发现衣原体，命名为宫川体（Miyagawanella），1971 年按照伯杰分类法归为衣原体目，1999 年升为衣原体门。2004 年将传统的肺炎衣原体和鹦鹉热衣原体等改称肺炎嗜衣原体和鹦鹉热嗜衣原体，组成嗜衣原体属。

衣原体营严格细胞内寄生生活，体积微小，可通过滤菌器；呈圆形或椭圆形体，具有肽聚糖组成的细胞壁，革兰染色阴性；含有 DNA 和 RNA 两类核酸，有核糖体。衣原体在宿主细胞内以二分裂方式繁殖，有独特的发育周期，可分别形成原体（elementary body）和网状体（reticulate body，又称始体）两种形态。原体呈球形、椭圆形或梨形，是发育成熟的衣原体，直径 0.2～0.4μm，光镜下勉强可见，其中央有类核结构，有细胞壁，Giemsa 染色呈紫色。原体存在于宿主细胞外，无繁殖能力，有较强的感染性。当其进入宿主细胞后，被宿主细胞膜包围形成空泡，原体在空泡内发育增大，成为网状体。网状体无感染性，呈圆形或椭圆形，直径 0.5～1μm，无细胞壁，代谢活跃。网状体为繁殖阶段，以二分裂方式增殖，在空泡内形成多个子代原体。易感细胞内含网状体和子代原体的空泡称包涵体。子代原体成熟后，从宿主细胞中释放出来，感染新的易感细胞，开始新一个发育周期。每个发育周期需 48～72 小时。培养时常用 6～8 日龄鸡胚卵黄囊或 Hela-229 细胞培养。

衣原体耐冷不耐热，对消毒剂敏感。在室温下迅速丧失传染性，60℃ 5～10 分钟、75% 乙醇半分钟或 2% 来苏液 5 分钟即可被灭活，但在 –70℃可存活数年，液氮可保存 10 年以上。

沙眼衣原体有三个生物变种即沙眼生物变种、性病淋巴肉芽肿生物变种和鼠生物变种，19 个血清型，其中沙眼生物变种有 A、B、C、D、J、K 等血清型，性病淋巴肉芽肿生物变种有 L1、L2、L3、L2a 4 个血清型。鹦鹉热嗜衣原体可分为 4 个血清型，肺炎嗜衣原体只有 1 个血清型。

（二）基因与结构

目前已有数种衣原体的全基因测序完成。沙眼衣原体全基因长 1042519kb，含 894 个蛋白编码基因。肺炎嗜衣原体 Cpn CWL-029 株基因组全长 1230230bp，（G+C）% 为 40.6%，有 1073 个蛋白编码基因，其中 636 个基因的功能已经确定。

（三）致病性与临床表现

衣原体通过创面侵入机体后，与相应受体结合，吸附并侵入黏膜的柱状或杯状上皮等易感细胞，产生内毒素样毒性物质，抑制细胞代谢并直接破坏细胞。此外，衣原体的主要外膜蛋白可引起超敏反应，导致组织损伤。

1. 沙眼　衣原体主要可引起沙眼、包涵体结膜炎和泌尿生殖道感染等。

（1）沙眼　由沙眼生物变种 A、B、Ba、C 血清型引起，是目前世界上致盲的主要病因，通过眼 – 眼或眼 – 手 – 眼等途径接触传播。沙眼衣原体感染结膜上皮细胞后，在其中繁殖，并在细胞浆中形成包涵体，引起局部结膜炎症，表现为结膜滤泡、乳头增殖、角膜血管翳、瘢痕形成和眼睑内翻。反复发作可致角膜混浊，患者视力受损甚至失明。

（2）包涵体结膜炎　包括婴儿结膜炎和成人结膜炎两种，由沙眼生物型 D～K 血清型引起，可经性接触、手 – 眼、间接接触或产道感染，表现为急性化脓性炎症，不出现角膜血管翳和瘢痕，可自愈。

（3）泌尿生殖系统感染　亦由沙眼生物变种 D～K 血清型引起，该血清型有时也能引起沙眼衣原体性肺炎。衣原体是引起性接触传播的非淋菌性泌尿生殖道感染的重要病原体，其感染易慢性化，并常与淋病奈瑟菌混合感染。

（4）性病淋巴肉芽肿　由衣原体性病淋巴肉芽肿生物变种 L1、L2、L2a 及 L3 血清型引起，主要通过性接触传播，表现为化脓性淋巴结炎和慢性淋巴肉芽肿。男性侵犯腹股沟淋巴结，女性可侵犯会阴、肛门、直肠。

2. 嗜衣原体　鹦鹉热嗜衣原体可引起上呼吸道感染，人多因接触禽类而感染。肺炎嗜衣原体可引起青少年急性呼吸道感染，以肺炎多见，并与冠心病的发病有关。

（四）检测与防治

1. 检测　多数衣原体病根据临床特征即可做出诊断。实验室检查可取病灶部位材料涂片，Giemsa 染色或免疫荧光染色镜检。也可用鸡胚卵黄囊或 Hela-299 细胞分离培养衣原体，用特异性免疫荧光单克隆抗体予以鉴定。对于鹦鹉热和性病淋巴肉芽肿，可用补体结合试验或间接免疫荧光法检测其抗体，明显增高者有诊断意义。

2. 防治原则　目前预防衣原体引起的疾病，以切断传播途径为主，尚无有效的特异性免疫方法。衣原体对多种抗生素敏感，治疗可选用红霉素、罗红霉素、诺氟沙星等。

七、立克次体目

立克次体目（Rickettsiales）包括立克次体科（Rickettsiaceae）、无形体科（Anaplasmataceae）和全孢菌科（Holosporaceae）三个科，共 10 个属。与人类疾病有关的主要有立克次体科立克次体属（*Rickettsia*）的普氏立克次体（*Rickettsiaceae prowazekii*）、立氏立克次体（*R.rickettsii*）和莫氏立克次体（*R.typhi*），立克次体科东方体属（*Orientia*）的恙虫病立克次体（*Orientia tsutsugamushi*）和无形体科的埃立克体属（*Ehrlichia*）。立克次体属有斑疹伤寒群（typhus group）和斑点热群（spotted fever group）2 个生物型，斑点热群的成员复杂，有立氏立克次体等近 10 种。此外，目前将 α–变形菌纲、根瘤菌目、巴尔通体科的巴尔通体属（*Bartonella*）和 γ–变形菌纲、军团菌目、柯克斯体科的柯克斯体属（*Coxiella*）也习惯上归于立克次体。

（一）发现与描述

1906 年至 1909 年之间，美国病理学家 Howard Taylor Ricketts 在研究斑疹伤寒时首次观察到这种微生物，但未命名。Ricketts 和捷克动物学家 Stanislaus Josef Mathias von Prowazek 在研究斑疹伤寒时先后于 1910 年和 1915 年因感染斑疹伤寒而去世。1916 年，巴西病理学家 Henrique da Rocha Lima 首先从斑疹伤寒患者体虱肠道上皮细胞内找到病原体，发现其可通过血液及粪便传播给人或其他易感动物。由他建议，这种病原体以 Ricketts 和 Prowazek 名字命名以纪念牺牲的研究者。

立克次体大小介于病毒和细菌之间，长 0.8～2.0μm，直径 0.3～0.6μm，一般不能通过滤菌器，光镜下清晰可见。形态多样，杆状或球杆状多见。有 DNA 和 RNA 两类核酸。有细胞壁，其构成与大肠埃希菌等革兰阴性菌类似，除恙虫病立克次体外，细胞壁都含有肽聚糖。细胞壁外有黏液层。革兰染色阴性，但不易着色。Giemsa 染色呈蓝色。在感染的细胞内，立克次体常集聚成致密团块状，不同种类立克次体在细胞内的分布不同，如普氏立克次体常散在于胞质中，恙虫病立克次体在胞质近核旁，柯克斯体在细胞质的吞噬溶酶体内，巴尔通体则黏附于细胞外表，据此可初步鉴别立克次体。

大多数立克次体专性细胞内寄生，以二分裂方式繁殖，繁殖一代需 9～12 小时。常用的培养方法是采用豚鼠、小鼠等动物接种；也可用鸡胚卵黄囊或鸡胚成纤维细胞、L929 细胞等进行培养。

多数立克次体抵抗力较弱。除柯克斯体属的贝纳柯克斯体外，立克次体对热、常用消毒剂及氯霉素、四环素等多种抗生素敏感，56℃ 30 分钟，次氯酸盐、过氧化氢、75% 酒精等数分钟均可将其灭活。对低温和干燥抵抗力较强。

（二）基因与结构

立克次体的基因组较小，多数仅大肠埃希菌的四分之一左右。普氏立克次体全基因长 1111523bp，（G+C）% 为 29.1%，有 834 个蛋白编码基因，其中 523 个基因的功能已经确定。蛋白编码基因平均长 1005bp，蛋白质编码区总长度占基因组总长度的 75.4%。在占基因组总长度高达 24% 的非编码区，基因间的间隔序列为 22.9%，假基因为 0.9%，重复序列为 0.2%。

立克次体有两种主要抗原，一种为可溶性抗原，耐热，与细胞壁表面的黏液层有关，为群特异性抗原。另一种为外膜抗原，不耐热，为种特异性抗原。斑疹伤寒等立克次体的脂多糖与变形杆菌某些菌株（如 OX_{19}、OX_2、OX_k 等）的菌体有共同的抗原成分。因变形杆菌抗原易于制备，故临床检验中常用此类变形杆菌代替相应的立克次体抗原进行交叉凝集反应，这种交叉凝集试验称为外斐反应（Weil-Felix reaction），用于检测人类或动物血清中有无相应抗体，供立克次体病的辅助诊断。

（三）致病性与临床表现

立克次体多引起人畜共患病。绝大多数立克次体病为自然疫源性疾病，其流行有明显的地区性。立克次体以节肢动物为传播媒介或储存宿主，通过节肢动物的叮吸或者节肢动物粪便污染伤口而感染人体。立克次体的致病物质主要有内毒素和磷脂酶 A。内毒素具有与其他革兰阴性菌内毒素相似的多种生物学活性，磷脂酶 A 能溶解脂膜导致组织细胞损伤。不同的立克次体引起的疾病表现不同，但血管损伤为其主要病变。在我国发生的立克次体病主要为斑疹伤寒和恙虫病。

1. 斑疹伤寒群立克次体 引起流行性斑疹伤寒和地方性斑疹伤寒。流行性斑疹伤寒的病原体是普氏立克次体，在世界各地分布较为广泛，患者是储存宿主和传染源，人虱为传播媒介，通过人虱粪便污染破损的皮肤伤口感染人体。潜伏期 10 ～ 14 天，在人体内，可引起毒血症和血管损害，发病急，患者出现高热、剧烈头痛、肌痛、皮疹及神经、心血管系统和其他器官损害的症状。地方性斑疹伤寒的病原体是莫氏立克次体，多呈地方性流行，鼠是其天然贮存宿主，以鼠蚤或鼠虱为传播媒介，在鼠间传播。当鼠蚤叮咬人时，莫氏立克次体即可被传染给人，而人群中有人虱寄生时，莫氏立克次体即可通过人虱在人群中传播。其所致地方性斑疹伤寒的发病机制及临床表现与流行性斑疹伤寒相似，但发病慢，病情轻，中枢神经系统和心血管系统很少受累。

2. 斑点热群立克次体 多由蜱螨叮吸感染。引起落基山斑疹热、立克次体痘、南欧斑疹热、西伯利亚斑疹伤寒、澳大利亚斑疹伤寒等疾病，主要表现为高热、肌痛和皮肤硬结等，预后良好。

3. 恙虫病群立克次体 引起恙虫病，主要在啮齿动物间传播。在我国，主要见于东南和西南地区的林区和乡村。恙虫病为自然性疫源，恙螨是恙虫病立克次体的传播媒介和储存宿主，恙虫病立克次体可寄居于恙螨体内，并可经卵传代。借助于恙螨的叮咬，恙虫病立克次体在鼠间传播并可感染人体。叮咬后经 7 ～ 10 天或更长潜伏期后突然发病，在叮咬处，先出现红色丘疹，继而形成水疱并破裂，溃疡处覆以黑色焦痂（本病典型特征之一）。患者突发高热，全身淋巴结肿大，可有各脏器受损的症状。

4. 其他立克次体 立克次体所致的疾病尚有 Q 热、猫抓病等。Q 热由贝纳柯克斯体引起，主要表现为发热、头痛、腰痛和心内膜炎，多在动物间流行，蜱为传播媒介。猫抓病的病原体是汉赛巴通体，传染源主要为猫，通过被猫、狗抓伤、咬伤的部位进入人体。感染后，在抓伤处皮肤出现丘疹或脓疱，局部淋巴结肿大，并有发热、厌食、肌痛和脾肿大等症状体征，常并发结膜炎，伴有耳前淋巴结肿大。

（四）检测与防治

1. 检测 应于病初或急性发热期，应用抗生素之前采集标本进行分离培养。可将标本接种于小鼠、豚鼠等动物腹腔，如动物出现体温升高（> 40℃）、阴囊红肿等症状，则提示动物有立克次体感染，可进一步用鸡胚或鸡胚成纤维细胞进行分离培养，并以免疫荧光法进行鉴定。血清学检查方面，可用 ELISA 法、免疫荧光法或补体结合试验检测群、种特异性抗体。也可用血清标本做外－斐反应（Weil-Felix reaction）。

2. 防治原则 预防立克次体病的主要措施是杀灭虱、蚤、螨、鼠等立克次体的传播媒介和储存宿主，并做好个人防护及个人卫生，改善居住条件。氯霉素、四环素类抗生素对各种立克次体有良好抑制作用，但病原体的完全清除有赖于人体的免疫功能。

八、其他常见致病革兰阴性菌

表 5-3 其他常见革兰阴性细菌

名称	发现与描述	致病作用与临床表现	防治原则
霍乱弧菌（Vibrio cholera）	1883 年由 Koch 从埃及患者的粪便中首次发现。无芽胞，有荚膜，有单鞭毛，兼性厌氧菌，营养要求不高，耐碱不耐酸。发酵葡萄糖、蔗糖、甘露醇产酸不产气。氧化酶反应阳性。有 O 抗原和 H 抗原。抵抗力较弱	致病物质是霍乱肠毒素、鞭毛、菌毛及其他毒力因子。通过污染水源、食物导致感染，引起剧烈呕吐和腹泻，为法定甲类传染病	改善环境养成良好卫生习惯，抗菌及对症治疗
马耳他布鲁斯菌（Brucella melitensis）	1887 年由英国医师 David Bruce 首先分离出，短小杆菌，无芽胞，无鞭毛，光滑型菌株有微荚膜。需氧菌，多能分解尿素，产生硫化氢，含 M 抗原和 A 抗原，抵抗力较强	致病物质主要是内毒素，还有荚膜与侵袭性酶。感染家畜引起母畜流产等疾病。人类通过接触病畜或被污染畜产品经不同途径感染	控制消灭病畜，切断传播途径，免疫接种。使用抗生素治疗
嗜肺军团菌（Legionella pneumophila）	1976 年在美国费城退伍军人大会期间引起肺炎，1978 年命名。粗短杆菌。有菌毛和鞭毛。需氧，营养要求高，生长缓慢。可引起肺炎型和流感样型军团病	致病物质为产生的多种酶类、毒素和溶血素。通过飞沫传播，引起以肺为主的全身性感染	加强水源管理，消毒防止污染。抗菌治疗首选红霉素治疗
鼠疫耶尔森菌（Yersinia pestis）	1894 年由法国人 Alexandre Yersin 发现。两端钝圆，浓染短杆菌，有荚膜，无鞭毛，无芽胞。兼性厌氧，抗原结构复杂	致病物质主要是抗原、鼠毒素等。细菌通过鼠蚤传给人，在人之间由人蚤或呼吸道传播，引起腺鼠疫或肺鼠疫。病死率较高	及时隔离灭鼠灭蚤，活疫苗预防。早期足量使用抗生素
流感嗜血杆菌（Haemophilus influenzae）	1892 年 Pfeiffer 从流感患者鼻咽部分离到该菌。小杆菌，需氧或兼性厌氧，人工培养后常呈多形态。无鞭毛，无芽胞，有荚膜，多数有菌毛。巧克力平板上生长良好，在金黄色葡萄球菌菌落周围生长有卫星现象	致病物质为荚膜、菌毛与内毒素，有些可产生 IgA 蛋白酶。可引起脑膜炎、鼻咽炎、中耳炎等化脓性感染	预防可使用荚膜多糖疫苗。选用广谱抗生素治疗
幽门螺杆菌（Helicobacter pylori）	1982 年澳大利亚医生 Marshall 从胃活检组织中分离出该菌。菌体呈弧形或 S 形，革兰染色阴性，在胃黏液层呈鱼群样排列，运动活泼。微需氧，氧化酶、过氧化氢酶、尿素酶均阳性。营养要求高	传染源主要是人，传播途径主要是粪-口途径。与慢性胃炎、十二指肠溃疡有关，可能是胃癌的危险因子	治疗一般以铋剂和抗酸药为基础，加用两种抗生素
脑膜炎奈瑟球菌（Neisseria meningococcus）	1887 年由 Weichselbaum 从脑脊液中分离出。肾形或豆形双球菌。多存在于患者脑脊液中性粒细胞内。新分离菌株多有荚膜和菌毛。巧克力培养基培养，氧化酶和触酶阳性。产生自溶酶	致病物质为荚膜、菌毛与 LOS 及 IgA1 蛋白酶。经飞沫传播，成人对其有较强免疫力。5 岁以下儿童可发生流行性脑脊髓膜炎（流脑）	预防可用荚膜多糖疫苗；使用抗菌药物进行治疗
淋病奈瑟球菌（Neisseria gonorrhoeae）	1879 年奈瑟从急性尿道炎、阴道炎及新生儿急性结膜炎患者的分泌物中分离出。双球菌，多存在于中性粒细胞内。有荚膜和菌毛，无芽胞和鞭毛。巧克力培养基培养，氧化酶阳性	致病物质为菌毛、外膜蛋白、脂寡糖及 IgA1 蛋白酶。主要经性接触传播，引起泌尿生殖系统黏膜化脓性感染。新生儿可发生淋球菌性结膜炎	切断传播途径，使用抗生素治疗。新生儿硝酸银滴眼

扫一扫,查阅本章数字资源,含PPT、音视频、图片等

真菌(fungus)是具有典型细胞核和完整细胞器的真核细胞型微生物。与细菌相比,真菌体积比细菌大数倍至数十倍,真菌细胞结构完整,细胞核高度分化,有核膜和核仁,细胞质内含有多种细胞器,如线粒体、内质网、高尔基体等。真菌可进行无性或有性繁殖。多数为腐生,少数为寄生或共生。真菌在自然界广泛分布,种类繁多,有一万个属、十万余种。绝大多数真菌对人类是有益的,如真菌类中药(马勃、猪苓、茯苓、灵芝、冬虫夏草等),可食用真菌,工农业生产用真菌(如酿酒、发酵饲料、抗生素制造等)。其中只有少部分种群与人类疾病有关,通常称为医学真菌。常见的医学真菌有 50 ~ 100 种,可引起真菌感染、毒素中毒、肿瘤或超敏反应。近年来,由于抗菌药物和免疫抑制剂的广泛应用,机会致病性真菌感染明显增多,应引起高度重视。了解真菌的生物特性及致病性,对防治真菌感染有重要意义。

第一节　真菌的形态与结构

一、真菌的形态

真菌的形态多样,大小不一,大型真菌肉眼可见,微型真菌须借助光学显微镜观察。根据组成细胞的数量,真菌分为单细胞真菌与多细胞真菌。

(一)单细胞真菌

单细胞真菌也称为酵母菌(yeast),菌体呈圆形或卵圆形,直径 3 ~ 15μm,有的菌种在细胞外覆有一层荚膜,如新生隐球菌。单细胞真菌包括酵母型真菌和类酵母型真菌两种,均以芽生方式繁殖。酵母型真菌出芽生成芽生孢子,孢子脱离母细胞形成新菌体,如新生隐球菌;类酵母型真菌出芽生成的芽生孢子不脱离母细胞,继续生长并相互连接形成藕节状长细胞链,可伸入培养基内,称为假菌丝(pseudohypha),如白假丝酵母菌。

(二)多细胞真菌

多细胞真菌又称为丝状真菌(filamentous fungus)或霉菌(mold),由菌丝(hypha)和孢子(spore)组成(图 6-1)。

1.菌丝　为多细胞真菌的营养体,呈管状,直径 2 ~ 10μm。在适宜环境下,孢子长出芽管,芽管逐渐延长形成的丝状结构即菌丝。菌丝生长出许多分枝并交织成团,称为菌丝体(mycelium)。

图 6-1　单细胞真菌与多细胞真菌
1.酵母菌的菌体；2.酵母菌的芽生孢子；3.丝状真菌的无隔菌丝；
4.丝状真菌的孢子和有隔菌丝

　　菌丝按照其生长部位和功能可分为气生菌丝、营养菌丝和生殖菌丝。向上生长，远离寄生物体或培养基的部分称为气生菌丝。深入寄生物体或培养基摄取利用营养物质的部分称为营养菌丝。生长到一定的时候可形成孢子的气生菌丝，即称为生殖菌丝。

　　菌丝按有无横隔分为有隔菌丝和无隔菌丝。有隔菌丝（septate hypha）是指菌丝内形成横隔，称为隔膜（septum）。一般以隔膜为界，将一条菌丝分隔为多个细胞，隔膜中有小孔，允许细胞质流通。菌丝内没有横隔，称为无隔菌丝（nonseptate hypha）。整条菌丝为一个细胞，但其内具有多个细胞核。绝大多数致病性丝状真菌为有隔菌丝。真菌菌丝形态多样，如螺旋状、球拍状、结节状、鹿角状和梳状等（图 6-2），具有真菌种类的鉴别意义。

图 6-2　真菌的菌丝
1.结节状菌丝；2.球拍状菌丝；3.梳状菌丝；4.鹿角状菌丝；5.螺旋状菌丝；
6.竹节状菌丝

2. 孢子　为真菌的繁殖体，呈圆形或卵圆形，孢子又可发育成菌丝。孢子的形态各异，也是真菌鉴定和分类的重要依据。真菌的孢子包括无性孢子和有性孢子，致病性真菌大多形成无性孢子。孢子与细菌芽胞不同，孢子为繁殖体，不耐热，60℃加热1小时可被杀灭。

（1）无性孢子　是指不经过有性繁殖，由真菌细胞出芽或菌丝分化生成的真菌孢子。无性孢子依据形态可分为三种（图6-3）。

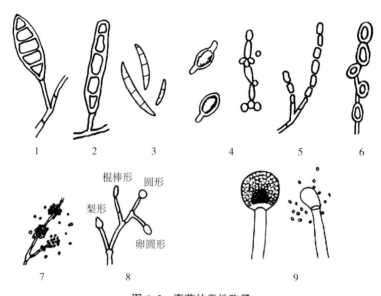

图 6-3　真菌的无性孢子
1～3. 大分生孢子；4. 芽生孢子；5. 关节孢子；6. 厚膜孢子；7～8. 小分生孢子；
9. 孢子囊孢子

①叶状孢子（thallospore）：由真菌细胞出芽或菌丝分化生成，包括关节孢子（arthrospore）、芽生孢子（blastospore）和厚膜孢子（chlamydospore）。关节孢子是生殖菌丝分化出隔膜后，断裂形成长方形的关节样孢子，常见于陈旧培养物中。芽生孢子是以出芽方式生成圆形或卵圆形的孢子，成熟后与母细胞脱离形成新菌体，如新生隐球菌；若不脱离可继续发芽，并相互连接形成藕节状细胞链即为假菌丝，如白假丝酵母菌。厚膜孢子又称厚壁孢子，为环境不适宜时，菌丝的胞质浓缩、胞壁增厚形成的真菌休眠体，当条件适宜时再发芽增殖。

②分生孢子（conidium）：是最常见的无性孢子，由菌丝末端细胞分裂或收缩形成，也可由菌丝侧面出芽形成。根据其形态结构及孢子细胞的数量又分为大分生孢子（macroconidium）和小分生孢子（microconidium）。大分生孢子由多个细胞组成，体积较大，呈纺锤形、镰刀形或棍棒状等；小分生孢子为单细胞，体积小，外壁薄，形态各异，如球形、梨形、棍棒状或卵形等。分生孢子的大小、形状、结构及颜色是鉴定真菌的依据。

③孢子囊孢子（sporangiospore）：菌丝末端膨大形成孢子囊，内含许多孢子，孢子成熟后破囊而出，如毛霉、根霉等。支撑孢子囊的菌丝末端称为孢子囊梗。

（2）有性孢子　由同一菌体或不同菌体上的2个细胞融合并减数分裂而形成，如接合孢子、卵孢子、子囊孢子、担孢子等。

二、真菌的结构

真菌为真核细胞型微生物，具有高度分化的细胞核和完整的细胞器。

1. 细胞壁　位于细胞外层，维持真菌形态，并参与细胞内外的物质交换，也可对抗细胞外的高渗环境。正常情况下，真菌细胞壁常具有 2 ～ 3 层或更多层结构，主要成分为多糖（占细胞干重的 80% ～ 90%）、蛋白质、脂类及无机盐等。真菌细胞壁是由起支撑作用的骨架与填充于骨架中的无定形基质成分构成。①骨架：是由葡聚糖和几丁质为主要成分构成的纤维网骨架结构。单细胞酵母菌其骨架中葡聚糖含量最高，是维系真菌细胞坚固外形的分子基础；而丝状形真菌胞壁骨架主要依赖于多聚 N- 乙酰氨基葡萄糖构成的几丁质（Chitin），此成分与芽管形成及菌丝生长有关。②基质：是由蛋白质、甘露聚糖、葡聚糖和无机盐等填充于纤维网之间的成分组成。在真菌细胞壁生长繁殖过程中，这些成分的含量呈动态变化，其中蛋白多糖具有酶活性，可参与真菌的生理与代谢过程。

2. 细胞膜　细胞膜紧位于细胞壁之内呈液态镶嵌结构，其厚度为 6 ～ 8nm，约占细胞干重的 10%。主要成分为蛋白质、糖、脂肪、无机盐和水，其中分布于膜表面的糖蛋白具有一定的抗原性。真菌细胞膜含有固醇，多烯类抗生素（如两性霉素 B）可结合胞膜内的麦角固醇，因此多烯类抗生素可用于治疗深部真菌感染。细胞膜的主要功能为选择性吸收营养物质和排出代谢产物。多数丝状真菌菌丝中的原生质被横隔膜分隔成不规则的间隔，这种间隔叫隔膜。由于真菌的隔膜各异，可作为其分类的依据之一。

3. 细胞质　与其他真核细胞型生物一样，真菌的细胞质中散在各种细胞器，如线粒体、高尔基体、内质网、核糖体、微管、微粒体、液泡等小器官结构。其中线粒体的数量及大小在不同的菌种中是有差异的，有的是圆形或椭圆形，有的可伸长到 25 ～ 30μm。每个细胞中可有数个线粒体，大多数真菌的线粒体内膜内折形成一系列内凸起、扁平、片状的结构，即线粒体嵴，是细胞呼吸产生能量的场所。

4. 细胞核　真菌的细胞核一般很小，直径在 2 ～ 3μm，椭圆形。真菌细胞核的大小和形状有较大变化。在数量上，每一个细胞只有一或两个细胞核，也可多达 20 ～ 30 个。有典型的核膜、核仁形态结构，除了用铁矾苏木精染色很深的中心区外，一般细胞核不易染色。多数真菌细胞有染色体多条，呈单倍体，基因组有 10^7 ～ 10^8bp。

第二节　真菌的增殖与培养

真菌为真核细胞型微生物，其代谢过程与方式类似于哺乳动物，但真菌的繁殖方式比较特殊，形成独特的生长繁殖周期。真菌繁殖能力强，营养要求低，普通环境下较易培养。

一、真菌的生长条件

1. 营养　充足的营养物质是真菌新陈代谢及生长繁殖过程中必需的原料和足够的能量的保证，包括水、无机盐、碳源、氮源与必需的生长因子等。

2. 酸碱度　真菌对酸碱度的要求范围比细菌窄，大多数真菌的最适宜 pH 值为 4.0 ～ 6.0。

3. 温度　温度对真菌的生长影响较大，生长慢的浅部真菌一般在 22 ～ 28℃时生长良好，而生长快的深部真菌温度在 37℃时生长良好。

4. 气体　氧气是真菌生长繁殖过程中必需的气体环境，而二氧化碳对多数真菌的生长繁殖不利。

二、真菌的代谢

真菌一般在动物、植物生产的基质中生长，其能量代谢主要通过糖酵解和三羧酸循环途径。

真菌通常是需氧的，但是一些种类，例如酵母菌，可以用发酵途径获得足够的能量。在动物的胃瘤以及厌氧的污泥处理池中发现有厌氧真菌生存。真菌利用各种营养成分进行新陈代谢，除了供给自身的能量和菌体构成需要外，还能产生许多具有重要医学意义的代谢产物，如抗生素、免疫抑制剂、酶类、酸类、真菌蛋白等。少数真菌可代谢产生一些对人体有害的毒素、酶等。

三、真菌的繁殖

真菌依靠其孢子及菌丝进行增殖，繁殖方式多样，有无性繁殖与有性繁殖两种类型，致病性真菌主要进行无性繁殖。

（一）无性繁殖

1. 芽生　母细胞的胞壁出芽，同时伴有核分裂，部分核进入子细胞，之后在母细胞与子细胞之间产生横隔，成熟后的芽生孢子从母体脱落，如酵母型真菌；孢子若不脱离母细胞继续发芽，细胞相互连接形成假菌丝，如类酵母型真菌。

2. 裂殖　通过细胞分裂产生子代细胞，多为单细胞真菌，如裂殖酵母。

3. 芽管　孢子出芽后生成芽管，芽管继续延伸形成菌丝。

4. 隔殖　某段菌丝形成隔膜，断裂后形成孢子；或某段菌丝发育为特殊结构，再生成分生孢子，孢子可继续繁殖。

（二）有性繁殖

经过两性细胞配合产生的新个体，一般要经过细胞质配、细胞核配和细胞核减数分裂三个阶段。

四、真菌的人工培养

大多数真菌对营养要求不高，常用沙保弱培养基（Sabouraud medium，主要含有 1% 蛋白胨、4% 葡萄糖和 2% 琼脂）培养真菌。培养真菌最适宜的 pH 值为 4.0～6.0，并需较高的湿度与氧气。某些深部感染真菌一般在 37℃ 中生长最好。浅部感染真菌的最适温度为 22～28℃。多数病原性真菌生长缓慢，如皮肤癣菌，经 2～3 周培养才形成典型菌落，因此，常在培养基中加入抗生素抑制细菌生长。有些真菌在 1～2 天内可长出菌落，如类酵母菌。因不同培养基上生长的菌落不同，鉴定时常以沙保弱培养基上生长的菌落形态为标准。在沙保弱培养基上，真菌菌落有三种类型。

1. 酵母型菌落（yeast colony）　是单细胞真菌的菌落形式，菌落表面光滑湿润，柔软而致密。形态与一般细菌菌落相似，显微镜检查可见圆形或卵圆形菌体及芽生孢子，如新生隐球菌。

2. 类酵母型菌落（yeast like colony）　也是单细胞真菌的菌落形式，形态类似酵母型菌落，菌落表面光滑、湿润、柔软、致密，显微镜检查可见芽生孢子及伸入培养基内的假菌丝，如白假丝酵母菌多产生此种菌落。

3. 丝状型菌落（filamentous type colony）　是多细胞真菌的菌落形式，菌落疏松呈棉絮状，有大量菌丝暴露于培养基外，为气生菌丝。培养基中菌落正背面可显示不同的颜色（白色、黄色、红色、紫色和灰色等），常用其参考鉴定菌种。毛霉菌和皮肤癣菌等产生此型菌落。

某些真菌在不同生长环境及培养条件下，可呈现不同形态学特征，如在体内或含动物蛋白的培养基 37℃ 培养时呈酵母型，用普通培养基 25℃ 培养时呈菌丝型，称为双相型真菌（dimorphic fungus），也称双态真菌，常见的有孢子丝菌、组织胞浆菌及马尔尼菲青霉等。

第三节　真菌的致病性

虽然真菌的种类繁多，但能引起人类感染的真菌只有一少部分。近年来，由于抗生素和免疫抑制剂的广泛应用，使条件致病性真菌的感染逐步增加，如念珠菌、霉菌等。除此外，真菌引起的非感染性疾病，如真菌超敏反应性、毒素性疾病等也应引起重视。机体对真菌感染的免疫主要以适应性免疫为主。

真菌的致病作用主要分为两种类型，一种是真菌感染性疾病；另一种是非感染性疾病。

一、感染性真菌病

由真菌引起的感染称为真菌性感染，当感染表现临床症状时称为真菌病（mycosis）。

1. 真菌感染的致病机制　真菌感染的致病物质因菌种不同而表现出极大的差异。新生隐球菌的荚膜有抵抗吞噬细胞的吞噬作用；白假丝酵母菌有黏附人体细胞的能力；黄曲霉和烟曲霉菌的细胞壁有内毒素活性；皮肤癣菌能产生脂酶和角蛋白酶，可分解细胞的脂质和角蛋白；有些真菌大量繁殖后通过机械刺激和代谢产物的损害，造成局部病变和炎症；还有些真菌是机体内的正常微生物群，当机体免疫功能低下时，随吞噬细胞播散至内脏、脑膜等处，引起慢性肉芽肿及组织溃疡坏死等。

2. 真菌感染的临床类型　依据真菌感染部位的不同，可分为三类：

（1）浅表真菌感染　是指皮肤表面组织的真菌感染。其真菌因有亲嗜表皮角质特性，主要侵害皮肤、指（趾）甲及须发等组织，多为外源性感染，通常不侵犯皮下、深部组织和脏器，不引起全身感染。所致的临床症状较轻，如皮肤癣菌。

（2）皮下组织真菌感染　是指由真菌引起的人体皮下组织的感染。主要由着色真菌和孢子丝菌引起，多为外源性感染，如经局部创伤导致感染。

（3）深部真菌感染　是指能侵袭人体深部组织、内脏及全身器官的真菌引起的感染。外源与内源性真菌均可引起，以内源性感染较多见。致病性真菌常由外源性感染导致全身性真菌病，因多在南北美洲等局部地区流行，也称为地方流行性真菌。长期使用广谱抗生素发生菌群失调、肿瘤、免疫缺陷患者，或使用免疫抑制剂、激素、放射治疗导致免疫功能低下的患者，体内的机会致病性真菌可经内源性感染引起内脏器官及中枢神经系统疾病。

3. 抗真菌感染免疫　机体对真菌感染有较强的免疫性，免疫功能正常者很少发生深部真菌感染。人体抗真菌免疫主要有固有免疫与适应性免疫，固有免疫在阻止真菌的感染方面发挥重要的作用；而适应性免疫在真菌感染性疾病的恢复中起着关键的作用。

（1）固有免疫　抗真菌的固有免疫方式表现在三个方面。①屏障作用：体表的正常物理屏障（皮肤黏膜）能阻挡真菌的侵袭；化学屏障如皮脂腺分泌的脂肪酸可杀灭真菌；微生物屏障可拮抗内源性真菌如白假丝酵母菌等的过度繁殖。②吞噬作用：体液或组织液的中性粒细胞和单核巨噬细胞有吞噬真菌能力，这些非特异性免疫细胞一旦被激活后，可释放过氧化氢、次氯酸和防御素（defensins）等物质，杀灭白假丝酵母菌及烟曲霉等真菌。但少数真菌被吞噬后不能被完全杀灭，在细胞内增殖，发生细胞浸润形成肉芽肿；也可随吞噬细胞播散到深部组织器官导致深部真菌感染。③正常组织液及体液中的抗真菌物质：补体与免疫分子，如 IFN-γ、TNF 等细胞因子可发挥抗真菌作用，还有中性粒细胞膜上的吞噬刺激肽（tuftsin）能增强其本身杀灭真菌的活性。

（2）适应性免疫　抗真菌感染的适应性免疫体现在两个方面。①细胞免疫：在抗真菌的特异性免疫中，细胞免疫对真菌的清除、杀灭或疾病的康复过程起着非常关键的作用。Th1 细胞介导细胞免疫应答在抗深部真菌（如白假丝酵母菌、新生隐球菌）感染中发挥重要作用，Th1 细胞释放的 IL-2、IFN-γ 等多种细胞因子可激活巨噬细胞，增强其杀伤真菌的作用；同时促进活化的 CTL 细胞直接杀伤真菌。真菌易感染者主要是细胞免疫功能低下或受损，如免疫缺陷型 HIV 感染的患者，易发生真菌致死性感染；患恶性肿瘤或长期使用免疫抑制剂导致细胞免疫功能低下的人群也容易发生深部真菌感染。也可利用迟发型皮肤超敏试验，进行某些真菌病的辅助诊断或流行病学调查。②体液免疫：真菌含有多种能激活 B 淋巴细胞变成浆细胞的蛋白质、多糖等抗原，这些抗原物质进入机体后能刺激机体产生特异性抗体，对部分真菌感染有一定的保护作用，抗体可通过调理作用促进吞噬细胞吞噬真菌，也可阻挡真菌对组织细胞的黏附，降低真菌致病的概率。对有些深部感染的真菌，可检测其特异性抗体作为辅助性诊断的指标。一般情况下，真菌感染后免疫力不持久。

二、非感染性真菌病

（一）真菌超敏反应性疾病

真菌是常见的变应原，可通过吸入、食入或皮肤黏膜接触真菌的孢子或菌丝发生超敏反应，呼吸道超敏反应表现为支气管哮喘、过敏性鼻炎等；皮肤超敏反应表现为过敏性皮炎、荨麻疹、湿疹等；消化道超敏反应多因食物中混入真菌，可引起胃炎、肠炎等。

（二）真菌毒素中毒

有些真菌在其生长繁殖过程中可产生真菌毒素（mycotoxin），一旦这些真菌毒素污染了粮食、药材、食物或饲料，被人及动物食入后可致急、慢性中毒，称真菌中毒症（mycotoxicosis）。已发现 100 余种真菌可产生毒素引起真菌中毒症，其临床表现多样，可累及肝、肾、脑、中枢神经系统及造血组织。如黄曲霉素可致肝脏变性，有致肝癌的作用。桔青霉素能损害肾脏，可致急性或慢性肾病。某些镰刀菌素可致造血功能障碍，而出现白细胞减少症等。霉变的粮食谷物，因有真菌产生的毒素，应避免食用。

（三）真菌毒素与肿瘤

一些真菌释放的毒素与肿瘤的发生密切相关。已有的研究证实，黄曲霉菌株产生的黄曲霉毒素可致肝癌，赭曲霉产生的黄褐毒素可诱生肝肿瘤，镰刀菌产生的 T-2 毒素能诱发动物胃癌、胰腺癌及脑肿瘤，青霉菌产生的展青霉素可致局部肉瘤等。在这些致癌毒素中，研究资料最多的是黄曲霉毒素。黄曲霉毒素毒性很强，小剂量即有致癌作用，其结构是一种双呋喃氧杂萘邻酮衍化物，衍化物多达 20 余种，其中 B1 致癌作用最强。给大鼠饲料中添加 0.015ppm 即可诱发肝癌。B1 与 RNA 和 DNA 结合能力很强，从而抑制细胞 RNA 与 DNA 的合成，与致癌有一定关系。在肝癌高发区的玉米、花生、粮油作物中，黄曲霉污染率很高，其毒素含量可高达 1ppm。能产生黄曲霉毒素的真菌还有黑曲霉、赤曲霉、寄生曲霉等。

第四节　常见致病真菌

根据真菌感染的部位及侵袭力的不同，可将真菌分为浅表感染真菌、皮下组织感染真菌和深部感染真菌三大类。

一、浅表感染真菌

浅表感染真菌是指寄生或腐生于角蛋白组织（表皮角质层、毛发和甲板）的真菌，主要引起皮肤癣菌病（dermatophytosis），简称为癣（tinea）。一般不侵犯皮下组织及内脏器官，不发生全身感染。对人类有致病作用的浅表感染真菌可分为皮肤癣菌和角层癣菌两大类。人多因接触患者或病畜被感染。

（一）皮肤癣菌

皮肤癣菌（dermatophytes）主要寄生于表皮，是引起浅表感染的主要真菌，皮肤癣菌有四十多个种，分属于三个菌属，包括子囊菌门的毛癣菌属（*Trichophyton*）、小孢子菌属（*Microsporum*）、表皮癣菌属（*Epidermophyton*）。

1. 发现与描述

（1）毛癣菌属　在沙保弱培养基上生长，菌落为灰白、红、橙或棕色，表面呈绒毛状、粉粒状或颗粒状。毛癣菌产生细长、棒状的薄壁大分生孢子和散在呈葡萄状或梨状的小分生孢子，菌丝形状较多，有螺旋状、球拍状、鹿角状和结节状。

（2）表皮癣菌属　在沙保弱培养基上菌落初呈蜡状，继而呈短绒毛状或粉末状，颜色由白色渐变为淡黄绿色，若长时间培养可出现不规则皱褶。镜下大分生孢子呈棒状，游离端钝圆形，壁薄，常 3～5 个成群排列呈香蕉束状；无小分生孢子；菌丝较细、有隔，偶见球拍状或结节状菌丝。

（3）小孢子菌属　在沙保弱培养基上菌落多呈绒毛状或粉末状，表面较粗糙；菌落颜色可呈灰色、棕黄色、橘红色等。镜下大分生孢子呈梭形、壁厚；卵圆形的小分生孢子沿菌丝侧壁产生；菌丝有隔，并可见结节状、梳状或球拍状菌丝。

2. 致病性与临床表现　皮肤癣菌多经接触感染，具有嗜角质蛋白的特性，可侵犯人体毛发、指（趾）甲及皮肤的角蛋白组织，真菌孢子黏附于表皮角质细胞，出芽生成菌丝后穿过角质层并分泌多种代谢产物，如蛋白酶、酯酶和核酸酶等，可促进菌丝侵入角质层，局部组织受真菌及其代谢产物刺激发生病理改变。一种皮肤癣菌可侵犯不同部位，不同的皮肤癣菌可导致同一部位的皮癣。三个菌属的真菌均可感染皮肤，引起体癣、股癣和手足癣等；毛癣菌属和小孢子菌属的真菌还可侵犯毛发，引起头癣、须癣等；表皮癣菌属和毛癣菌属的真菌还能侵犯指甲，使其增厚变形，失去光泽导致甲癣，俗称灰指甲。常见的毛癣菌属包括红色毛癣菌、须毛癣菌、紫色毛癣菌、断发毛癣菌等。常见的小孢子菌属有铁锈色小孢子菌、犬小孢子菌等；表皮癣菌属只有絮状表皮癣菌对人致病。皮肤癣菌感染者中以红色毛癣菌（*Trichophyton rubrum*）居多，占浅表真菌培养阳性的56%，其次为须毛癣菌、紫色毛癣菌和絮状表皮癣菌等。

（1）红色毛癣菌　可致表皮感染，好侵犯表皮角质层，引起手足癣和体股癣，具有明显特征。尤其是体股癣，好发部位依次为臀部和会阴、腰周、四肢、颈和躯干，潮湿多汗面及易摩擦部位容易发生。引起的体股癣临床表现为：原发损害为丘疹或丘疱疹，绿豆到黄豆大，暗红色，损害面积大，色素沉着明显。引起甲板感染的特点为：该菌感染甲板先沿皮肤侵入甲游离缘甲床，引起甲床增厚，甲板增厚，失去光泽；日久全部趾甲或指甲均可累及。亦可引起毛发感染的黑癣，儿童和成人均可被感染，成人特别是女性，由于发长，不易发觉，常被误诊为脂溢性皮炎。

（2）须毛癣菌　又称石膏样毛癣菌，其引起的皮肤癣菌病临床较为多见，可致皮肤、指（趾）甲和毛发等感染。已有的流行病学资料显示，其所致的感染日渐增多，成为分离率仅次于红色毛癣菌的第2位皮肤癣菌。须毛癣菌可引起手足癣，临床常见溃疡、水疱、脓疱、开裂，并迅速向邻近皮肤扩展，瘙痒较剧烈，可继发细菌感染。有些还表现为多汗、瘙痒、臭味、趾间有浸渍、糜烂等。须毛癣菌引起的体股癣临床常表现为小环状皮损，好发于臀部和背部，周围有丘疹和水疱，愈后不留色素沉着，而红色毛癣菌导致的体股癣则相反。须毛癣菌引起的毛发感染临床常表现为须癣比较多见，毛发感染呈发外型，局部炎症比较明显，皮损常以水疱和脓疱为主。

（3）紫色毛癣菌　可引起头黑癣、须癣、体股癣、手足癣及甲板感染等，是由于其对人表皮组织有高度亲嗜性。紫色毛癣菌所致病以头黑癣为主，该菌对头皮起初损害呈白色斑片，而后病变头发露出头皮呈折断，似"黑芝麻点状"，故称头黑癣。

3. 诊断与防治

（1）微生物学诊断　首先取皮屑、指（趾）甲屑或病发等标本，皮屑加10%KOH液，指甲加25%KOH或25%NaOH（含5%甘油）处理，直接显微镜镜检，皮屑和甲屑中见到菌丝，病发内、外见到菌丝和孢子，可初步诊断为皮肤癣菌感染。若镜检不能确定，可进行分离培养，标本接种于沙氏琼脂斜面25℃培养后，观察菌落特征、菌丝及孢子特点等鉴定。

（2）防治原则　首先要控制皮肤癣菌的传染源，尤其是足癣及甲癣，还须加强公共卫生场所的管理；加强个人防护，注意清洁卫生，不用癣患者的用具，不接触有癣的动物，保持鞋袜干净，防止癣菌的滋生。对各种癣的治疗，可选择抗真菌药物，如咪康唑、酮康唑、灰黄霉素等。

（二）角层癣菌

角层癣菌是一类寄生于皮肤角层或毛干浅表层的真菌，不导致组织炎症反应。角层癣菌主要包括毛孢子菌属（*Piedraia*）和马拉色菌属（*Malassezia*），以马拉色菌属的糠秕马拉色菌（*Malassezia furfur*）较为常见。

1. 发现与描述　19世纪中期就发现马拉色菌为花斑癣的病原菌，以前此菌被误认为是小孢子菌属，1889年Baillon将其命名为马拉色菌。此菌于镜下可见成簇分布的圆形或卵形的芽生孢子和腊肠样的菌丝。将鳞屑接种在含橄榄油的培养基中培养后可形成酵母样菌落，镜下可见粗短腊肠样菌丝和卵形厚壁孢子。由于此菌能产生对黑色素细胞有抑制作用的二羧酸，使花斑癣局部色素减退。此菌有粗短、分枝的有隔菌丝和成丛的酵母样细胞。患者皮肤用Wood灯紫外线波长365nm照射或刮取鳞屑照射，能发出金黄色荧光，有助于诊断。

2. 致病与临床表现　糠秕马拉色菌只寄居人体皮肤和毛干的最表层，因不接触组织细胞，很少引起宿主细胞反应。糠秕马拉色菌是一种嗜脂性酵母样菌，可侵犯颈、胸、腹、背等部位皮肤角质层，发生黄褐色的汗斑（原称花斑癣）。汗斑是一种慢性、无症状或症状轻微的浅部真菌病。近年认为糠秕马拉色菌还可能与脂溢性皮炎有关，患者一般无自觉症状，少数略有痒感。

3. 诊断与防治　取皮屑加10%KOH加热消化后显微镜镜检，或将标本接种于含橄榄油的培养基37℃培养，生长出酵母型菌落，通过观察菌丝及孢子特点进行鉴定。治疗可局部使用1%克霉唑或酮康唑乳膏。

二、皮下组织感染真菌

引起皮下组织感染的真菌主要为着色真菌与申克孢子丝菌，为腐生性真菌，广泛存在于土壤、尘埃中。感染常发生于真菌侵入的创伤部位，感染一般只限于局部，但也可缓慢扩散至周围组织。

（一）着色真菌

1. 发现与描述 国外自 1911 年裴氏（Pedroso）报告着色真菌以来，虽曾有成批发病的报道，但多为个案病例报道。国内自 1951 年起就有着色真菌的报道。在我国主要有卡氏枝孢霉和裴氏着色芽生菌。着色真菌菌丝短粗呈棕色，分生孢子呈圆形、卵圆形，棕色，有三种形态。①树枝型：菌丝末端有分生孢子柄，柄端分叉长出孢子；②剑顶型：围绕菌丝末端或菌丝横隔处长有一圈分生孢子；③花瓶型：在菌丝分隔处长出花瓶状的分生孢子柄，在瓶口长出成丛的小分生孢子。在裴氏着色芽生菌中 3 型孢子均有。卡氏枝孢霉主要为树枝型，偶见花瓶型。这类真菌在沙保培养基上生长缓慢，常需数周。菌落棕褐色，表面有极短的菌丝。

2. 致病性与临床表现 着色真菌种类较多，因引起的疾病症状相似，病变皮肤呈界限鲜明的暗红色或黑色区，故统称为着色真菌病。较常见的为裴氏与卡氏着色真菌。不同菌种可引起相同症状，在皮肤上发生丘疹、结节、溃疡及疣状物。多发性在四肢，也可侵犯面部、耳部、胸背及臀部。任何年龄均可发病，但以 30 ～ 40 岁最为常见。发病多见于农民、园丁、木材工人。病程可长达数年至数十年，全身免疫功能低下者可经血流或淋巴扩散至淋巴结、肝、肾、中枢神经等。

3. 诊断与防治 取皮屑或脓液经 10%KOH 加热消化后镜检，脑脊液取沉淀直接镜检，观察分生孢子的形态特点进行鉴定。也可利用次级代谢产物、分子生物学方法进行诊断。治疗可口服氟胞嘧啶，局部热敷可缓解症状。

（二）申克孢子丝菌

1. 发现与描述 1898 年申克（Scheck）首次在美国发现并分离出申克孢子丝菌的病原菌。我国 1955 年刘春林最早报道 1 例。申克孢子丝菌（*Sporothrix schenckii*）是一种双相型真菌。在组织内或 37℃培养为酵母相，可见有卵圆形小体 [（3 ～ 7）μm×（1 ～ 2）μm]，常位于中性粒细胞或单核细胞内，偶见有菌丝。有时在组织中见有星状体，外有嗜酸性物质向四周放射。在沙保培养基上置室温或 25℃ 3 ～ 5 天即见生长，开始为灰白色黏稠小点，逐渐扩大变成黑褐皱褶薄膜菌落。玻片培养可见细长的分生孢子柄从菌丝二侧成直角伸出，柄端长有成群的梨状小分生孢子。在含有胱氨酸的血平板上 37℃培养，则长出酵母型菌落，以出芽方式繁殖。

2. 致病性与临床表现 申克孢子丝菌广泛存在于土壤、植物、木材上，常因外伤接触带菌的花草、荆棘等引起感染。农艺师患病者最为多见。申克孢子丝菌（*Sporotrichum schenckii*）可经皮肤创口侵入皮肤，然后沿淋巴管分布，引起亚急性或慢性肉芽肿，使淋巴管出现链状硬结，称为孢子丝菌下疳。此菌也可经口进入肠道或经呼吸道进入肺，随后经血行播散至其他器官引起深部感染。

3. 诊断与防治 标本直接涂片镜检可见梭形或圆形孢子（酵母型），用沙保弱培养基 25℃培养 3 ～ 5 天，菌落呈灰褐色皱膜状，镜检可见有隔菌丝和成群分布的梨形小分生孢子（菌丝型）。用含胱氨酸的血平板 37℃培养可生成酵母型菌落。将申克孢子丝菌制备的抗原与患者血清进行凝集试验，或利用申克孢子丝菌素进行皮肤试验均可应用于辅助诊断。局部感染可口服饱和碘化钾溶液或伊曲康唑进行治疗，全身感染可使用两性霉素 B。

三、深部感染真菌

深部感染真菌又称为系统感染真菌，是指侵犯机体深部组织和器官的致病性真菌及机会致病性真菌。致病性真菌主要分布于土壤中，临床多见外源性感染，可经呼吸道、消化道或伤口侵入人体，导致全身性真菌病（systemic mycosish）。因多在南北美洲等局部地区流行，也称为地方流行性真菌。如荚膜组织胞浆菌（*Histoplasma capsulatum*）、粗球孢子菌（*Coccidioides immitis*）、皮炎芽生菌（*Blastomyces dermatitides*）和马尔尼菲青霉（*Penicillium mameffei*）等，均为双相型真菌。机会致病性真菌存在于正常人体内，临床多经内源性感染，主要包括隶属子囊菌门的假丝酵母菌属（*Candida*）、肺孢子菌属（*Pneumocystis*）、曲霉菌属（*Aspergillus*）；隶属担子菌门的隐球菌属（*Cryptococcus*）；隶属接合菌门的毛霉菌属（*Mucor*）等。由于抗生素、激素、免疫抑制剂、抗肿瘤药物的广泛使用，机会致病性真菌感染率明显上升。在我国常见的机会致病性真菌为白假丝酵母菌、新生隐球菌。近年发现，曲霉菌和毛霉菌也较常见。

（一）假丝酵母菌属

1. 发现与描述　已知假丝酵母菌属归于真菌界、半知菌亚门、芽胞菌纲、隐球酵母目、隐球酵母科。目前已发现有 81 种，对人致病的有白假丝酵母菌（*Candida albicans*）、热带假丝酵母菌（*C.tropicalis*）、近平滑假丝酵母菌（*C.parapsilosis*）和都柏林假丝酵母菌（*C.dubliniensis*）等 10 种，其中以白假丝酵母菌致病力最强。白假丝酵母病是目前发病率最高的系统感染真菌病之一。

白假丝酵母菌俗称"白色念珠菌"，菌体呈圆形或卵圆形，直径 3 ～ 6μm，革兰染色阳性，以出芽方式繁殖，在组织内易形成芽生孢子及假菌丝，也可生成真菌丝。培养后的白假丝酵母在假菌丝中间或顶端常有较大、壁厚的圆形或梨形细胞，可以发展成为厚膜孢子，为白假丝酵母菌特征之一。

在普通沙保弱琼脂培养基上生长良好。37℃培养 2 ～ 3 天后，出现灰白或奶油色、表面光滑、带有浓厚酵母气味的典型的类酵母型菌落。培养稍久，菌落增大，颜色变深，质地变硬或有皱褶。血琼脂培养基上 37℃培养 10 天，可形成中等大小暗灰色菌落。在 1% 吐温 –80 玉米粉琼脂培养基上可形成丰富的假菌丝，同时也产生厚膜孢子。在含有人或动物血清的培养基中，孢子可生出芽管，形成真菌丝。在临床标本中发现大量菌丝，提示白假丝酵母菌为致病状态。

在 42℃条件下白假丝酵母终可生长良好，而都柏林假丝酵母则生长差或不生长，这一特点可简易区别这两种假丝酵母菌。

2. 致病性与临床表现　白假丝酵母菌属于人体的正常微生物群。常存在于健康人的口腔、上呼吸道、肠道及阴道黏膜等部位，多为内源性感染。当滥用抗生素导致菌群失调，或 AIDS、器官移植等原因导致免疫功能低下时，体内的白假丝酵母菌可发生机会性感染。目前临床的白假丝酵母菌感染病例日益增多，血培养阳性率仅次于大肠杆菌和金黄色葡萄球菌。

（1）致病作用　白假丝酵母菌通过多种因素产生致病作用。①黏附：白假丝酵母菌黏附能力很强，黏附是其感染的首要条件，其细胞壁的甘露糖蛋白是黏附于上皮细胞的主要介导物。而假菌丝及菌丝的细胞壁表面不规则，外层有明显的纤维样绒毛及纤维颗粒状物质，可促进其黏附。黏附力是它在宿主内形成集落及入侵细胞的前提。②入侵：黏附于上皮细胞后，其芽管（菌丝）可直接插入细胞膜。③产生毒素和酶：此菌产生的念珠菌毒素可抑制机体的细胞免疫功能，促进感染；产生的一些水解酶和酸性蛋白酶，如磷酸脂酶和卵磷酸脂酶等，可引起组织损伤，有利于其侵入。同时该菌也可分泌天冬氨酸蛋白酶，此酶可助长白色念珠菌对上皮细胞的黏附，还可降解皮肤角蛋白，抑制宿主的 sIgA，促进白色念珠菌侵入宿主皮肤及在宿主皮肤组织中扩散。

（2）所致疾病　白假丝酵母菌引起常见的感染有 4 种。①皮肤感染：此菌易感染皮肤皱褶潮湿部位，如腹股沟、会阴部、肛周、腋窝、指（趾）间等处，导致湿疹样皮肤假丝酵母菌病，易与湿疹混淆。②黏膜感染：好发于口腔与阴道等部位，口腔感染主要患病人群是儿童、老年人及免疫功能低下者，患者易发生口角糜烂与鹅口疮等疾病，尤其是鹅口疮最为常见，多为口腔颊黏膜、舌、软腭、齿龈等处。因黏膜溃疡及坏死，有些患者出现吞咽困难、疼痛、食欲不振。白假丝酵母菌引起的女性念珠菌性阴道炎、外阴炎，临床表现有阴道黏膜红肿、糜烂、白带量增多、阴道口瘙痒等症状。此菌也可引起男性的包皮炎及龟头炎。③内脏感染：常可引起支气管炎、肺炎、食管炎、肠炎、膀胱炎、肾盂肾炎、心内膜炎及心包炎等。白假丝酵母菌偶尔也可侵入血液引起败血症。④中枢神经系统感染：如脑膜炎和脑脓肿等，常由呼吸系统及消化系统病灶播散所致。

3. 检测与防治

（1）微生物学检测　脓、痰、阴道分泌物等标本直接涂片，皮屑或甲屑用 10% KOH 消化后涂片，经革兰染色后镜检，可见成群的革兰阳性、圆形、卵圆形菌体和芽生孢子，有假菌丝，镜检同时看到芽生孢子和假菌丝可确诊为白假丝酵母菌。可将标本接种于沙保弱培养基，25℃培养 1～4 天，生成乳白色类酵母型菌落，镜检可见芽生孢子和假菌丝。假丝酵母菌种类较多，可通过芽管形成试验、厚膜孢子形成试验、动物试验及生化反应进行鉴定。也可用血清学方法检测特异抗体及血清中的白假丝酵母菌抗原。

（2）防治原则　①预防：讲究个人卫生，女性注意经期卫生。平时加强锻炼，提高免疫力。②治疗：合理用药，避免滥用抗生素，以免引起菌群失调性真菌感染。局部治疗可涂敷制霉菌素、酮康唑和氟康唑等；全身治疗用氟康唑、低剂量两性霉素 B 等。

（二）隐球菌属

隐球菌属归于半知菌亚门、芽胞菌纲、隐球酵母目、隐球酵母科。隐球菌属包括 17 个种和 8 个变种，其中对人类致病的是新生隐球菌（*Cryptococcus neoformans*）及其变种，如格特变种（*Cryptococcus neoformans* var.*gattii*）和上海变种（*C.neoformans* var.*shanghaiensis*）。

1. 发现与描述　1894 年新生隐球菌被巴塞（Busse）首先报告描述，同年撒非（Sanfelice）在法国从桃汁中分离出本菌，哈西曼（Hansemann）在 1895 年又报告了两例隐球菌性脑膜炎死亡病例。1948 年杨国亮在上海发现本病并于 1951 年对外报道。

新生隐球菌呈圆形或椭圆形，属酵母型真菌，外周有荚膜，折光性强。一般染色法不被着色，难以发现，故称隐球菌。用印度墨汁作负染后镜检，可见黑色的背景中有圆形或卵圆形的透亮菌体，内有 1 个较大与数个小的反光颗粒。直径为 4～6μm，个别达 20μm。革兰染色阳性，PAS 染色（又称过碘酸雪夫染色，糖原染色）菌体呈红色，菌体为宽厚透明的荚膜，荚膜比菌体大 1～3 倍，该菌以芽生方式繁殖，但不产生假菌丝。

在沙保琼脂培养基和血琼脂培养基生长良好，于 25℃或 37℃中均能生长，非致病性隐球菌则在 37℃不能生长。新生隐球菌培养数天后即生成酵母型菌落，表面黏稠，由乳白色转变为橘黄色，最后成棕褐色。有的菌落日久液化，可以流动。此菌能分解尿素，以此与假丝酵母菌区别。新生隐球菌荚膜由多糖构成，根据其抗原分为 A～D 四个血清型及两个变种。

2. 致病性与临床表现　新生隐球菌广泛存在于自然界，如土壤、鸟粪，尤其在鸽粪中大量存在，也存在于正常人体体表、口腔、粪便中。鸽对隐球菌具有天然免疫力，因此鸽是主要传染源，人主要通过外源性感染，如吸入鸽粪颗粒，引起急性、亚急性或慢性感染。当机体免疫功能低下时，可发生内源性感染，通过血行播散至中枢神经系统，因新生隐球菌对脑膜及脑组织有亲和性，可导致亚急性或慢性脑膜炎。近年来，由于肾上腺皮质激素、化疗药物的使用，器官移植的开展及艾滋病患者增多，新生隐球菌感染病例有上升趋势。

（1）致病作用　荚膜多聚糖是新生隐球菌主要的致病物质，其致病的原因可能与其抑制机体免疫及增加免疫耐受性有关。研究发现，荚膜多糖有抑制免疫细胞的吞噬作用等，削弱 T 细胞特异性抗隐球菌的应答，可诱导产生抗原特异性免疫耐受，从而使新生隐球菌在体内存活。

（2）所致疾病　新生隐球菌一般是由呼吸道侵入，免疫力正常者呈隐性感染，症状不明显，且能自愈。当机体免疫功能低下时，发生机会性感染，由肺部原发病灶播散至全身，如皮肤、黏膜、内脏、骨等部位，最易侵犯中枢神经系统。起病常隐匿，表现为慢性或亚急性过程。起病前可有上呼吸道感染史。急性起病患者多数为免疫抑制或缺陷患者，易患隐球菌性脑膜炎，病死率高，约 2 周即死亡。中枢神经系统隐球菌感染临床最常见 3 种类型：①脑膜类型；②脑膜脑炎型；③肉芽肿型。此外，该菌可侵入骨骼、肌肉、淋巴结、皮肤黏膜引起慢性炎症和脓肿。

3. 检测与防治

（1）微生物学检测　①直接镜检法：取患者脑脊液（离心沉渣）、痰或脓液等标本做墨汁负染色检查是诊断隐球菌脑膜炎最简便、快速之方法，镜下可见圆形、卵圆形具有折光性的菌体，外周包裹一层肥厚的荚膜可确诊；也可进行分离培养。②抗原检测等：用免疫学方法检测隐球菌荚膜多糖特异性抗原，已成为临床上的常规诊断方法，其中以乳胶凝集试验最为常用，此法简便、快速。若抗原效价持续升高，提示新生隐球菌在体内繁殖，预后不佳。还可用核酸检测、动物实验抗体检测辅助诊断。

（2）防治原则　①预防：控制传染源，鸟粪是重要传染源，避免接触鸽粪或用碱处理鸽粪。②治疗：肺部或皮肤隐球菌感染可用氟胞嘧啶、酮康唑等治疗；中枢神经系统隐球菌感染可选用两性霉素 B、氟康唑等治疗，必要时可鞘内注射用药。

（三）肺孢子菌属

1. 发现与描述　1909 年及 1910 年 Chagas 和 Carinii 在锥虫感染动物体内发现肺孢子菌包囊并误认为是锥虫，之后 Delanoë 夫妇确定它为一种新病原体，因其具有原生动物的生活史及虫体形态，故命名为卡氏肺孢子虫（Pneumocystis carinii）。近年根据其超微结构、基因及编码蛋白等分类依据，将肺孢子菌归类为真菌。常见的肺孢子菌有卡氏肺孢子菌（P. carinii）和耶氏肺孢子菌（P. jiroveci），其中耶氏肺孢子菌也称伊氏肺孢子菌。肺孢子菌具有宿主特异性，耶氏肺孢子菌寄生于人体，卡氏肺孢子菌主要的宿主为鼠。肺孢子菌为单细胞真核微生物，具有原虫和酵母菌的特点，其发育分为几个阶段：滋养体，包括单倍体滋养体（圆形，内含一个核）和二倍体滋养体（不规则形，内含一个核）；囊前期（卵圆形，囊壁薄）；孢子囊（圆形，内含 2～8 个孢子，孢子囊成熟后释放孢子）。

2. 致病性与临床表现　肺孢子菌广泛分布于自然界（如土壤和水等）、人和多种哺乳类动物的肺内，经呼吸道感染附着于肺上皮细胞表面，健康人群多为隐性感染，但对先天性免疫缺陷或免疫功能低下患者可发生机会性感染，导致肺孢子菌肺炎（pneumocystis pneumonia，PCP），PCP 为艾滋病患者常见并发症，感染后呈渐进性发病，初期表现为间质性肺炎，病情发展迅速，重症患者可在 2～6 周内因窒息死亡，也可导致中耳炎、肝炎、肠炎等，未经治疗的患者病死率几乎为 100%。

3. 检测与防治

（1）微生物学检测　取患者痰液或支气管灌洗液，经革兰或美蓝染色后镜检，发现滋养体或孢子囊即可确诊。检测血清抗体的方法（如 ELISA、免疫荧光技术等）可用于辅助诊断，PCR 技术、DNA 探针等分子生物学检测技术具有较高敏感性和特异性。

（2）防治原则　肺孢子菌对多种抗真菌药物均不敏感，治疗时首选复方磺胺甲噁唑、羟乙基磺酸戊烷脒，还可应用棘球白素类药物（卡泊芬净等）。

（四）其他常见致病真菌（表 6-1）

表 6-1　其他常见致病真菌

病原体	发现与描述	致病与临床表现	防治原则
曲霉菌	1856 年由 Virchow 发现证实报告后，世界各地陆续报告了大量病例。在自然界曲霉菌属分布非常广泛，种类较多，其中 10 余种能引起人类感染。曲霉菌生长迅速，开始形成白色丝状菌落，后随孢子的产生呈绿色或暗红色	当机体免疫力低下时，继发感染引起曲霉病。曲霉菌能侵犯机体的许多部位，主要引起的疾病有：过敏性肺曲霉病、肺曲霉病、鼻窦炎、筛窦炎、脑曲霉病、心内膜炎和心肌炎、骨髓炎、眼曲霉病、耳曲霉病、皮肤曲霉病等	局部治疗可用龙胆紫、碘化钾、制霉菌素等；过敏性疾病可用皮质类固醇，全身性的用伊曲康唑等药治疗
毛霉菌	1985 年德国人 Kurchenmeister 首次发现并报道了 1 例肺肿瘤患者合并毛霉感染的病例。毛霉菌最适生长温度为 28～30℃。本菌为需氧型，实验室培养 2～5 天即可呈典型深灰色菌落。镜下可见菌丝不分隔，分生孢子柄末端膨大，呈孢子囊，囊中有密集的孢子囊孢子	毛霉菌是粮食和食品霉变、实验室污染的重要病原菌，同时也是重要的一种条件致病菌。在机体免疫功能低下时可引起毛霉病。毛霉菌侵入机体后，在病灶内大量繁殖形成粗大菌丝而导致组织损伤或坏死。本菌强大的侵袭力可破坏血管和淋巴管，并进入血液中繁殖，再通过血管或淋巴管扩散到全身，引起全身感染	治疗可用两性霉素 B，必要时结合外科切除或引流

第二篇

免疫学基础

人体是一个复杂的生物系统，人体免疫系统（immune system）、人体微生态系统（microbial ecosystem）及自然环境微生物形成相互依存、相互协调又相互制约的动态平衡体系。免疫（immune）现象可视为与新陈代谢、遗传生殖并列的人体生命基本特征，是生物体趋利避害的重要手段，是独立生命个体在进化与选择过程中适应环境、维持自身平衡并延续物种所必须建立与发展的重要生存机制，对维持人体与自然环境微生物及人体微生态系统的动态平衡、抗感染发挥关键作用，是人体适应自然环境的基本保障。

第一节　医学免疫学概述

免疫学（immunology）是研究免疫系统组成和功能、免疫系统识别抗原发生免疫应答直至清除抗原的规律、各种病理和生理过程的免疫发生机制及免疫学应用的学科。医学免疫学（medical immunology）是一门研究人体免疫系统的结构与功能、免疫病理和免疫学在疾病诊断、治疗与预防应用的医学基础学科。

一、免疫的概念与功能

免疫一词来自拉丁语 "immunitas"，原意为免除服役、赋税。两千年前，人们发现在瘟疫流行中患过某种传染病而康复的人，再经历相同的瘟疫时能对该种瘟疫具有抵抗力，称之为"免疫"（immunity），即传统的免疫概念有"抵抗感染"之意。到 20 世纪初，人们发现了一些与抗感染无关的免疫现象，如注射异种动物血清引起的血清病、血型不符的输血引起的输血后溶血反应及某些食物、药物引起的过敏反应等。随着对免疫认识的逐渐深入，人们发现免疫的功能不仅仅局限于机体抗感染的防御功能，免疫的结果也并非任何时候对机体都是有利的，因此免疫的概念也随之演变。

目前认为，免疫是指机体对"自己"和"异己"成分（抗原）识别、应答过程中所产生的生物学效应的总和。机体的免疫功能可以概括为以下几种。

1. 免疫防御（immune defence）　即机体防止外来病原体的入侵和清除已入侵病原体及有害生物性分子，防止感染的发生和发展的能力。但在异常情况下，若应答过强或持续时间过长，则在清除病原微生物的同时，也可能导致组织损伤和功能异常，即发生超敏反应；若应答过低或缺如，可发生免疫缺陷病。

2. 免疫自稳（immune homeostasis）　即机体识别和清除自身损伤、衰老和死亡的组织细胞，维持自身生理平衡稳定的能力。此功能异常时，机体可发生自身免疫性疾病等。

3. 免疫监视（immune surveillance）　即机体及时识别、清除体内突变、畸变或被病毒感染的细胞的能力。若该功能发生异常，可能导致肿瘤的发生或持续的病毒感染（表 7-1）。

表 7-1　免疫的功能及其表现

免疫功能	正常表现（有利）	异常表现（有害）
免疫防御	抵抗病原体入侵，清除病原体及其毒素	超敏反应，免疫缺陷病
免疫自稳	清除自身衰老、损伤细胞，维持自身耐受，进行免疫调节	自身免疫病等
免疫监视	杀灭突变、畸变细胞及控制病毒持续性感染	肿瘤或病毒持续性感染

免疫对机体而言具有双重意义，在正常情况下是维持机体内环境稳定的一种生理性功能，即机体识别非己抗原，对其产生免疫应答并清除；而对自身组织抗原成分则不产生免疫应答，即维持免疫耐受。但在异常情况下，当免疫功能过强、低下或调节异常时可引起免疫损伤（immune injury），这不仅成为超敏反应、自身免疫病等免疫性疾病的发生原因，也反映在容易发生感染等免疫缺陷病，还可导致某些免疫病理过程的发生和发展。

二、免疫系统的组成

免疫系统（immune system）是机体执行免疫应答及免疫功能的重要机构，是由免疫器官、免疫细胞、免疫分子及其相互作用而构成的功能性网络系统（将在后续的章节详细介绍）（表 7-2）。

表 7-2　人类免疫系统的组成

免疫组织器官		免疫细胞		免疫分子	
中枢免疫器官	外周免疫器官	固有免疫细胞	适应性免疫细胞	膜型	分泌型
骨髓	脾	单核 / 巨噬细胞	T 淋巴细胞	TCR	Ig/Ab
胸腺	淋巴结	树突状细胞	B 淋巴细胞	BCR	补体系统
	黏膜相关淋巴组织	NK 细胞		MHC	细胞因子
		中性粒细胞			
		NKT 细胞		CD	
		γδT 细胞		黏膜分子	
		B1 细胞		……	
		嗜酸性粒细胞			
		嗜碱性粒细胞			
		肥大细胞			

1. 免疫器官　又称为淋巴器官，按其发生和功能不同，可分为中枢免疫器官和外周免疫器官，二者通过血液循环和淋巴循环相互联系。中枢免疫器官是免疫细胞发生、分化和成熟的场所，人和其他哺乳动物的中枢免疫器官包括骨髓和胸腺；外周免疫器官是成熟 T、B 细胞定居和对抗原发生免疫应答的部位，包括淋巴结、脾脏和黏膜相关淋巴组织。

2. 免疫细胞　泛指所有参与免疫应答或与免疫应答有关的细胞及其前体，包括造血干细胞、淋巴细胞、树突状细胞（dendritic cell，DC）、单核 / 巨噬细胞、粒细胞、肥大细胞和红细胞等（图 7-1）。

3. 免疫分子 主要是由免疫细胞或相关细胞分泌或表达于细胞膜表面的小分子蛋白或多肽组成，包括膜型分子（MHC 分子、CD 分子、黏附分子及膜受体分子等）、免疫球蛋白、补体和细胞因子等。

| 淋巴细胞（T、B细胞） | | 树突状细胞 |

| NK细胞 | 单核细胞/巨噬细胞 | 中性粒细胞 |

| 嗜酸性粒细胞 | 嗜碱性粒细胞 | 肥大细胞 | 红细胞 | 血小板 |

图 7-1 重要的免疫细胞

三、免疫应答的类型和结局

免疫应答（immune response）是指机体的免疫系统识别和清除"非己物质"的过程。根据免疫系统的进化、发育、免疫效应、作用特征等，将免疫分为固有免疫（innate immunity）和适应性免疫（adaptive immunity）两种类型（表 7-3，图 7-2）。

表 7-3 固有免疫与适应性免疫的比较

	固有免疫（非特异性免疫）	适应性免疫（特异性免疫）
作用时相	作用迅速（即刻～96 小时内）	作用较慢（96 小时后）
应答特点	广泛，对病原体的识别与排除属泛特异性	对病原体的识别与排除有特异性
免疫记忆	无	有，可产生记忆细胞
识别分子	模式识别受体	TCR、BCR、Ig

（一）固有免疫

固有免疫，又称天然免疫（natural immunity），是生物体在长期种系进化过程中逐渐形成的天然防御机制。这种免疫通过遗传获得，与生俱来，是机体抵御病原体侵袭的第一道防线，又因其作用范围广，并非针对特定抗原，故亦称为非特异性免疫（nonspecific immunity）。

固有免疫由组织屏障、固有免疫细胞和固有免疫分子组成。组织屏障包括皮肤黏膜屏障和体内屏障（血－脑屏障、胎盘屏障），起到防御病原体侵袭和维持内环境稳定的作用。固有免疫细胞包括吞噬细胞、树突状细胞、自然杀伤（natural killer，NK）细胞、γδT细胞和B1细胞等（表7-2），这些细胞通过吞噬作用、自然杀伤作用和介导炎症反应等效应方式参与固有免疫应答过程。固有免疫分子主要是体液中的抗微生物物质，如补体系统、细胞因子等。

图7-2　病毒感染过程中固有免疫与适应性免疫的作用时相

固有免疫的发生及其效应也涉及复杂的识别机制，固有免疫细胞并不表达如TCR、BCR类似的特异性抗原识别受体，而是通过表面的模式识别受体（pattern-recognition receptors，PRR）识别病原体（及其产物）表面的病原相关分子模式（pathogen associated molecular pattern，PAMP）而发挥免疫效应。固有性抗感染免疫识别仅具有相对的特异性，属非特异性识别。

（二）适应性免疫

适应性免疫，又称获得性免疫（acquired immunity），是T/B淋巴细胞受到抗原刺激后活化、增殖、分化，产生效应物质清除抗原的全过程，这种免疫是针对病原体等非己物质产生的特异性防御功能，故又称为特异性免疫（specific immunity）。适应性免疫历经抗原识别，T/B淋巴细胞活化、增殖、分化和效应物质清除抗原三个阶段。由于有记忆性淋巴细胞的存在，针对病原体的应答模式和强度随着与病原体接触次数的增加而有所增强，可形成免疫记忆。

固有免疫作用与适应性免疫作用相互联系，相互协调，两者相辅相成。固有免疫启动适应性免疫，如树突状细胞和巨噬细胞吞噬病原生物实际上是一个加工和提呈抗原的过程，为适应性免疫应答准备了条件。而适应性免疫的效应也会因固有免疫的参与而更加有效与完善，如抗体清除抗原的作用就须依赖补体系统的激活及吞噬细胞、NK细胞的激活而得以实现。

四、免疫学的发展历程

免疫学从人类与传染病抗争的过程中对免疫现象的感性认识开始，现已发展成为医学乃至生命科学的一门重要的支柱学科，经历了经验免疫学、科学免疫学和现代免疫学三个时期。

（一）经验免疫学时期（19世纪中叶以前）

这个时期人类对免疫现象有初步认识，形成了一些免疫经验和免疫预防的雏形，这对免疫学的形成和诞生产生了深远的影响。如约 303 年，我国东晋医家葛洪所著《肘后备急方》中"仍杀咬犬，取脑傅之，便不复发"，即取咬伤人的疯狗大脑敷于人伤口上可预防狂犬病的记载，这种距今一千七百多年前的防病治病方法可能是人类预防接种的最早记载，在免疫方法应用方面已经取得了宝贵的经验。天花曾是人类历史上的烈性传染病，是威胁人类的主要杀手之一。在欧洲，17 世纪中叶，患天花死亡者达 30%。我国早在宋朝（11 世纪）已有吸入天花痂粉预防天花的传说。16～17 世纪（明代）我国史书已有正式记载：将沾有疱浆的天花患者衣服给正常儿童穿戴，或将天花愈合后的局部痂皮磨碎成细粉，经鼻给正常儿童吸入，可预防天花。这种应用人痘苗预防疾病的医学实践，可视为人类认识机体免疫力的开端，也是我国传统医学对人类的伟大贡献。明清时期"人痘法"传至日本、朝鲜、俄国和土耳其等地，后又传至英国。至 18 世纪末，英国医生 Edward Jenner（图 7-3）首先观察到挤奶女工感染牛痘后不易患天花，在人痘法的启发下，他发明了牛痘法预防天花。经过近 180 年的努力，1979 年 10 月 26 日，世界卫生组织宣布人类彻底消灭了天花，这不仅是人类医学史上具有划时代意义的重大事件，也是免疫学对人类健康所做出的巨大贡献。

　　a. 中国于 16～17 世纪用人痘法预防天花　　　　b.18 世纪末，英国医生 Edward Jenner 用牛痘法预防天花
图 7-3　预防天花的人痘法与牛痘法

（二）科学免疫学时期（19 世纪中叶～ 20 世纪中叶）

　　免疫学在此期的发展与微生物学密切相关，并成为微生物学的一个分支，抗感染免疫得以迅速发展。德国科学家 Robert Koch 发明了细菌的纯培养技术，使得每一种特定致病菌的分离成为可能，并由此成功分离了炭疽杆菌、结核杆菌、霍乱弧菌等重要病原微生物。在这些工作的基础上，Koch 提出了确定传染病病原生物的主要原则—Koch 法则（Koch's postulates）。法国细菌学家 Louis Pasteur 成功地制备了炭疽杆菌、狂犬病病毒等病原生物的减毒活疫苗，这种将减毒病原生物接种于动物预防感染的思想推动了疫苗（vaccine）的发展，为科学免疫学发展奠定了理论、实验和应用基础。此时，人们对"免疫"的认识已不局限于单纯地观察人体现象，而是进入了科学实验时期。此阶段取得的主要进展还包括：Ilya Ilyich Mechnikou 于 19 世纪末发现细胞吞噬作用，提出细胞免疫理论；Von Behring 发现了免疫血清具有抵抗病原菌的作用，并研制出白喉抗毒素，为后来的抗体研究和体液免疫学说奠定了基础；Paul Ehrlich 提出了"抗体产生的侧链学

说"，开创了体液免疫学说；1957年，澳大利亚免疫学家 Frank Macfarlane Burnet 提出免疫耐受理论和抗体生成的"克隆选择学说"，这是免疫学发展中最为重要的理论学说。

（三）现代免疫学时期（自 20 世纪中叶至今）

1953 年 Watson 和 Crick 揭示了 DNA 双螺旋结构，开创了生命科学的新纪元，分子生物学的兴起推动了免疫学发展。20 世纪 70 年代后，免疫学进入现代发展时期。1978 年 Susumu Tonegawa 发现抗体生成多样性和特异性的遗传学原理。Doherty 和 Zinkernagel 提出了 MHC 限制性理论，揭示了 MHC 分子和基因在免疫应答中的作用。1973 年 Ralph M. Steinman 发现了树突状细胞，Beutler 和 Hoffmann 发现了固有免疫细胞的识别和活化机制等，这些成就将免疫学的发展又推进一步，使固有免疫和细胞免疫理论更为丰富，固有免疫受体介导的免疫细胞活化和信号转导机制成为免疫学领域的热点。

今后免疫学的研究，将更重视体内的免疫细胞在时间与空间的动态相互作用及功能表达，这种研究远较体外试验更为复杂，但更符合生理的、整体调节下的实际情况。在免疫学技术上创立的多种转基因动物、基因敲除及缺陷动物都为体内功能研究提供了基础。另外，应用 cDNA 微阵列法（microarray）及蛋白组学，结合生物信息学研究基因表达谱与细胞处于不同状态（静息、活化）下的功能特点，进一步深入理解免疫应答机制。

随着细胞生物学、分子生物学、遗传学的发展，特别是与人类基因组和后基因组研究的广泛交叉，现代免疫学已步入生命科学研究的前沿，成为现代医学重要的支柱学科之一。免疫学在消灭传染病、了解人类感染及非感染性疾病方面获得的巨大成效，在揭示生命活动基本规律、发展生物学科技支柱产业方面做出的杰出贡献，无不证明免疫学理论和技术上的任何一次突破和进展，均会极大地促进生命科学和医学的发展。并且，免疫学必将在后基因组计划中，在揭示基因功能，解码生命活动机制，攻克传染病、心脑血管病、肿瘤，探讨和控制人类生育，提高人体生理功能，延缓衰老，改善人类生活质量，提升国防力量，防止生物恐怖袭击诸多方面，发挥更加巨大的、无法估量的作用。

自 1901 年诺贝尔奖设立以来，先后有 18 届 29 位科学家因在免疫学领域中的卓越贡献而获生理学或医学奖，他们的成就是免疫学发展史上的一座座里程碑，推动着这一学科的发展。另外，中医药免疫学的兴起及迅速发展，对促进中西文化交流、中医药的深入研究及临床应用，以及促进中医药走向世界，都具有重要意义。

第二节 抗 原

抗原（antigen，Ag）是指能与 T、B 淋巴细胞的抗原受体（TCR 或 BCR）特异性结合，使其活化、增殖和分化，产生免疫应答产物（效应 T 淋巴细胞或抗体），并能与之特异性结合，进而发挥适应性免疫应答的物质。自然界所有的外源性和自身物质理论上均可能是抗原物质，但机体免疫细胞一般识别的抗原主要为蛋白质，也包括部分多糖、核酸和脂类等。另外，超抗原、丝裂原、佐剂、分子模式等也可非特异性激活 T、B 淋巴细胞。

一、抗原的基本性能

抗原具有两个重要性能，免疫原性（immunogenicity）和免疫反应性（immunoreactivity）。免疫原性指抗原能特异性激活免疫细胞，使之增殖分化产生免疫应答产物的性能。免疫反应性指抗原与相应的免疫应答产物在体内外发生特异性结合的性能。同时具有免疫原性和免疫反应性的物质称为完全抗原（complete antigen），通常为结构复杂的蛋白质大分子物质；某些小分子物质及药物不具备免疫原性，只具备免疫反应性，当其与蛋白质等载体结合后可获得免疫原性，称为半抗原（hapten），或不完全抗原（incomplete antigen）。

二、抗原的特异性和交叉反应

（一）特异性

抗原的特异性即专一性，表现在两个方面，即免疫原性的特异性和免疫反应性的特异性。前者指抗原能激活机体只产生针对该抗原的免疫应答产物（抗体 / 效应 T 细胞）；后者指抗原只能与其相应的免疫应答产物特异性结合。抗原的特异性是免疫诊断和免疫防治的理论基础。

决定抗原特异性的物质基础是抗原分子中的抗原表位。抗原表位（antigenic epitope）是抗原分子中决定其特异性的特殊化学基团，又称抗原决定簇（antigenic determinant，AD）。抗原通过表位与 T/B 细胞表面抗原受体（TCR/BCR）结合，激活淋巴细胞，引起免疫应答；抗原也借助抗原表位与抗体或致敏淋巴 T 细胞发生特异性结合进而发挥免疫效应。抗原表位一般由 5 ～ 15 个氨基酸残基组成，也可由多个多糖残基或核苷酸残基组成。

抗原表位在结构上有两类，即构象表位（conformational epitope）和顺序表位（sequential epitope）。构象表位是指序列上不相连的多肽或多糖在空间上形成的特定构象，一般位于分子表面。顺序表位指一段序列连续的氨基酸片段，主要存在于抗原分子的内部，又称为线性表位（linear epitope）。T 细胞仅识别由抗原提呈细胞加工提呈的顺序表位，而 B 细胞则可识别顺序或构象表位。

（二）共同抗原表位和交叉反应

不同抗原具有相同或相似的表位，这些抗原可互称为共同抗原（common antigen）。天然抗原往往带有多种表位，因此不同抗原携带相同抗原表位的现象是较常见的。抗原诱导产生的特异性抗体或效应 T 细胞，不仅能与诱导其产生的抗原表位结合，还能与其共同抗原表位结合，这种反应称为交叉反应（cross reaction）。例如，A、B 两菌具有共同的抗原表位（c、d 表位），由 A 菌刺激机体产生的抗体（含 c、d 抗体）可以与 B 菌中的相应表位（c、d 表位）结合（图 7-4）。

图 7-4　共同抗原表位和交叉反应示意图

三、影响抗原免疫原性的因素

抗原的免疫原性主要取决于抗原的异物性和理化性质、宿主方面的因素及抗原进入机体的方式。

（一）抗原的异物性和理化性质

1. 异物性　异物性是指抗原物质与机体自身正常组织细胞成分在化学组成和结构上存在差异。抗原与机体之间的亲缘关系越远，组织结构差异越大，异物性越强，免疫原性就越强，如细菌、病毒等病原生物、破伤风抗毒素等动物蛋白制剂对人是异物，免疫原性强；鸡卵蛋白对鸭免疫原性弱，对哺乳动物则免疫原性强。同一种属，不同个体的细胞也存在异物性，如 A 型血红细胞（表面为 A 型凝集原）对 B 型血的人免疫原性强。自身组织细胞因感染、损伤或突变与正常组织细胞存在差异时也具有了异物性；自身的某些组织细胞在胚胎时期因免疫细胞未与之接触，没有诱导特异性的免疫耐受，这样的物质免疫系统也将其视作异物，具有免疫原性。

2. 理化性质

（1）分子量大小　分子量大的物质具有较多的抗原表位，而且不易被降解和清除，能更有效地刺激免疫系统引起免疫应答。通常分子量越大，免疫原性越强。具有免疫原性的物质，其分子量常在10kD以上。

（2）化学结构的复杂性　抗原的化学组成越复杂，免疫原性越强。抗原分子结构的复杂性是由氨基酸和单糖的类型及空间构型等决定的，例如芳香族氨基酸含量较高的蛋白质具有较强的免疫原性。通常蛋白质免疫原性较强，多糖次之，核酸和脂类免疫原性较弱。某些大分子化合物免疫原性并不强，如明胶虽分子量达100kD，但因由直链氨基酸组成，在体内容易降解为小分子物质。

（3）分子构象及易接近性　分子构象指抗原分子中某些特殊化学基团的三维空间结构。分子构象决定该抗原分子能否与相应淋巴细胞表面的抗原受体互补结合，从而启动免疫应答。易接近性指抗原分子的特殊化学基团与淋巴细胞表面相应抗原受体相互接近的难易程度。

（4）物理状态　聚合状态的蛋白质较单体免疫原性强，颗粒性抗原较可溶性抗原免疫原性强。将免疫原性弱的物质吸附在颗粒物质表面或组装为颗粒状物质，可显著增强其免疫原性。

（二）宿主方面的因素

1. 遗传因素　机体对抗原的应答能力受多种遗传基因特别是主要组织相容性复合体（MHC）基因的控制。不同种属动物对同一抗原物质所产生免疫应答强弱不同；同一种属内，不同个体对特定抗原产生应答的能力受遗传背景调控。在群体水平，MHC多态性是决定个体免疫应答质和量的关键因素。

2. 年龄、性别与健康状态　青壮年个体通常比婴幼儿和老年个体对相同抗原的免疫应答能力强；新生动物或婴儿对多糖类抗原不应答，故易引起细菌感染。雌性比雄性动物抗体生成高，但怀孕个体的应答能力受到显著抑制。感染或免疫抑制剂都能干扰和抑制免疫系统对抗原的应答。

（三）抗原进入机体的方式

抗原进入机体的量、途径、次数、频率等均可影响机体对抗原的免疫应答强度和类型。适中的抗原剂量可诱导免疫应答，而过低和过高剂量可诱导免疫耐受；皮内和皮下注射抗原容易诱导免疫应答，肌内注射次之，静脉注射效果较差，口服抗原则容易诱导免疫耐受。适当间隔给予抗原可诱导较好的免疫应答，频繁注射抗原则可能诱导免疫耐受。

四、抗原的种类

根据不同的分类原则，可将抗原分为不同的种类。

（一）根据抗原诱生抗体时是否需要 Th 细胞辅助分类

1. 胸腺依赖性抗原（thymus dependent antigen，TD-Ag） 病原微生物、大分子化合物、血清蛋白等绝大多数蛋白类抗原激发 B 细胞产生抗体，须有 Th 细胞参与才能完成，被称为 TD-Ag。由抗原激发的免疫应答是多细胞相互作用的结果，即由抗原提呈细胞、T 细胞和 B 细胞共同完成的。

2. 胸腺非依赖抗原（thymus independent antigen，TI-Ag） 细菌脂多糖、荚膜多糖等少数抗原物质，不需要 Th 细胞参与可单独刺激 B 细胞产生抗体，被称 TI-Ag。

（二）根据抗原与机体的亲缘关系分类

1. 异种抗原（xenogenic antigen） 来自另一物种的抗原性物质称之为异种抗原，如病原微生物及其产物（如细菌的外毒素）、类毒素等。微生物的结构虽然简单，但其化学组成却相当复杂，均有较强的免疫原性。临床上常用的马血清抗毒素等动物免疫血清，既是特异性抗体可中和其毒性作用，又是异种抗原可刺激机体产生抗马血清抗体，可诱发超敏反应等。

2. 同种异体抗原（allogenic antigen） 在同一种属不同个体之间所存在的不同抗原，又称为同种异型抗原。常见的如红细胞血型抗原，包括 A、B、O 血型抗原，Rh 血型抗原等，不同血型间相互输血，可引起严重的输血反应；另如人类白细胞抗原（HLA），又称主要组织相容性抗原，不同的个体（同卵双生者除外）其组织相容性抗原绝大多数不完全相同。

3. 自身抗原（auto antigen） 正常情况下，机体对自身组织细胞不会产生免疫应答，即自身耐受。但是在创伤、感染、服用某些药物等影响下，使隔离抗原释放，或改变和修饰了自身组织的抗原结构，诱发对自身抗原的应答，这些可诱导适应性免疫应答的自身成分称为自身抗原。

4. 异嗜性抗原（heterophilic antigen） 是指存在于不同种属动物组织间的共同抗原。最初由 Forssman 首先发现这种抗原，故亦称之为 Forssman 抗原。无种属特异性，它可共同存在于人、不同种动物或微生物之间。目前已发现多种异嗜性抗原，如大肠杆菌 O86 含有人的 B 血型物质，肺炎球菌 14 型含有人 A 血型物质，它们与人血型抗体的产生有关。有些病原微生物与人体某些组织具有共同抗原成分，是引起免疫性疾病的原因之一，例如乙型溶血性链球菌与肾小球基底膜及心肌组织有共同抗原表位，与急性肾小球肾炎和心肌炎的发病有关。大肠杆菌 O14 型脂多糖与人结肠黏膜有共同抗原表位，与溃疡性结肠炎的发病有关。

5. 独特型抗原（idiotype antigen） TCR、BCR 或 Ig 的 V 区一方面可发挥受体或抗体与抗原决定基相结合作用；另一方面此区所具有的独特氨基酸顺序和空间构型成为自身免疫原，即独特型。独特型（idiotype，Id）是指 TCR、BCR 或 Ig 分子所特有抗原特异性标志，其表位又称为独特位（idiotope）。它可诱导抗独特型抗体（αId）产生。

（三）其他分类

根据抗原是否在抗原提呈细胞（APC）内合成可分为内源性抗原（endogenous antigen）和外源性抗原（exogenous antigen）两类。前者是指在 APC 内新合成的抗原，如病毒感染细胞合成的病毒蛋白、肿瘤细胞内合成的肿瘤抗原等；后者指并非由 APC 合成、来源于细胞外的抗原，如吞噬的细胞或细菌等。

根据抗原的产生方式不同，将其分为天然抗原和人工抗原；根据其物理性状的不同，分为颗粒性抗原和可溶性抗原；根据抗原诱导免疫应答的效应，可分为变应原、耐受原及移植抗原、肿瘤抗原等。

五、非特异性免疫细胞激活物

除了特异性激活 T、B 细胞引起免疫应答的抗原外，还有些物质可非特异性激活 T、B 细胞及固有免疫细胞，这些物质称为非特异性免疫细胞激活物，主要包括超抗原、丝裂原、佐剂、病原相关分子模式。

（一）超抗原

普通蛋白质抗原含有若干抗原表位，一般能特异性激活机体总 T 细胞库中万分之一至百万分之一的 T 细胞克隆。某些特殊的抗原，只需极低浓度（1 ~ 10ng/mL）即可非特异性激活人体总 T 细胞库中的 2% ~ 20% 的 T 细胞克隆，产生极强的免疫应答，这种抗原称为超抗原（superantigen，SAg）。常见的 SAg 有金黄色葡萄球菌蛋白 A（staphylococcus protein A，SPA）、金黄色葡萄球菌肠毒素 A ~ E（staphylococcus enterotoxin A ~ E，SEA ~ SEE）、小鼠乳腺肿瘤病毒蛋白、热休克蛋白（heat shock protein，HSP）等。近年来的研究证明，葡萄球菌外毒素对靶细胞并无直接毒性作用，而是通过活化多数 T 细胞所释放的大量细胞因子产生的生物学效应引起毒性休克综合征。SAg 主要特点见表 7-4。

表 7-4　超抗原与普通抗原的比较

	超抗原	普通抗原
化学性质	细菌外毒素、反转录病毒蛋白等	普通蛋白质、多糖等
MHC 限制性	无	有
应答特点	直接激活大量 T 细胞	APC 处理后激活特异性 T 细胞
反应细胞	$CD4^+T$ 细胞	T、B 细胞
T 细胞库反应频率	1/20 ~ 1/5	$1/10^6$ ~ $1/10^4$

（二）丝裂原

丝裂原（mitogen）即有丝分裂原，可致细胞发生有丝分裂，属非特异性免疫细胞激活剂。T、B 细胞表面均表达多种丝裂原受体，丝裂原在体外可刺激静止的淋巴细胞转化为淋巴母细胞，表现为细胞体积增大、胞质增多、DNA 合成增加、出现有丝分裂等。利用淋巴细胞对丝裂原刺激产生的增殖反应，可检测机体免疫系统功能状态。常见的丝裂原见表 7-5。

表 7-5　作用于人和小鼠 T、B 细胞的常见丝裂原

丝裂原	来源	激活对象	激活细胞
刀豆蛋白 A（ConA）	菜豆	人、小鼠	T 细胞
植物血凝素（PHA）	芸豆	人、小鼠	T 细胞

续表

丝裂原	来源	激活对象	激活细胞
美洲商陆（PWM）	美洲商陆	人、小鼠	T 细胞、B 细胞
脂多糖（LPS）	革兰阴性菌	小鼠	B 细胞
葡萄球菌 A 蛋白（SPA）	葡萄球菌	人	B 细胞

（三）佐剂

佐剂（adjuvant）指先于抗原或同时与抗原注入体内，可增强机体对抗原的免疫应答程度或改变免疫应答类型的物质。佐剂的种类繁多，常用的有：①生物性佐剂，如卡介苗（BCG）、脂多糖（LPS）和细胞因子等；②无机化合物，如氢氧化铝、明矾等；③有机物，如矿物油等；④人工合成物，如模拟细菌来源的低甲基化 CpG 寡核苷酸等；⑤油性佐剂，如弗氏佐剂。弗氏佐剂是动物实验中最常用的佐剂。

佐剂的作用机制为：①改变抗原物理性状，延缓抗原降解，延长抗原在体内潴留时间；②刺激抗原提呈细胞，增强其对抗原的加工和提呈；③刺激淋巴细胞增殖和分化，增强和扩大免疫应答。

佐剂的生物学作用为：①增强抗原的免疫原性，使无或仅具有微弱免疫原性的物质变为有效免疫原；②增强机体对抗原刺激的反应性，提高初次应答和再次应答产生抗体的滴度；③改变抗体类型，由产生 IgM 转变为产生 IgG；④引起或增强迟发型超敏反应。

由于佐剂的综合效应能增强机体免疫功能，故佐剂的应用范围很广。例如，免疫动物时加用弗氏佐剂可获得高效价抗体；预防接种时加佐剂（氢氧化铝）可增强疫苗的效果。临床上将佐剂（如卡介苗）作为免疫增强剂，可用于肿瘤或慢性感染患者的辅助治疗。

（四）病原相关分子模式

种类繁多的病原生物具有某些结构相似、进化保守的分子，称为病原相关分子模式（PAMP），如细菌肽聚糖、G⁻ 菌的脂多糖（LPS）和真菌的酵母多糖等。固有免疫细胞表面不表达特异性抗原受体（TCR/BCR），可通过表达的模式识别受体（PRR）非特异性识别入侵病原体的 PAMP 激活从而启动固有免疫应答。

第八章

免疫系统

免疫系统（immune system）由免疫器官与组织、免疫细胞及免疫分子组成，执行机体免疫功能。

第一节　免疫器官与组织

免疫器官根据其功能不同，分为中枢免疫器官和外周免疫器官，两者通过血液循环和淋巴循环互相联系并构成完整的免疫网络系统。

一、中枢免疫器官

中枢免疫器官（central immune organ）是免疫细胞发生、分化、发育和成熟的场所，对外周免疫器官的发育也起主导作用。人的中枢免疫器官包括骨髓和胸腺。

（一）骨髓

骨髓位于骨髓腔中，分为红骨髓和黄骨髓。红骨髓具有活跃的造血功能，由造血组织和血窦构成。骨髓是各类血细胞（几乎所有免疫细胞）的发源地，也是人类和其他哺乳动物 B 细胞发育成熟的场所。

1. 造血诱导微环境（hematopoietic inductive microenvironment, HIM）　骨髓 HIM 包括造血细胞周围的微血管系统、末梢神经、基质细胞及多种分子（细胞因子、黏附分子等），是和各类血细胞发生、分化、发育的必备环境。

2. 骨髓的功能

（1）各类免疫细胞发生的场所　骨髓中的造血干细胞（hematopoietic stem cell, HSC）具有分化成不同血细胞的能力，又称为多能造血干细胞，HSC 主要表面标志为 $CD34^+$ 和 $CD117^+$，不表达各种成熟血细胞谱系相关的表面标志。在骨髓微环境中，HSC 分化为髓样祖细胞（myeloid progenitor）和淋巴样祖细胞（lymphoid progenitor）。髓样祖细胞最终分化成熟为各种粒细胞、单核细胞、树突状细胞、红细胞、血小板等；淋巴样祖细胞则经不同途径分化为 T 淋巴细胞、B 淋巴细胞、NK 细胞和树突状细胞。

（2）B 细胞分化成熟的场所　骨髓中的淋巴样祖细胞，一部分直接在骨髓 HIM 内继续分化，经祖 B 细胞、前 B 细胞、未成熟 B 细胞发育为成熟 B 细胞。其发育过程主要经历了 B 细胞抗原识别受体（BCR）的表达及阴性选择两个关键事件。成熟的 B 细胞进入血循环，最终定居在外周免疫器官的非胸腺依赖区。

（3）抗体产生的重要场所　记忆性 B 细胞在外周免疫器官遇到相同抗原再次刺激时被活化，经淋巴和血液循环迁入骨髓，在骨髓分化成熟为长寿命的浆细胞并持续产生抗体，成为血清中抗体的主要来源。因此骨髓不仅是中枢免疫器官，也兼具外周免疫器官的功能。

（二）胸腺

人出生时胸腺（thymus）重 15 ～ 20g，以后逐渐增大，至青春期可达 30 ～ 40g，其后随年龄增长而逐渐退化。老年期胸腺明显缩小，大部分被脂肪组织取代。胸腺是 T 细胞分化、成熟的场所，其功能状态直接决定机体的细胞免疫水平，并间接影响体液免疫功能（图 8-1）。

图 8-1　胸腺的组织结构

1. 胸腺的结构与细胞组成　胸腺内的细胞主要由胸腺细胞（thymocytes）和胸腺基质细胞（thymus stromal cell，TSC）组成。胸腺细胞是来源于骨髓处于不同分化阶段的 T 前体细胞；TSC 以胸腺上皮细胞（thymus epithelial cell，TEC）为主，还有巨噬细胞（Mφ）、树突状细胞（DC）及成纤维细胞等。TSC 互相连接成网，并表达多种表面分子，分泌多种胸腺激素及细胞因子，参与构成胸腺微环境。

胸腺的外表面由一层结缔组织被膜覆盖，并被深入其内的结缔组织分隔成许多小叶。小叶的外层为皮质（cortex），内层为髓质（medulla），皮髓质交界处含大量血管。皮质中 85% ～ 90% 细胞为胸腺细胞，并含有 TEC、Mφ、DC 等，浅皮质区 TEC 可包绕胸腺细胞，称为抚育细胞，可通过分泌激素和细胞因子等参与构成胸腺细胞发育的微环境。髓质有呈环状的胸腺小体（thymic corpuscle），又称哈索尔小体（Hassall's corpuscle）。胸腺小体由上皮细胞、巨噬细胞和细胞碎片形成，是胸腺正常发育的重要标志，在胸腺炎症或肿瘤时胸腺小体可消失。

2. 胸腺微环境　主要由基质细胞、细胞外基质、胸腺激素和细胞因子等组成。胸腺基质细胞是胸腺微环境的重要组分，其参与胸腺细胞分化的机制为：①分泌胸腺激素，主要有胸腺素（thymosin）、胸腺刺激素（thymulin）、胸腺体液因子（thymus humoral factor）、胸腺生成素（thymopoietin，TP）、血清胸腺因子（serum thymic factor）等，具有促进胸腺细胞增殖和分化发育等功能；②分泌细胞因子，如 SCF、GM-CSF、IL-1、IL-2、IL-6、TNF-α 及趋化因子等，通过与胸腺细胞表面相应受体结合，调节胸腺细胞发育和细胞间相互作用；③与胸腺细胞密切接触，两者间通过黏附分子及其配体、细胞因子及其受体、抗原肽 –MHC 分子复合物与 T 细胞抗原识别受体（TCR）相互作用，有利于胸腺细胞的分化发育。此外，细胞外基质可促进上皮细胞与胸腺细胞接触，并参与胸腺细胞在胸腺内移行和成熟。

3. 胸腺的功能

（1）T 细胞发育的主要场所　来源于骨髓的前 T 细胞，经血流在皮髓质交界处进入胸腺，迁移至被膜下皮质，并向髓质移行，在此过程中经历复杂的选择性发育，约 95% 的胸腺细胞发生凋亡（apoptosis），仅不足 5% 的细胞可表达功能性 TCR、获得 MHC 限制性和自身耐受性，发育为成熟的初始 T 细胞进入血循环，最终定居于外周免疫器官的胸腺依赖区。

（2）免疫调节　胸腺基质细胞可产生多种肽类激素，它们不仅促进胸腺细胞的分化成熟，也参与调节外周免疫器官和免疫细胞的功能。

（3）免疫耐受的建立与维持　胸腺通过对胸腺细胞（发育中的 T 细胞）的阴性选择等，建立了自身耐受及维持免疫自稳。如果胸腺功能障碍不能消除自身反应性 T 细胞克隆，则可导致自身免疫病的发生。

二、外周免疫器官和组织

外周免疫器官（peripheral immune organ）包括淋巴结、脾脏及黏膜相关淋巴组织。外周免疫器官是成熟 T、B 淋巴细胞等免疫细胞定居的部位，也是产生适应性免疫应答的场所。

（一）淋巴结

人体有 500～600 个淋巴结（lymph node），广泛分布于全身的淋巴通道上，可截获来自组织液和淋巴液的抗原。

1. 淋巴结的结构　淋巴结有输入淋巴管和输出淋巴管，表面由结缔组织被膜覆盖，被膜深入实质形成小梁。淋巴结实质分为皮质和髓质两部分，彼此通过淋巴窦相通。被膜下为皮质，包括浅皮质区、深皮质区和皮质淋巴窦。

浅皮质区又称为非胸腺依赖区（thymus–independent area），是 B 细胞定居的场所，该区内有淋巴滤泡（或称淋巴小结）。未受抗原刺激的淋巴小结无生发中心（germinal center），称为初级滤泡（primary follicle），主要含静止的初始 B 细胞和滤泡树突状细胞（follicular dendritic cell, FDC）；受抗原刺激的淋巴小结内出现生发中心，称为次级滤泡（secondary follicle），内含大量增殖分化的 B 淋巴母细胞及滤泡辅助性 T 细胞（Tfh）和 FDC。

浅皮质区和髓质之间为深皮质区（即副皮质区），又称胸腺依赖区（thymus–dependent area），为 T 细胞定居的场所，还有树突状细胞和少量巨噬细胞。该区有许多由高柱状内皮细胞组成的毛细血管后微静脉，又称高内皮小静脉（high endothelial venule, HEV），在淋巴细胞再循环中起重要作用。

髓质由髓索和髓窦组成。髓索内含有 B 细胞、T 细胞、浆细胞、肥大细胞及巨噬细胞，髓窦内巨噬细胞较多，有较强的滤过作用。

2. 淋巴结的功能

（1）免疫细胞定居的场所　分化成熟的 T 细胞定居于淋巴结的深皮质区，而 B 细胞分布在浅皮质区。T 细胞占淋巴结内淋巴细胞总数的 75% 左右，B 细胞占 25% 左右。

（2）适应性免疫应答发生的主要场所　被淋巴结截获的抗原或树突状细胞（DC）带至淋巴

结的抗原，在此被 T 细胞或 B 细胞识别，通过 T 细胞与 DC、B 细胞与 FDC、T 细胞与 B 细胞、B 细胞与 Tfh 间的相互作用，T 细胞或 B 细胞分别活化、增殖、分化为效应 T 细胞或分泌抗体的浆细胞，效应 T 细胞和抗体随输出淋巴管经胸导管进入血流，在抗原存在部位发挥免疫效应。

（3）参与淋巴细胞再循环　淋巴结副皮质区的 HEV 在淋巴细胞再循环中发挥重要作用。血循环中的淋巴细胞通过穿越 HEV 内皮间隙，进入淋巴结实质，然后经输出淋巴管进入胸导管，入上腔静脉，再回到血液循环。

（4）滤过作用　组织中的病原微生物及毒素等进入淋巴液，流经淋巴结时，可被巨噬细胞吞噬或通过其他机制被清除，可防止病原体扩散。

（二）脾脏

脾脏（spleen）是胚胎时期的造血器官。自骨髓开始执行造血功能后，脾脏演变为人体最大的实体外周免疫器官。

1. 脾脏的结构　脾脏实质分为白髓、红髓和两者交界的边缘区三部分。白髓由密集的淋巴组织构成，包括动脉周围淋巴鞘和淋巴滤泡。动脉周围淋巴鞘为 T 细胞居住区；鞘旁的淋巴滤泡也称为脾小结，为 B 细胞居住区，未受抗原刺激时为初级滤泡，受抗原刺激后出现生发中心，为次级滤泡。红髓分布于白髓周围，包括髓索和髓窦，前者主要为 B 细胞居留区，也含巨噬细胞和树突状细胞；髓窦内为循环的血液。边缘区（marginal zone）是血液及淋巴细胞进出的重要通道。

2. 脾脏的功能

（1）免疫细胞定居的场所　成熟的淋巴细胞可定居于脾脏。B 细胞约占脾脏中淋巴细胞总数的 60%，T 细胞约占 40%。

（2）适应性免疫应答发生的场所　脾脏是对血液来源的抗原发生免疫应答的重要部位，而淋巴结则主要针对来自淋巴液中的抗原产生免疫应答。脾切除的个体易患菌血症和败血症。

（3）合成多种生物活性物质　脾脏可合成并分泌补体、细胞因子等多种重要免疫活性物质。

（4）滤过作用　机体大约 90% 血液流经脾脏。脾脏中巨噬细胞和树突状细胞具有很强的吞噬能力，可清除来自血液的病原体、衰老死亡或突变的自身细胞及免疫复合物等。

（三）黏膜相关淋巴组织

黏膜相关淋巴组织（mucosal-associated lymphoid tissue，MALT）也称黏膜免疫系统，包括呼吸道、消化道及泌尿生殖道黏膜固有层和上皮细胞下散在的无被膜淋巴组织，以及某些有生发中心的被膜化的淋巴组织，如扁桃体、小肠的派氏集合淋巴结（Peyer's patches）、阑尾等。

由于人体近 50% 淋巴组织存在于黏膜系统，且人体黏膜表面积约为 400m²，因此 MALT 成为机体有效阻止病原微生物侵入的重要免疫防御屏障。

黏膜相关淋巴组织的功能有：

（1）行使黏膜局部免疫应答　通过黏膜局部产生适应性免疫应答，在消化道、呼吸道和泌尿生殖道免疫防御中发挥重要作用。

（2）产生分泌型 IgA（sIgA）　MALT 中的 B 细胞多产生 sIgA，经黏膜上皮细胞分泌至黏膜表面，在黏膜抵御病原微生物入侵中发挥重要作用。

（3）介导免疫耐受　MALT 对经口服的大多数抗原产生耐受或低应答，以维持内环境稳定。口服抗原诱导免疫耐受的机制尚未阐明，但为某些自身免疫性疾病的治疗提供了新途径。

三、淋巴细胞归巢与再循环

T、B 淋巴细胞成熟后，其分布与行踪都具有一定的规律。成熟淋巴细胞离开中枢后经血液循环定向迁移并定居至外周淋巴器官或特定组织区域，该过程称为淋巴细胞归巢（lymphocyte homing）。其分子基础是淋巴细胞表面的淋巴细胞归巢受体（lymphocyte homing receptor，LHR）与血管内皮细胞上相应地址素（addressin）黏附分子的相互作用。

外周血中不同功能的成熟淋巴细胞虽然各自有其分布的区域，但并非仅在原地接受抗原刺激行使功能。通常情况下，淋巴细胞可进入血液及淋巴液中反复循环，以明显扩大其接触抗原的机会或发挥免疫效应。这种淋巴细胞在血液、淋巴液及淋巴组织中周而复始的循环过程，即为淋巴细胞再循环（lymphocyte recirculation）。参加再循环的主要是 T 淋巴细胞及 T、B 记忆细胞，B 淋巴细胞再循环的几率较低。

淋巴细胞再循环的生物学意义：①通过再循环使淋巴细胞（主要为 T）在外周免疫器官和组织分布更合理，淋巴组织不断得到新的淋巴细胞补充，有助于增强机体免疫功能；②增加了带有各种特异性受体的 T、B 细胞与抗原或与 APC 接触的机会；③使机体所有免疫器官和组织联系成为一个有机整体，并将免疫信息传递给全身各处的淋巴细胞和其他免疫细胞。淋巴细胞再循环是维持机体正常免疫应答并发挥免疫效应的重要条件。

第二节　免疫细胞

参与免疫应答或与免疫应答有关的细胞及其前体统称为免疫细胞。按各类细胞在免疫应答构成中所担任角色的不同，可以将免疫细胞根据参与免疫应答种类不同分为固有免疫细胞和适应免疫细胞两大类，某些种类的两类细胞功能上存在交叉。骨髓中的造血干细胞是各类血细胞和免疫细胞分化的前体细胞。

一、固有免疫细胞

参与固有免疫的细胞较多，包括单核 / 巨噬细胞、树突状细胞、NK 细胞、粒细胞、肥大细胞，以及固有样淋巴细胞（NKT 细胞、γδT 细胞、B1 细胞）等，通过各自效应执行固有免疫应答。

（一）单核 / 巨噬细胞

单核细胞（monocyte）来源于髓样干细胞，在骨髓中分化为单核细胞，于血液停留 1～2 天后即进入结缔组织和器官，演变为巨噬细胞（macrophage，Mφ）。巨噬细胞形体大，寿命长，可存活数月。不同组织器官的巨噬细胞名称不同，如肝脏中的库普弗细胞、骨组织中的破骨细胞等。成熟单核 / 巨噬细胞高表达 CD14，还表达模式识别受体、补体受体、Fc 受体、细胞因子受体、MHC Ⅰ类和Ⅱ类分子等多种膜分子。在不同因素刺激下，巨噬细胞可分化发育为功能特性不同的促炎型 1 型巨噬细胞亚群（M1）和抑炎型 2 型巨噬细胞亚群（M2）。

单核 / 巨噬细胞具有很强的变形运动能力，吞噬、杀菌、清除凋亡细胞及其他异物的能力极强；作为专职抗原提呈细胞，摄取抗原、加工处理提呈给 T 细胞；分泌多种细胞因子和炎症介质，参与免疫调节和炎症反应等。

（二）树突状细胞

树突状细胞（dendritic cell，DC）得名于其表面呈树枝状突起，目前尚无特异性细胞表面分子标志。DC 有两条分化途径：

1. 由髓样干细胞分化而来，称为髓样 DC（myeloid dendritic cells，mDC），或经典 DC（conventional dendritic cell，cDC），也称 DC1。按其组织分布可分为 3 类：①淋巴样组织 DC，包括淋巴结生发中心的滤泡 DC（follicular dendritic cells，fDC）、次级淋巴组织 T 细胞区并指状 DC（interdigitating cell，IDC）、胸腺 DC；②非淋巴样组织 DC，包括皮肤朗格汉斯细胞和器官结缔组织的间质 DC（interstitial DC）；③循环 DC，包括外周血 DC 和淋巴管和淋巴液中的隐蔽 DC。

2. 来源于淋巴样干细胞的 DC 细胞，称为淋巴样 DC（Lymphoid dendritic cells，LDC）或浆细胞样 DC（plasmacytoid dendritic cells，pDC），即 DC2，是分布于全身的静止细胞，因其形态类似浆细胞而得名，目前还未被充分了解。

根据成熟程度，DC 又分为未成熟 DC 和成熟 DC。未成熟 DC 摄取抗原后迁移到外周免疫器官发育成为成熟 DC，两者特点有所不同（表 8-1）。成熟 DC 是抗原提呈功能最强的抗原提呈细胞。另外，DC 可调控 CD4$^+$T 细胞的活化与极化，辅助 B 细胞分化为浆细胞，并参与 T/B 记忆细胞的形成。

表 8-1 未成熟 DC 与成熟 DC 特点比较

	未成熟 DC	成熟 DC
模式识别受体	++	–/+
Fc 受体	++	–/+
MHC Ⅱ类分子	+	++
共刺激分子	–/+	++
抗原摄取、加工能力	++	–/+
抗原提呈能力	–/+	++
主要分布	实体器官及非淋巴的上皮组织	外周免疫器官
主要功能	摄取、加工抗原	提呈抗原

（三）NK 细胞

自然杀伤（natural killer，NK）细胞是一群缺乏抗原受体的淋巴细胞，因其具有细胞毒效应，无须抗原致敏就能自发地杀伤靶细胞而得名。NK 细胞源于淋巴样干细胞，其分化、发育依赖于骨髓或胸腺，主要分布于外周血及脾脏。胞浆有许多嗜苯胺颗粒，又称为大颗粒淋巴细胞。目前将具有 TCR$^-$、mIg$^-$、CD56$^+$、CD16$^+$ 淋巴样细胞鉴定为 NK 细胞。

NK 细胞表面表达 NK 细胞受体（natural killer cell receptor，NKR），通过 NKR 来识别"自身"和"非己"，或通过其表面的 IgG Fc 受体经 ADCC 作用杀伤肿瘤细胞和病毒感染细胞，还可通过分泌细胞因子参与免疫调节。

（四）粒细胞

粒细胞又称多形核细胞，根据胞浆颗粒的染色嗜性，可分为中性粒细胞、嗜酸性粒细胞、嗜碱性粒细胞。

1. 中性粒细胞 血液中含量最多的白细胞，其细胞核多为分叶核和杆状核，其表面有多种模式识别受体、趋化因子受体及调理素受体，胞内颗粒含有多种抗菌成分和水解酶，具有很强的游走和吞噬消化能力。炎症反应时，是第一个到达感染或损伤部位的细胞。

2. 嗜酸性粒细胞 外周血中极少，主要分布在呼吸道、消化道、泌尿生殖道黏膜组织中。嗜酸性粒细胞表面有多种趋化因子受体和调理素受体，胞内颗粒含有大量的水解酶，具有运动和吞噬作用，对蠕虫具有较强杀伤作用，可抑制肥大细胞脱颗粒以及释放组胺酶，负调节Ⅰ型超敏反应。

3. 嗜碱性粒细胞 是血液中含量最少的白细胞。嗜碱性粒细胞的胞浆颗粒中含大量的生物活性物质和水解酶类，参与炎症反应和抗肿瘤作用，细胞表面有 FcεRⅠ介导Ⅰ型超敏反应。

（五）肥大细胞

肥大细胞主要分布在各黏膜及组织中，与嗜碱性粒细胞具有相似的形态和结构功能，主要介导Ⅰ型超敏反应，参与免疫调节和炎症反应。

（六）固有淋巴细胞

固有淋巴细胞包括 NKT 细胞、γδT 细胞和 B1 细胞，见第 9 章。

二、适应性免疫细胞

（一）T 淋巴细胞

T 淋巴细胞（T lymphocyte）在胸腺分化成熟，故称为胸腺依赖性淋巴细胞（thymus dependent lymphocytes），简称为 T 细胞。

1. T 细胞的分化和发育 T 细胞来源于骨髓造血干细胞，由骨髓迁移入胸腺后称为胸腺细胞（thymocyte）。胸腺细胞经皮质浅层、皮质深层及髓质区移行，在胸腺微环境的作用下，经 TCR 基因重排、阳性和阴性选择等过程，获得功能性 TCR 的表达、自身 MHC 的限制及自身耐受，发育为能特异识别抗原的成熟 T 细胞。

2. T 细胞表面的膜分子 T 细胞表面可表达多种膜蛋白分子，这些膜分子不仅是 T 细胞重要的标志分子，也是 T 细胞与其他细胞和分子间相互识别和作用的物质基础（表 8-2）。

表 8-2 T 细胞表面的一些重要膜分子

表面分子	功能
TCR-CD3 复合物	TCR 识别结合特异性抗原，CD3 分子转导活化信号
CD4 和 CD8 分子	与 MHCII 类分子或 MHCI 类分子的 Ig 样区结合，辅助 TCR 识别抗原，参与 T 细胞活化
CD28	配体是专职 APC 表面的 B7 分子（CD80/86），两者结合后，可产生 T 细胞，活化最重要的共刺激信号

续表

表面分子	功能
CD152	表达于活化 T 细胞表面，又称 CTLA-4，配体也是 APC 上的 B7 分子，可与 CD28 竞争性结合 B7 分子，抑制 T 细胞活化
CD2	又称 LFA-2，其配体为 CD58（LFA-3）。两者相互结合，可增强 T 细胞与 APC 或靶细胞间的黏附，为 T 细胞提供共刺激信号，促进 T 细胞活化
CD154	即 CD40 配体（CD40L），主要表达于活化的 T 细胞。可与 B 细胞相应受体 CD40 结合，为 B 细胞活化提供共刺激信号
细胞因子受体	活化 T 细胞表达 IL-1R、IL-2R、IL-4R、IL-6R 及 IL-7R 等，与相应细胞因子结合参与调节 T 细胞活化、增殖和分化
丝裂原受体	植物血凝素（PHA）受体、刀豆蛋白 A（ConA）受体，与相应丝裂原结合可刺激 T 细胞活化和增殖
PD-1	重要的共抑制分子，与配体 PD-L1 和 PD-L2 结合可抑制 T 细胞的活化和增殖

3. T 细胞亚群及功能　T 细胞具有高度的异质性，根据表面标志、功能、活化阶段等可将其分为不同亚群。根据 TCR 的类型，可分为 αβT 细胞和 γδT 细胞，αβT 细胞参与适应性免疫应答，γδT 细胞参与固有免疫应答。根据 CD 分子表达不同，可分为 CD4$^+$T 细胞和 CD8$^+$T 细胞，CD4$^+$T 细胞为 MHC Ⅱ类分子限制性 T 细胞；CD8$^+$T 细胞为 MHC Ⅰ类分子限制性 T 细胞。按激活状态，可分为初始 T 细胞（naive T cell，Tn）、效应 T 细胞（effector T cell）和记忆 T 细胞（memory T cell，Tm）。初始 T 细胞是指未接受过抗原刺激的成熟 T 细胞；效应 T 细胞是指初始 T 细胞经抗原刺激后形成的具有免疫效应功能的 T 细胞；记忆 T 细胞是维持机体免疫记忆的细胞，经相同抗原刺激后可迅速活化、分化为效应 T 细胞。根据功能不同，可分为辅助性 T 细胞（helper T lymphocyte，Th）、细胞毒性 T 细胞（cytotoxic T lymphocyte，CTL 或 cytotoxic T cell，Tc）和调节性 T 细胞（regulatory T lymphocyte，Treg）等（详见第九章）。

（二）B 淋巴细胞

B 淋巴细胞（B lymphocyte）在骨髓中分化成熟，故称为骨髓依赖性淋巴细胞（bone marrow dependent lymphocytes），简称为 B 细胞。

1. B 细胞的分化和发育　B 细胞来源于骨髓造血干细胞，其发育分为两个阶段，第一阶段在骨髓中，由前 B 细胞发育为未成熟 B 细胞；随后再进一步分化为成熟 B 细胞（未接触抗原前称初始 B 细胞）。此过程不需抗原刺激，被称为 B 细胞分化的非抗原依赖期。第二阶段在外周免疫器官中，成熟 B 细胞接受抗原刺激后，发生 B 细胞的亲和力成熟，Ig 重链类别转换，最终分化为能产生特异性抗体的浆细胞，产生特异性抗体，部分 B 细胞分化为记忆 B 细胞，此阶段称为抗原依赖期。与 T 细胞一样，在 B 细胞发育过程中，也有 B 细胞克隆的阴性和阳性选择过程。

2. B 细胞表面的膜分子　与 T 细胞相似，B 细胞也表达大量膜分子，这些膜分子是 B 细胞识别抗原、活化、增殖、分化，产生抗体和发挥效应的物质基础（表 8-3）。

表 8-3　B 细胞表面的一些重要分子

表面分子	功能
BCR-CD79a/b 复合物	BCR 识别结合特异性抗原，CD79a/CD79b 转导活化信号
共受体	CD19/CD21/CD81/ CD225，表达于成熟 B 细胞上，以非共价键相连形成复合体，辅助 B 细胞的活化
共刺激分子	
CD40	配体是活化 T 细胞表面的 CD154（CD40L），两者结合后，可产生 B 细胞活化的共刺激信号
CD80/86（B7）	配体是 CD28 和 CD152，B7 与 CD28 相互作用，增强 T 细胞激活；B7 与 CD152 相互作用，抑制 T 细胞活化
细胞因子受体	活化的 B 细胞表达 IL-1R、IL-2R、IL-4R、IL-5R、IL-6R、IL-7R 等，与相应细胞因子结合参与调节 B 细胞活化、增殖和分化
丝裂原受体	美洲商陆（PWM）受体、脂多糖（LPS）受体等，与相应丝裂原结合可刺激 B 细胞活化和增殖

3. B 细胞亚群及功能　根据是否表达 CD5，可将成熟 B 细胞分为 B1（CD5$^+$）和 B2（CD5$^-$）两个亚群。B1 细胞主要定居于腹腔、胸腔、肠道黏膜固有层和肠系膜淋巴结中，参与固有免疫应答。B2 细胞是介导适应性体液免疫应答的主要细胞，由骨髓中多能造血干细胞分化而来，定居于淋巴器官；主要有产生抗体、提呈抗原和免疫调节作用。

三、抗原提呈细胞

抗原提呈细胞（antigen presenting cell，APC）是指能摄取、加工、处理抗原，并将抗原信息提呈给 T 细胞的一类细胞。

APC 根据表面膜分子表达和功能的差异分为两大类：专职 APC（professional APC），包括树突状细胞、单核 / 巨噬细胞和 B 细胞，可组成性表达 MHC Ⅱ类分子和 T 细胞活化共刺激分子。非专职 APC（non-professional APC），包括活化的 T 细胞、内皮细胞、成纤维细胞、上皮及间皮细胞等，这些细胞在正常情况下不表达 MHC Ⅱ类分子，但在炎症过程中或 IFN-γ 等细胞因子的作用下，也可表达 MHC Ⅱ类分子并处理和提呈抗原，相对于专职性 APC，其作用有限。下面简单列表介绍三种专职 APC 的特点和功能（表 8-4）。

表 8-4　三种专职抗原提呈细胞的特点和功能

	树突状细胞	单核 - 吞噬细胞	B 细胞
提呈抗原类型	可溶性抗原	颗粒性抗原、细菌	可溶性抗原、病毒
摄入方式	吞饮、吞噬、受体介导	吞噬、吞饮、受体介导	BCR 介导、吞饮
MHC Ⅱ	+	低表达	低表达
CD80/CD86	+	-/+	-/+
主要分布部位	淋巴组织、结缔组织、表皮	淋巴组织、结缔组织、体腔	淋巴组织、外周血液
激活 T 细胞类型	初始 T 细胞	效应 T 细胞或记忆 T 细胞	效应 T 细胞或记忆 T 细胞

DC 是机体内功能最强和最重要的 APC，能够显著刺激初始型 T 细胞增殖，是机体免疫反应的始动者。而 Mφ、B 细胞仅能刺激已活化的或记忆性 T 细胞。Mφ 是体内功能最为活跃的细

胞之一，吞噬和清除病原微生物能力很强。B细胞只有活化时才具有加工与提呈抗原功能，B细胞无吞噬功能，主要通过非特异的胞饮作用或通过其表面的BCR介导摄取抗原，后一作用是以其高亲和力受体使抗原浓集于B淋巴细胞表面后摄入胞内，故在抗原浓度非常低的情况下也能有效提呈抗原。

第三节 免疫分子

免疫分子包括体液中的分泌型免疫分子和表达于细胞膜上的膜型免疫分子。分泌型免疫分子主要有免疫球蛋白（抗体）、补体和细胞因子等；膜型免疫分子主要有CD分子、黏附分子、MHC分子、模式识别受体、淋巴细胞抗原受体等。免疫分子参与免疫细胞对抗原的识别、活化，以及免疫细胞间相互作用和信息传递，是免疫系统的重要组成部分。

一、免疫球蛋白

免疫球蛋白（immunoglobulin，Ig）是具有抗体活性或化学结构与抗体相似的球蛋白。抗体（antibody，Ab）是B细胞受抗原刺激后增殖分化为浆细胞所产生的，具有与相应抗原能发生特异性结合的Ig，主要分布于血清等体液中，可介导体液免疫效应。抗体一定是Ig，但Ig不一定是抗体。根据Ig存在和分布情况，免疫球蛋白分为膜型和分泌型两种类型。膜型免疫球蛋白（membrane Ig，mIg），分布于细胞表面，如B细胞抗原受体（BCR）；分泌型免疫球蛋白（secreted Ig，sIg）存在于血清和组织液等体液中，比如抗体。

（一）免疫球蛋白的结构

1. 重链和轻链 Ig单体由四条肽链组成，结构上呈"Y"型（图8-2），包括两条相同的重链（heavy chain，H链）和两条相同的轻链（light chain，L链），各肽链间由数量不等的二硫键连接。

重链分子量为50～75kD，由450～550个氨基酸残基组成。人类Ig重链存在异质性，根据恒定区的氨基酸序列和抗原性差异可分μ链、γ链、α链、δ链和ε链，由此将其对应分为IgM、IgG、IgA、IgD和IgE五类（图8-3）。其中γ链又分γ1、γ2、γ3和γ4四种，α链又分α1、α2两种，构成相应的亚类，IgG分为IgG1、IgG2、IgG3和IgG4四个亚类，IgA分为IgA1、IgA2两个亚类。

人体内的Ig中IgG、IgD、IgE和血清型IgA呈单体结构，IgM和分泌型IgA为多聚体，由多个单体通过由富含半胱氨酸的多肽链（J链）等辅助成分聚合形成，分泌型IgA为二聚体，IgM为五聚体。

轻链分子量约为25kD，由214个氨基酸残基组成。Ig轻链亦存在异质性，根据其恒定区的氨基酸序列和抗原性差异可分为κ型和λ型（分为λ1～λ4四种），由此相应的Ig分为κ型和λ型。

2. 可变区、恒定区和铰链区 可变区（variable region，V区）在Ig的H链和L链近N端约110个氨基酸残基的区域内，即Ig近N端L链的1/2及H链的1/4或1/5区域内，其氨基酸序列变化较大，称可变区（V区）。重链和轻链的V区分别以VH、VL表示。VH和VL内各含三个氨基酸序列变化更大的区域，称为高变区（hypervariable region，HVR）。该区即为与抗原表位互补结合的部位，又称互补决定区（complementarity determining region，CDR），高变区外的V区部位称为骨架区（framework region，FR），VL和VH各有4个FR。重链和轻链的高变区为抗原结合部位（antigen-binding site），其特定的空间构型可与抗原表位形成类似锁匙的高度互补关系。故高变区的存在使 Ig 具有多样性（diversity），是其与众多不同空间构型的抗原表位特异性结合的基础。

图 8-2　IgG 结构模式图

图 8-3　五类免疫球蛋白结构模式图

　　恒定区（constant region，C 区）位于 Ig 近 C 端 L 链的 1/2 及 H 链的 3/4 或 4/5 区域内，氨基酸序列相对稳定。重链和轻链的 C 区分别称为 CH 和 CL。Ig 的 CH1 与 CH2 功能区之间的区域富含脯氨酸，具有一定的延展性，称为铰链区（hinge region）。铰链区的存在使 Ig 容易发生变构，有利于其 V 区与抗原表位的结合。

　　3. Ig 的结构域　Ig 的 H 链和 L 链每隔 100 ～ 110 个氨基酸即由链内二硫键连接，卷曲折叠形成一个具有特定功能的超二级球状结构，称为 Ig 结构域（domain），或称功能区。L 链具有 VL 和 CL 两个结构域，H 链 V 区有 1 个 VH 结构域；而 C 区结构域数量因 Ig 类别不同有差异，

IgG、IgA、IgD 有 3 个 CH 结构域，IgM 和 IgE 有 4 个 CH 结构域。结构域是 Ig 生物学作用的结构基础：VH 与 VL 是 Ig 与抗原表位特异性结合的部位；CH 与 CL 是同种异型遗传标志所在；CH2 ～ CH4 是 Ig 与补体和带有 FcR 细胞结合的部位。

4. 免疫球蛋白的水解片段　Ig 的铰链区易被蛋白酶水解，早期应用于 Ig 结构和功能的研究。

（1）Fab 和 Fc 段　木瓜蛋白酶（papain）可使 Ig 在铰链区二硫键近 N 端处断裂，水解成 2 个抗原结合片段——Fab 段（fragment antigen binding，Fab）和 1 个可结晶片段——Fc 段（fragment crystallizable，Fc）。其中 Fab 由一条完整的轻链和重链的 VH 和 CH1 组成，为单价抗原结合片段；Fc 段无抗原结合活性，是 Ig 与补体和带有 FcR 细胞相互作用的部位。

（2）F（ab'）2 和 pFc' 段　胃蛋白酶（pepsin）可使 Ig 在铰链区二硫键近 C 端处断裂，形成 1 个 F（ab'）2 片段和一些无生物学活性的小分子片段 pFc'。其中 F（ab'）2 可结合两个抗原表位，pFc' 最终被降解，无生物学活性。

（二）免疫球蛋白的生物学功能

膜型 Ig 比如 BCR，是 B 细胞的特征性膜分子，可与抗原表位结合，参与 B 细胞活化第一信号形成；分泌型 Ig 为存在于血清和体液中的抗体，其主要生物学功能如下。

1. 识别抗原　识别并特异性结合抗原是抗体分子的主要功能。抗体 V 区与抗原表位的空间分子构象互补，通过抗原抗体特异性结合，封阻了抗原的生物学活性部位，而使抗原的作用不能发生。如阻止病原体或毒素对宿主细胞的吸附、结合和破坏；阻止病原体的抗吞噬作用；阻止病原体对营养成分的利用而抑制其增殖等。

2. 激活补体　IgG（包括 IgG1 ～ 3）和 IgM 类免疫球蛋白与相应抗原特异性结合后，其铰链区变构，导致 Ig Fc 段上的补体结合位点（IgG 的 CH2，IgM 的 CH3）暴露，补体 C1q 即可结合于该位点，从而通过经典途径激活补体，发挥补体溶菌溶细胞等生物学作用。IgG4、IgA 和 IgE 不能通过经典途径激活补体，但其凝聚物也可通过替代途径激活补体。

3. 结合 Fc 受体

（1）调理作用（opsonization）　抗体通过 Fab 段与细菌等颗粒性抗原结合后，可通过其 Fc 段与吞噬细胞表面 FcR 结合，从而促进吞噬细胞对抗原的吞噬能力，这种生物学效应称为调理作用。中性粒细胞、单核 / 巨噬细胞表面的 Fcγ RI（CD64）、Fcγ R Ⅱ（CD32）和嗜酸性粒细胞表面的 Fcε R Ⅱ 都是介导调理作用的重要受体。参与调理作用的抗体也称为调理素（opsonin）。

（2）ADCC 作用　抗体依赖的细胞介导的细胞毒作用（antibody dependent cell-mediated cytotoxicity，ADCC），是指抗体通过 Fab 段与带有相应抗原的靶细胞特异结合后，其 Fc 段与具有 FcR 的细胞毒性细胞（如 NK 细胞）结合，激活这些细胞毒性细胞，杀伤带有抗原的靶细胞。NK 细胞的 ADCC 效应主要通过其膜表面 Fcγ R Ⅲ（CD16）所介导。

（3）介导 Ⅰ 型超敏反应　IgE 的 Fc 段可与肥大细胞和嗜碱性粒细胞表面的 IgE Fc 受体（Fcε R Ⅰ）结合，当细胞表面的 IgE 与变应原特异结合后，细胞活化，合成和释放各种生物活性物质，引起 Ⅰ 型超敏反应。

（4）穿过胎盘和黏膜　通过与 FcR 结合的机制，部分抗体可被跨细胞输送，实现穿过胎盘和黏膜的作用。孕期胎盘母体面的滋养层细胞表达新生儿 Fc 受体（neonatal Fc receptor，FcRn），母体产生 IgG 与 FcRn 结合后转移至滋养层细胞内并主动转运至胎儿血液中，发挥自然被动免疫作用。IgA 双体可经黏膜上皮细胞的 pIgR 从黏膜固有层转运至黏膜表面，参与黏膜免疫。

（5）免疫调节作用　抗体还可以通过其 Fc 段，结合至 T、B 细胞表面的各类 Fc 受体，反馈性调节 T、B 细胞的活化。

（三）五类免疫球蛋白的特性及其医学意义

IgG 为单体结构，在血循环及组织中含量丰富，是血清中含量最高的免疫球蛋白，占血清 Ig 总量的 75%。人出生后 3 个月开始合成 IgG，3～5 岁近成人水平。IgG 是半衰期最长的免疫球蛋白，长达 20～23 天。IgG 是再次免疫应答产生的最主要抗体，虽然 IgG 出现比 IgM 晚，但其在体内持续时间长，可介导多种免疫效应，是体液免疫应答尤其是再次应答的主要效应分子。IgG 亲和力高，分布广泛，能中和病毒和毒素，具有激活补体、调理吞噬和 ADCC 等作用。IgG 体积较小，更易于扩散到血管外部进入组织发挥局部的抗感染作用。IgG 还是唯一能够通过胎盘屏障的抗体，为新生儿提供被动免疫保护。

IgM 多为五聚体，是分子量最大的 Ig。主要存在于血液中，占血清 Ig 总量的 5%～10%。IgM 是个体发育过程中最早合成和分泌的抗体，胚胎晚期就能产生，脐带血 IgM 增高提示胎儿有宫内感染。IgM 也是初次免疫应答中出现最早的抗体，在感染早期产生并发挥抗感染效力，由于其半衰期不长（5～10 天），血清中 IgM 升高则提示有新近感染，可用于感染早期诊断。IgM 的抗原结合能力很强，具有 10 个抗原结合位点，理论抗原结合价为 10 价，但实际上空间位阻导致其变形能力下降，仅表现为 5 价。IgM 五聚体因其带有 5 个 Fc 段，能高效激活补体，是体液免疫尤其初次应答中重要的 Ig。另外，膜型 IgM（mIgM）以单体形式存在，作为 BCR 的一种类型表达于 B 细胞表面。

IgA 有血清型和分泌型两种。血清型 IgA 为单体，主要存在于血清中，占血清 Ig 总量的 10%～15%。分泌型 IgA（secretory IgA，sIgA）为二聚体，由 J 链连接，含有分泌片。sIgA 主要存在于初乳、唾液、泪液、汗液和呼吸道、消化道、泌尿道等分泌物中，是局部黏膜免疫的主要抗体。sIgA 与病原体的结合可阻止其黏附，新生儿易患呼吸道、消化道感染，可能与其 sIgA 合成不足有关；sIgA 还可发挥调理吞噬、中和毒素等作用；婴儿可从母亲初乳中获得 sIgA，是一种重要的天然被动免疫。

IgE 是正常人血清中含量最少的 Ig，血清浓度极低，约占血清 Ig 总量的 0.02%，主要由黏膜相关淋巴组织中的浆细胞分泌。IgE 为亲细胞抗体，可通过其 Fc 段与肥大细胞和嗜碱性粒细胞表面的高亲和力 FcεRⅠ长时间牢固结合，使细胞致敏，当致敏细胞凭借 IgE 再次识别变应原时，可诱导 Ⅰ 型超敏反应。IgE 也可以通过与嗜酸性粒细胞 FcεRⅡ结合，介导 ADCC 效应，发挥抗寄生虫免疫作用。

IgD 在正常人血清中含量很低，占血清总 Ig 的 0.3%。其铰链区较长，易被水解，故半衰期仅 3 天。血清型 IgD 的确切生物学功能仍不清楚。mIgD 表达于 B 淋巴细胞表面，为 BCR 的另一种类型，是 B 细胞分化发育成熟的标志。骨髓中未成熟的 B 细胞仅表达 mIgM，而成熟的 B 淋巴细胞则同时表达 mIgM 和 mIgD；成熟的 B 淋巴细胞可进入外周淋巴组织，称为初始 B 淋巴细胞；而活化的或记忆性 B 淋巴细胞的 mIgD 逐渐消失。

（四）人工制备抗体

随着抗体在疾病的诊断、免疫防治和基础研究中的广泛应用，人们对抗体的需求也随之增大。人工制备抗体是大量获得抗体的有效途径。以特异性抗原免疫动物，所获得的免疫血清实际上是含有多种抗体的混合物，称为多克隆抗体（polyclonal antibody，pAb），是早年人工制备抗体的主要方法。

1975 年，Kohler 和 Milstein 建立的单克隆抗体（monoclonal antibody，mAb）技术，使规模化制备高特异性、均质性抗体成为可能。由一个识别一种抗原表位的 B 细胞克隆产生的同源抗体，称为单克隆抗体（monoclonal antibody，mAb）。mAb 的优点为：结构高度均一、纯度高、特异性强、效价高、少或无血清交叉反应，制备成本较低，已广泛应用于生命科学的各个领域。例如：①作为诊断试剂用于多种血清学检测；②分离纯化抗原；③与核素、毒素、化学药物偶联成导向药物，用于治疗肿瘤；④用于抑制同种异体移植排斥反应或治疗自身免疫病等。缺点为迄今所获 mAb 多为鼠源性，动物来源的 mAb 在应用中有导致过敏的危险，且多次使用会失效。

鼠源性 mAb 在人体反复使用后出现的人抗鼠抗体（human anti-mouse antibody，HAMA），很大程度上限制了 mAb 的临床应用。近年，随着分子生物学的发展，基因工程抗体也应运而生。

二、补体系统

补体（complement，C）是一组主要存在于新鲜血液中的不耐热糖蛋白，包括 30 余种成分，故称其为补体系统（complement system）。补体系统在固有免疫应答和适应性免疫应答中均能发挥重要作用。

补体可由体内多种组织细胞合成，肝细胞和巨噬细胞是产生补体的主要细胞，约 90% 的血浆补体成分由肝脏合成。补体多以酶原形式存在，通过激活物激活方可发挥生物学作用。

（一）补体的组成

补体系统包括存在于体液中的液相成分，为可溶性蛋白；和存在于细胞膜上的膜相成分，为膜结合蛋白。按其生物学功能，补体可以分为三类。

1. 补体固有成分　指参与补体激活级联反应的补体成分，包括：①参与经典激活途径的成分，如 C1、C4 和 C2；②参与甘露聚糖结合凝集素（mannose-binding lectin，MBL）途径的成分，如 MBL 和丝氨酸蛋白酶；③参与旁路激活途径的成分，如 B 因子、D 因子；④参与上述三条途径的共同成分 C3 和末端通路成分 C5、C6、C7、C8 和 C9。

2. 补体调节蛋白　是补体激活反应中具有调节功能的补体成分，包括：①存在于体液中的可溶性蛋白，如 H 因子、I 因子、备解素（properdin，P 因子）、C1 抑制物（C1-inhibitor，C1-INH）、C4 结合蛋白（C4bp）等；②膜结合蛋白，如膜辅助因子蛋白（membrane cofactor protein，MCP）、衰变加速因子（decay accelerating factor，DAF）等。它们主要通过调节补体激活途径中的关键酶而调控补体的活化强度和范围。

3. 补体受体（complement receptor，CR）　是存在于不同细胞膜表面、介导补体活性片段或调节补体生物学效应的受体分子，包括 CR1～CR5、C3aR、C5aR、C4aR 及 C1qR 等。

（二）补体的激活途径

补体固有成分以酶原形式存在于体液中，通过级联酶促反应激活发挥效应，这种反应可产生生物放大效应。目前发现的补体激活途径有三条，包括经典途径、旁路途径和 MBL 途径。

1. 经典途径　经典途径（classical pathway）是以抗原抗体复合物（immune complex，IC）为主要激活物，顺序激活 C1、C4、C2、C3、C5～9 的级联酶促反应过程。整个激活过程可人为分成识别、活化和膜攻击三个阶段，识别阶段即 C1 酯酶形成阶段，活化阶段包括 C3 转化酶和 C5 转化酶的形成，攻膜阶段主要是膜攻击复合物（membrane attack complex，MAC）形成阶段。

2. 旁路途径　旁路途径（alternative pathway）又称为替代途径，旁路激活途径不经 C1、C4、

C2，是由病原体或其成分作为激活物直接激活 C3，形成 C3 与 C5 转化酶，激活补体级联酶促反应的活化途径。此途径不依赖于特异性抗体的形成，故在感染早期为机体提供有效的防御保护，主要激活物包括细菌、细菌成分（如脂多糖等）、酵母多糖、葡聚糖等。

3. MBL 激活途径　MBL 激活途径（MBL pathway）是由病原体表面的半乳糖或甘露糖残基与血浆中的甘露聚糖结合凝集素（mannose-binding lectin，MBL）结合，依次激活 C4、C2，形成 C3 与 C5 转化酶，激活补体级联酶促反应的活化途径。MBL 途径不依赖于特异性抗体的形成，也在感染早期为机体提供有效的防御保护，病原生物表面的 N- 氨基半乳糖或甘露糖残基为 MBL 激活途径的主要激活物。

补体三条激活途径全过程及特征比较见图 8-4、表 8-5。

图 8-4　补体三条激活途径示意图

表 8-5　补体三条激活途径的特征比较

	经典途径	MBL 途径	旁路途径
主要激活物	抗原 - 抗体复合物	细菌甘露糖残基、MBL	某些细菌内毒素、真菌等
起始成分	C1q	MASP	C3
参与补体成分	C1 ～ C9	MBL，MASP，C2 ～ C9	C3，C5 ～ C9，B，D，P
C3 转化酶	$\overline{C4b2b}$	$\overline{C4b2b}$	$\overline{C3bBb}$
C5 转化酶	$\overline{C4b2b3b}$	$\overline{C4b2b3b}$	$\overline{C3bnBb}$
意义	感染后期或再次感染有抗体时发挥重要作用	感染早期或初次感染中发挥重要作用	同 MBL 途径

由于补体激活后其生物学作用是非特异性的，且补体的激活又可通过正反馈而迅速放大，而在激活的各个环节上，机体可同时通过各种机制精细地调节补体固有成分的激活与灭活，严格控制补体激活的强度和持续时间，使其既能有效杀灭病原体又能防止补体过度激活造成的消耗和自身损伤。

（三）补体的生物学功能

补体具有多种生物学功能，不仅参与固有免疫应答，也参与适应性免疫应答。

1. 溶细胞、溶菌作用 补体激活后形成的 MAC，可导致靶细胞溶解，如细菌、血细胞、被病毒感染的靶细胞和肿瘤细胞等。该效应是机体抗病原体感染的重要防御机制。

2. 调理作用 补体激活过程中产生的 C3b、灭活的 C3b（iC3b）和 C4b 等片段与细菌或其他颗粒结合，再通过与吞噬细胞表面相应的补体受体结合，可促进吞噬细胞的吞噬作用，即为补体的调理作用。调理吞噬作用是补体抗细菌、抗真菌感染的主要机制之一，同时也参与免疫系统对体内凋亡细胞的清除，维持机体内环境的稳定。

3. 炎症介质作用 补体活化过程产生的 C3a、C4a 和 C5a 等液相片段具有炎症介质作用，可引起机体炎症反应，称为活性片段。活性片段可激活肥大细胞和嗜碱性粒细胞，使之脱颗粒释放组胺等血管活性介质，引起毛细血管扩张，血管通透性增加等效应，介导炎症反应。C5a 对中性粒细胞具有趋化作用，吸引其向炎症部位移行、聚集，从而增强了局部炎症反应。

4. 清除免疫复合物 补体可通过免疫黏附（immune adherence）机制清除 IC。C3b 与 IC 中的抗体结合，借助 C3b 与表达 CR1 和 CR3 的血细胞结合，并通过血流运送至肝脾而被清除。表达 CR1 的红细胞数量巨大，是清除 IC 的主要参与者。

补体系统异常主要包括遗传性补体成分缺陷、补体的异常激活、补体含量的增高和降低等，与多种免疫性疾病发生密切相关，如反复感染、系统性红斑狼疮、遗传性血管神经性水肿（hereditary angioneurotic edema，HAE）、自身免疫性溶血性贫血、血清病、类风湿关节炎等，临床常将补体含量检测作为免疫性疾病诊断的指标。

三、细胞因子

细胞因子（cytokine）是免疫细胞和其他细胞经刺激后合成分泌的低分子量可溶性蛋白质，通过与细胞表面受体结合，启动细胞内信号转导，在免疫细胞分化与成熟、免疫应答、炎症反应、促进造血及创伤组织修复、肿瘤消长等方面发挥重要作用。

（一）细胞因子的共同特性

细胞因子通常为小分子量蛋白质（8～30kD），半衰期短。同一种细胞可分泌多种细胞因子，同一种细胞因子也可由多种细胞产生；既表现为同源性，又表现为多源性。

细胞因子作用特点：①高效性：即细胞因子具有微量、强效、激素样作用，在较低浓度下即可产生显著的生物学效应；②局部效应：多数细胞因子以自分泌或旁分泌、少数以内分泌形式发挥效应，自分泌或旁分泌方式主要作用于细胞自身或邻近的细胞，内分泌方式主要作用于远端靶细胞；③多效性：是指一种细胞因子可具有多种不同效应；④重叠性：是指几种不同的细胞因子可作用于同一种靶细胞，发挥相似或相同的生物学功能；⑤拮抗性：是指一种细胞因子可抑制其他细胞因子的功能；⑥协同性：是指一种细胞因子亦可增强另一种细胞因子的功能；⑦网络性：众多细胞因子在体内相互促进或相互制约，形成复杂的细胞因子调节网络。

（二）细胞因子的分类

细胞因子种类繁多，可根据结构和功能分为以下六大类。

1. 白细胞介素（interleukin，IL） 最早将由白细胞分泌并介导白细胞间相互作用的细胞因子称为白细胞介素。后来发现，除白细胞外，其他细胞如基质细胞、内皮细胞等也能产生 IL，其作用的靶细胞也不局限于白细胞，如内皮细胞、成纤维细胞等。IL 是具有重要免疫调节等多种生物学作用的一类细胞因子，已发现命名的白细胞介素有 38 种（表 8-6）。

表 8-6　IL 主要成员及生物学活性

IL	产生细胞	靶细胞	主要功能
IL-2	T、NK、NKT 细胞	T、B、NK 细胞、Mφ	促进 T、B 细胞增殖分化，NK 细胞活化
IL-3	T 细胞	骨髓多能干细胞	刺激造血干细胞增殖、分化
IL-4	Th2 和肥大细胞	B、T 细胞和肥大细胞	活化 B 细胞，促进 T、B 细胞增殖
IL-5	Th2 和肥大细胞	B 细胞、嗜酸粒细胞	促进 B 细胞产生 IgA，嗜酸粒细胞增殖、分化
IL-6	单核 - 吞噬细胞、Th2、成纤维细胞	B、T 细胞	促进 T、B 细胞增殖分化，介导炎症反应
IL-7	骨髓、胸腺基质细胞	B、前 T 细胞	促进 T、B 细胞发育
IL-10	Th2、B 细胞、单核 - 吞噬细胞	Th1 细胞	抑制 Th1 和 NK 细胞活化、产生细胞因子
IL-12	B 细胞、单核 - 吞噬细胞	T、NK 细胞	活化 NK T 细胞，诱导 T 细胞向 Th1 分化
IL-15	单核 - 吞噬细胞	T、NK 细胞	促进 NK 细胞分化
IL-17	Th17 细胞	内皮细胞等多种细胞	促进炎症反应

2. 干扰素（interferon，IFN）　IFN 是最早发现的一类细胞因子，因其可以干扰病毒在机体细胞内增殖和复制而得名。根据其来源、理化性质和功能不同分为 IFN-α、IFN-β 和 IFN-γ（表 8-7）。IFN-α 和 IFN-β 作用于细胞表面相同受体，属于 I 型干扰素，IFN-γ 属于 II 型干扰素。

表 8-7　干扰素的类型及主要功能

IFN	主要产生细胞	主要功能
IFN-α（I 型）	树突状细胞、淋巴细胞、单核 - 巨噬细胞	抗病毒，免疫调节，促进 MHC- I / II 类分子表达
IFN-β（I 型）	成纤维细胞	抗病毒，免疫调节，促进 MHC- I / II 类分子表达
IFN-γ（II 型）	NK 细胞、T 细胞	抗病毒，激活巨噬细胞、NK 细胞，抗肿瘤和抗感染，促进 MHC- I / II 类分子表达

3. 肿瘤坏死因子（tumor necrosis factor，TNF）超家族　TNF 是 1975 年发现的能使肿瘤组织坏死、杀伤肿瘤细胞的一类细胞因子。根据其细胞来源和分子结构不同可分为 TNF-α 和 TNF-β 两类。TNF-α 主要由活化的单核 - 巨噬细胞产生，TNF-β 又称为淋巴毒素（lymphotoxin，LT）。TNF 超家族目前发现了 30 多个成员，主要在调节免疫应答、杀伤靶细胞、参与炎症反应和诱导细胞凋亡中发挥重要作用。

4. 集落刺激因子（colony-stimulating factor，CSF）　是指在体内体外均可刺激骨髓多能造血干细胞和不同造血祖细胞增殖、分化的细胞因子。包括粒细胞集落刺激因子（granulocyte-CSF，G-CSF）、粒细胞 - 巨噬细胞集落刺激因子（granulocyte-macrophage CSF，GM-CSF）、巨噬细胞集落刺激因子（macrophage-CSF，M-CSF）、红细胞生成素（erythropoietin，EPO）、血小板生成素（thrombopoietin，TPO）、干细胞因子（stem cell factor，SCF）等。

5. 生长因子（growth factor，GF） 泛指能促进相应细胞生长、分化的一类细胞因子。包括血管内皮细胞生长因子（vascular endothelial cell growth factor，VEGF）、表皮生长因子（epithelial growth factor，EGF）、成纤维细胞生长因子（fibroblast growth factor，FGF）等。转化生长因子（transforming growth factor，TGF）是一类特殊的负向调节性生长因子，主要功能为抑制免疫细胞应答的活性，如对多种免疫细胞的增殖、分化和效应产生抑制作用。

6. 趋化因子（chemokine） 又称趋化性细胞因子，可促使血液中白细胞向炎症部位募集。目前有 C、CC、CXC、CX3C 四个亚家族（C 指半胱氨酸，X 指任意一种其他氨基酸）。

（三）细胞因子的生物学作用

1. 调节免疫细胞的发育、分化和功能 免疫细胞分化发育的各环节都受到不同细胞因子的严格调控。在中枢免疫器官，多种生长因子和 CSF 参与淋巴细胞的发育成熟。如 IL-3 可刺激多谱系细胞分化成熟；SCF 可刺激干细胞分化成不同谱系的血细胞；EPO 可促进髓样祖细胞分化成红细胞等。在外周免疫器官，成熟淋巴细胞在不同细胞因子的作用下进一步分化，如 IL-12、IFN-γ 促进 CD4$^+$ T 细胞分化成 Th1 细胞；而 IL-4 则促进 CD4$^+$ T 细胞分化成 Th2 细胞等。

2. 介导和调节适应性免疫 多种细胞因子参与适应性免疫的发生和调节，如 IL-1、IL-2、IL-6 及 IL-4 等分别促进 T、B 淋巴细胞活化、增殖、分化为效应细胞；Th1 细胞通过分泌 IL-2、TNF-α 和 IFN-γ 等 Th1 型细胞因子，Th2 细胞分泌 IL-4、IL-5、IL-10 等 Th2 型细胞因子等分别发挥不同免疫效应，参与免疫应答的效应阶段；细胞因子还对淋巴细胞活化具有调节作用，如 IL-2 促进所有 T 细胞增殖，IL-10、TGF-β 则抑制 T 细胞活化增殖，IL-4 抑制 Th1 极化，而 IFN-γ 抑制 Th2 极化。

3. 介导和调节固有免疫 细胞因子是固有免疫应答的重要参与者，如 IFN-γ 和 TNF-α 可以促进巨噬细胞活化，IL-2 可促进 NK 细胞活化发挥杀伤作用；IFN 可以促进病毒感染细胞产生抗病毒蛋白，抑制病毒蛋白的合成，发挥抗病毒效力；IL-10 和 TGF-β 可抑制 NK 细胞活化，抑制巨噬细胞产生细胞因子等。

4. 介导和调节炎症反应 炎症反应是一个多种细胞参与的复杂过程，在此过程中多种细胞因子起关键作用。IL-1、IL-6、IL-8、TNF-α 等细胞因子，常被称为促炎症细胞因子（pro-inflammatory cytokines），可以招募其他炎症细胞和炎症介质促进炎症发生。

5. 介导病理性免疫损伤 细胞因子可参与多种免疫病理过程，与多种疾病发生有关，如 Th2 型细胞因子 IL-4、IL-5、IL-6 可诱导 IgE 的产生，使肥大细胞致敏，诱导 I 型超敏反应发生；IL-1、IL-6、IFN-γ、TNF 等参与某些自身免疫病的发生和发展。

细胞因子刺激免疫细胞活化，活化的免疫细胞又分泌大量的细胞因子，正常情况下这个过程以反馈的机制受到机体精密调控。在严重感染（如 SARS、流感）等异常情况下，细胞因子调控失常，局部微环境中促炎症因子与抗炎症因子平衡失调，即发生细胞因子风暴（cytokine storm），导致异常免疫应答，可引发全身炎症反应综合征等。

四、MHC 及其编码分子

主要组织相容性复合体（major histocompatibility complex，MHC）是存在于脊椎动物染色体上，通过编码 MHC 分子（主要组织相容性抗原）控制细胞间相互识别、将抗原信息提呈给 T 淋巴细胞启动并调节适应性免疫应答的一组紧密连锁的基因群。MHC 分子提呈抗原肽给 T 细胞，T 细胞通过对抗原肽和 MHC 分子的双识别而激活，因而 MHC 在启动特异性免疫应答中发挥重要作用。

MHC分子广泛分布于脊椎动物有核细胞表面，不同动物的MHC及其编码产物有不同的称谓。人的MHC分子最早在人白细胞表面发现，故称为人类白细胞抗原（human leucocyte antigen，HLA），编码人HLA的基因群体称为HLA复合体。

（一）HLA复合体的基因结构

HLA复合体位于人第6号染色体短臂上，是基因座密集且紧密连锁的基因群，由于HLA基因结构复杂、显示多基因性和多态性，同时因大量非经典MHC基因的发现，一般将HLA基因分为两种类型，一是经典的Ⅰ类基因和Ⅱ类基因，二是免疫相关基因，主要是Ⅲ类基因。

1. 经典的Ⅰ类基因和Ⅱ类基因　编码的产物具有抗原提呈功能，显示极为丰富的多态性，直接参与T细胞的激活与分化，参与调控适应性免疫应答。

经典的Ⅰ类基因集中于远离着丝点的一侧，包括HLA-B、HLA-C和HLA-A三个基因座位，编码HLAⅠ类分子中的α链（HLAⅠ类分子的β链是第15号染色体基因编码的）。经典的HLAⅡ类基因位于靠近着丝粒的一侧，结构较为复杂，主要有HLA-DP、HLA-DQ、HLA-DR三个亚区，每一亚区又包括A和B两种功能基因位点，分别编码分子量相近的HLAⅡ类分子的α链和β链，形成三种α/β异二聚体蛋白（DRα/DRβ、DQα/DQβ和DPα/DPβ）。

2. 免疫相关基因　主要包括Ⅲ类基因及新近确认的多种基因，它们编码的产物或参与调控固有免疫应答，或参与抗原加工，不显示或仅显示有限的多态性。分布于HLAⅠ类和Ⅱ类基因区内及HLAⅢ类基因区，包括：血清补体成分基因，编码产物为C2、C4和B因子等；肿瘤坏死因子家族，包括TNF（TNF-α）、LTA（TNF-β）和LTB三个基因座位；转录调节基因或类转录因子基因家族，包括参与调节NF-κB活性的Ⅰ-κB基因（ⅠκBL）、B144基因和ZNF178等；热休克蛋白基因家族，如HSP70基因等。

（二）HLA的分子结构和分布

虽然不同种属、不同个体的MHC组成存在差异，但其编码的分子在结构、组织分布和功能上十分相近。经典的人HLA表达产物包括HLAⅠ类分子和HLAⅡ类分子，在抗原提呈及T细胞抗原识别过程中发挥关键作用。

1. HLA的分子结构　HLAⅠ、Ⅱ类分子均包括肽结合区、免疫球蛋白样区、跨膜区和胞浆区。HLAⅠ类重链（α链）胞外段有α1、α2和α3三个结构域，远膜端α1、α2构成肽结合区，Ig样区由重链α3和β2m构成。HLAⅡ类分子由α链（α1、α2）和β链（β1、β2）以非共价键连接组成异二聚体，肽结合区由α1和β1两个功能区组成，Ig样区由α2和β2组成。

2. HLA的分布　HLAⅠ类分子广泛表达于体内几乎所有有核细胞表面，包括血小板、网织红细胞，但神经细胞、成熟的红细胞和成熟的胎盘滋养层细胞则不表达HLAⅠ类分子。HLAⅠ类分子的广泛分布保证了机体多种细胞均可提呈内源性抗原，在抗病毒感染和抗肿瘤等方面起到重要作用。

HLAⅡ类分子分布相对局限，主要组成性表达于树突状细胞、B细胞和单核/巨噬细胞等抗原提呈细胞表面。另外活化的T细胞、内皮细胞和某些组织的上皮细胞也可暂时性表达HLAⅡ类分子。

HLAⅠ、Ⅱ类分子除了分布在细胞表面，也可能出现于体液中，如血清、尿液、唾液、精液及乳汁中均可检出可溶性 HLA Ⅰ、Ⅱ类分子。

图 8-5　HLA 分子及其肽结合区结构

表 8-8　HLA- Ⅰ类、HLA- Ⅱ类分子的基因组成、抗原结构、分布功能的比较

HLA 抗原类别	抗原结合域 辅助受体结合位点	抗原分布	功能
HLA- Ⅰ （A、B、C）	α1+α2 为肽结合域 α3 为 CD8 结合位点	所有有核细胞	识别、提呈内源性抗原，与辅助受体 CD8 结合，对 CTL 的识别起限制性作用
HLA- Ⅱ （DR,DP,DQ）	α1 和 β1 为肽结合域 β2 为 CD4 结合位点	APC 细胞和活化的 T 细胞	识别、提呈外源性抗原，与辅助受体 CD4 结合，对 Th 的识别起限制性作用

（三）HLA 的生物学功能

1. 参与抗原提呈　HLA 分子提呈抗原供 T 细胞识别：HLA Ⅰ类分子提呈内源性抗原供 CD8$^+$T 细胞识别，HLA Ⅱ类分子提呈外源性抗原供 CD4$^+$T 细胞识别。

2. 参与 T 细胞分化成熟　T 细胞在胸腺内分化发育成熟需经历阳性选择和阴性选择，在这一过程中 HLA 起着重要作用。进入胸腺的前 T 细胞早期并不表达 CD4 和 CD8 分子，即"双阴性"（CD4$^-$CD8$^-$）胸腺细胞，进一步分化成"双阳性"（CD4$^+$CD8$^+$）胸腺细胞，此时的胸腺细胞必须与胸腺上皮细胞表达的 HLA Ⅰ类或Ⅱ类分子接触分化成单阳性的 CD8$^+$ 或 CD4$^+$T 细胞才能存活，并获得了 MHC 限制性，此为阳性选择。单阳性的 CD8$^+$ 或 CD4$^+$T 细胞还需与胸腺基质细胞 HLA 提呈的自身抗原接触，通过阴性选择获得自身耐受性。

3. 约束免疫细胞间相互作用　T 细胞与抗原提呈细胞、靶细胞相互作用中，在识别抗原肽的同时，还必须识别与抗原肽结合的自身 MHC 分子，这一免疫识别现象称为 MHC 限制性（MHC restriction）。不同类型的 T 细胞受到不同类别 MHC 分子的限制，CD8$^+$T 细胞识别 HLA Ⅰ类分子

提呈的抗原肽，HLA Ⅰ类分子限制 CD8⁺T 细胞与靶细胞的相互作用；CD4⁺T 细胞识别 HLA Ⅱ 类分子提呈的抗原肽，HLA Ⅱ类分子限制 CD4⁺T 细胞与 APC 的相互作用。

4. 参与调控 NK 细胞 HLA Ⅰ类分子可以与 NK 细胞表面所表达的活化抑制受体结合，启动抑制性信号，从而使 NK 细胞不会对自身正常组织细胞或母体内的胎儿产生杀伤。而当病毒感染或者细胞突变导致表面 HLA Ⅰ类分子表达减少、缺失或结构改变时，则 NK 细胞的杀伤活性不被抑制，从而发挥清除异常细胞的作用。

五、其他免疫分子

免疫细胞间的相互作用是免疫应答发生的基础。除前述抗体、补体、细胞因子、MHC 分子外，还存在其他类型的细胞膜型免疫分子和分泌型免疫分子，参与免疫细胞间的相互识别和相互作用。以下仅对白细胞分化抗原和黏附分子略作概述。

（一）白细胞分化抗原

人白细胞分化抗原（human leukocyte differentiation antigen，HLDA）是造血干细胞在分化为不同谱系、不同阶段及其活化过程中，表达于细胞表面的膜分子。这种分子并非恒定表达于细胞膜表面，不同阶段可出现或消失，其表达不局限于白细胞，还广泛表达于其他血细胞及血管内皮细胞、成纤维细胞、上皮细胞和神经内分泌细胞等非造血细胞表面。一般将识别同一白细胞分化抗原的单克隆抗体归为一个分化群（cluster of differentiation，CD），单克隆抗体即以此编号，如 CD1、CD2、CD3 等。HLDA 的名称因较为局限已逐渐被 CD 分子取代，目前已经鉴定并被正式命名的 CD 分子有 371 种。CD 分子几乎参与了免疫系统的各方面功能，包括参与 T 细胞的抗原识别和活化（CD3、CD4、CD8 等）、参与 B 细胞的抗原识别和活化（CD79、CD80、CD40 等）及作为细胞受体参与免疫效应等。

（二）黏附分子

细胞黏附是细胞间信息交流的一种形式。黏附分子（adhesion molecules，AM），或称为细胞黏附分子（cell adhesion molecules，CAM），是介导细胞间或细胞与细胞外基质间相互接触、结合和信号转导的膜分子统称，是跨膜糖蛋白或糖脂，通常以受体和配体结合的形式发挥作用。根据结构特点，CAM 可分为以下五类：选择素家族（selectin family）、整合素家族（integrin family）、黏蛋白样血管地址素（mucin-like vascular addressin）、免疫球蛋白超家族（immunoglobulin superfamily）、钙黏蛋白或钙依赖的细胞黏附分子家族（Cadherin/Ca⁺-dependent cell adhesion molecule family）等，此外还有一些尚未归类的黏附分子。黏附分子和分化抗原是从不同角度命名的膜分子。黏附分子以黏附功能来归类，其配体有膜分子、细胞外基质及血清和体液中的可溶性因子和补体 C3 片段。CD 分子中有一大类具有黏附作用，而大部分黏附分子又属于 CD 分子。

黏附分子具有广泛的生物学功能，其免疫生物学作用如下：

1. 参与免疫应答过程 免疫细胞在抗原识别和活化过程中需要多种黏附分子的相互作用，黏附分子有利于抗原识别、免疫细胞间紧密接触、作为辅助性受体和共刺激分子促进免疫细胞活化。如参与 T 细胞抗原识别、活化的黏附分子有 CD2-CD58、CD28-CD80/CD86、LFA-1-ICAM-1 等。

2. 参与炎症反应 在炎症发生过程中，白细胞从血管中移行到炎症部位，特定黏附分子及相应配体的结合是白细胞与血管内皮细胞黏附的重要分子基础。参与炎症反应过程的主要黏附分子有 CD11a/CD18- ICAM-1、CD62L- E- 选择素 /P- 选择素。

3. 参与淋巴细胞归巢和再循环 淋巴细胞归巢和再循环依赖于淋巴细胞的定向迁移，如 T 淋巴细胞由骨髓移至胸腺、成熟淋巴细胞向外周淋巴器官归巢及淋巴细胞向炎症部位的迁移。成熟 T/B 细胞表面淋巴细胞归巢受体（lymphocyte homing receptor，LHR）与内皮细胞上相应的配体之间相互作用是淋巴细胞归巢和再循环的分子基础。如属于 LHR 的有 L- 选择素、LFA-1、VLA-4 等；属于地址素的有 CD34、ICAM-1、E- 选择素等。

免疫应答（immune response）是指机体的免疫系统对抗原性异物识别和清除的全过程，包括固有免疫应答（innate immune response）和适应性免疫应答（adaptive immune response）。固有免疫是抵御病原体等异物侵袭的第一道防线，并参与适应性免疫的启动、效应和调节，是适应性免疫形成的基础，而适应性免疫的效应分子可大大促进固有免疫应答。固有免疫和适应性免疫两者相互依存，紧密配合，共同执行免疫防御、自稳和监视功能，以维持机体内环境的稳定与平衡。

第一节　固有免疫应答

固有免疫是生物在长期种系进化过程中逐渐形成的，是与生俱来的能力，故又称为先天性免疫（natural/native immunity）。因对抗原的应答无针对性，亦称为非特异性免疫（nonspecific immunity）。所谓固有免疫应答（innate immune response），是指机体固有免疫细胞和分子在识别病原体及其产物或体内衰老损伤、畸变细胞等抗原性异物后，迅速活化并产生生物学效应，从而清除病原体及异物的过程。执行固有免疫应答功能的是固有免疫系统（innate immune system），包括固有免疫屏障、固有免疫细胞和固有免疫分子。

一、固有免疫系统的组成及其作用

固有免疫系统由固有免疫屏障、固有免疫细胞和固有免疫分子组成。

（一）固有免疫屏障及其作用

1. 皮肤黏膜屏障　皮肤黏膜及其附属成分构成了机体抵抗病原生物侵入的第一道防线。

（1）物理屏障　由致密上皮细胞组成的皮肤和黏膜构成了阻挡病原生物的有效机械屏障；此外呼吸道上皮细胞纤毛的定向摆动、肠蠕动、某些分泌液和尿液的冲洗作用，均有助于清除黏膜表面的病原生物。

（2）化学屏障　皮肤和黏膜的分泌液中含有多种杀菌和抑菌物质。例如，汗腺分泌的乳酸，皮脂腺分泌的不饱和脂肪酸，胃液中的胃蛋白酶、胃酸，多种分泌物中含有的溶菌酶、抗菌肽等，均构成了机体的化学屏障。

（3）微生物屏障　寄居于皮肤和黏膜表面的正常菌群通过占位性保护作用、改变 pH、争夺营养、分泌抑/杀菌物质等机制发挥重要的屏障作用。例如，口腔中某些细菌可产生 H_2O_2，能杀死白喉杆菌、脑膜炎球菌等；肠道中的大肠杆菌能分泌细菌素，能抑制杀灭某些厌氧菌和 G^+ 菌。

2. 血脑屏障　由软脑膜、脉络丛的脑毛细血管壁和包在壁外的星状胶质细胞形成的胶质膜所组成。血脑屏障结构致密，能阻挡血液中病原生物及其他大分子物质进入脑组织及脑室，保护中枢神经系统。婴幼儿血脑屏障尚未发育完善，易发生中枢神经系统感染。

3. 胎盘屏障　由母体子宫内膜的基蜕膜和胎盘的绒毛膜滋养层细胞共同构成。此屏障不妨碍母胎间营养物质交换，但可防止母体内病原生物和有害物质进入胎儿体内。妊娠早期（前三个月）此屏障尚不完善，此时孕妇若感染某些病原体如风疹病毒、巨细胞病毒和弓形虫等，可致胎儿畸形、流产或死胎等。

（二）固有免疫细胞及其作用

参与固有免疫应答的细胞有吞噬细胞、树突状细胞、NK 细胞、固有样细胞（NKT 细胞、γδT 细胞、B1 细胞）、嗜酸性粒细胞、嗜碱性粒细胞和肥大细胞等，这些细胞可以通过 PRR、杀伤活化性受体或有限多样性抗原识别受体识别抗原等相应配体而被激活，发挥免疫效应。

1. 吞噬细胞（phagocyte）　包括血液中的中性粒细胞和单核细胞，以及组织器官中的巨噬细胞。

（1）单核/巨噬细胞　属于大吞噬细胞。骨髓的髓样干细胞经单核母细胞、前单核细胞分化为单核细胞，在血液作短暂停留，进入组织器官分化为巨噬细胞。单核/巨噬细胞具有很强的吞噬和清除病原微生物能力，故单核/巨噬细胞被称为机体的清道夫。

巨噬细胞的主要生物学功能有：

①杀伤清除病原生物：Mφ 表面的 PRR、IgG FcR 或补体受体等多种受体，可参与识别结合抗原性异物，同时，Mφ 还表达多种与趋化和活化相关的细胞因子受体，在这些细胞因子作用下，大量游走的 Mφ 被吸引募集到感染或炎症部位并被活化。病原体被摄进吞噬泡或胞质内的胞质囊泡后形成吞噬体，吞噬体与溶酶体融合形成吞噬溶酶体，在吞噬溶酶体内通过氧依赖及非氧依赖机制杀伤、破坏病原体，再经多种水解酶（如蛋白酶、核酸酶、脂酶和磷酸酶等）作用进一步将其消化降解，大部分产物通过胞吐作用排出胞外；部分产物被加工、处理为抗原肽，以抗原肽–MHC 分子复合物的形式提呈给 T 细胞，启动适应性免疫应答（图 9–1）。

图 9–1　巨噬细胞的吞噬过程

②杀伤靶细胞：在 LPS 或 IFN-γ、GM-CSF 等细胞因子激活后，或受 Th 细胞刺激后，巨噬细胞活性大大增强，可将胞内活性氧、活性氮和酶类物质释放至胞外，亦可通过 ADCC 作用杀伤肿瘤细胞或病毒感染的细胞。

③参加炎症反应：Mφ 也是大量炎症介质的产生细胞，通过分泌补体、趋化因子（MIP-1α/β、MCP-1、IL-8 等）、促炎细胞因子（IL-1、IL-6、TFN-α、IFN-β 等）及炎症介质（前列腺素、白三烯、血小板活化因子）等，募集、活化更多的巨噬细胞和中性粒细胞，在炎症的形成、维持与修复阶段起重要作用。

④加工提呈抗原启动适应性免疫：Mφ 是专职抗原提呈细胞，可将外源性抗原和内源性抗原加工处理为具有免疫原性的小分子肽段，并以抗原肽 -MHC Ⅱ/Ⅰ类分子复合物的形式表达于MΦ 表面，供 CD4$^+$/CD8$^+$T 细胞识别，参与启动适应性免疫应答。

⑤免疫调节作用：活化的 Mφ 可以通过分泌多种细胞因子参与免疫调节。例如，分泌IFN-γ 可上调 APC 表达 MHC 分子，增强抗原提呈能力；IL-12、IL-18 可促进 T 细胞增殖分化，增强 NK 细胞杀伤活性，促进 Th1 分化。而过度活化的巨噬细胞可转变为抑制性巨噬细胞，如分泌 IL-10 抑制 Mφ、NK 细胞活化，下调免疫应答。

（2）中性粒细胞　属于小吞噬细胞，中性粒细胞表面表达多种 PRR、趋化因子受体及调理素受体，通过受体和配体的结合，使其迅速穿越血管内皮细胞进入感染部位，吞噬微生物后，通过氧依赖系统、氧非依赖系统、髓过氧化物酶（myeloperoxidase，MPO）杀菌系统及水解酶杀伤清除病原体，在病原体感染早期即发挥重要的免疫防御作用。

中性粒细胞胞质颗粒含有 MPO、乳铁蛋白、溶菌酶、防御素等抑杀菌物质，以及磷酸酶和胶原酶等水解酶。此外，中性粒细胞在吞噬后发生"呼吸爆破"，释放富含抗菌物质及 DNA 网状物质，形成中性粒细胞胞外陷阱（neutrophil extracellular traps，NETs），以吞噬非依赖方式捕获、杀伤细胞外微生物。中性粒细胞还可通过 ADCC 作用使靶细胞裂解破坏，参与适应性免疫的效应阶段。

2. 自然杀伤细胞　NK 细胞不表达特异性抗原识别受体，但可通过抗体非依赖方式和抗体依赖方式被激活而发挥杀伤作用。前者指在固有免疫应答阶段，NK 细胞通过其表面表达的杀伤受体识别"自身"和"非己"，发挥对靶细胞的清除作用；后者主要在适应性免疫应答的效应阶段，在抗体的参与下，NK 细胞通过其表面的 IgG Fc 受体，经 ADCC 作用对肿瘤细胞和病毒感染细胞发挥细胞毒作用。NK 细胞还表达多种与其趋化和活化相关的细胞因子受体，在细胞因子的作用下可被招募到肿瘤和病毒感染部位，并获得更强的抗肿瘤、抗病毒作用。活化的 NK 细胞还通过分泌 IFN-γ 和 TNF-α 等细胞因子发挥免疫调节作用。

（1）NK 细胞杀伤活化受体和杀伤抑制受体　NK 细胞表达多种与自然杀伤相关的受体，即杀伤受体，根据功能分为两类：一类是可激活 NK 细胞杀伤作用的受体，称为杀伤活化性受体；另一类是能够抑制 NK 细胞杀伤作用的受体，称为杀伤抑制性受体。杀伤细胞免疫球蛋白样受体（killer immunoglobulin-like receptor，KIR）中的 KIR2DS、KIR3DS 及杀伤细胞凝集素样受体（killer lectin-like receptor，KLR）的 CD94/NKG2C 可介导 NK 细胞的激活；而 KIR 中的 KIR2DL、KIR3DL 及 KLR 的 CD94/NKG2A 等属于杀伤抑制性受体（图 9-2）。

根据识别配体的特点不同，NK 细胞表达的受体又可分为识别 MHC Ⅰ类分子的活化或抑制性受体和识别非 MHC Ⅰ类分子配体的活化性受体。前述 KIR 中的 KIR2DS/L、KIR3DS/L 及 KLR 中的 CD94/NKG2C、CD94/NKG2A 识别 MHC Ⅰ类分子的活化或抑制性受体。识别非 MHC Ⅰ类分子配体的杀伤活化受体，包括 NKG2D 和自然细胞毒性受体（natural cytotoxicity receptor，NCR），识别的配体通常是在肿瘤细胞和病毒感染细胞表面异常或高表达、正常组织细胞表面缺失或表达低下的非 MHC I 类膜分子。NKG2D 主要表达于 NK 细胞和 γδT 细胞表面，识别表达于乳腺癌、卵巢癌、胃癌和肺癌等上皮肿瘤细胞表面的 MHC I 类分子相关抗原 A/B（MHC class I chain–related antigen A/B，MICA/B）。NCR 为 NK 细胞特有的标志和主要的活化性受体，其配体为靶细胞在受病毒感染或发生突变等应激情况下产生的特定分子。

（2）NK 细胞激活方式　目前已知活化性受体和抑制性受体的平衡与 NK 细胞活化关系密切。一般情况下此两类受体共表达于 NK 细胞表面，在生理情况下，即自身组织细胞表面 MHC I 类分子正常表达时，NK 细胞表面的抑制性受体与 MHC I 类分子间的亲和力高于活化性受体，导致抑制信号占优势，表现为 NK 细胞对自身正常组织细胞不产生杀伤效应。当病毒感染或肿瘤发生时，靶细胞表面自身 MHC I 类分子表达水平下调，导致抑制性信号减弱，从而诱导 NK 细胞活化，此种识别为"丢失自我"识别模式。而在压力诱导如感染、肿瘤等情况下，靶细胞上调 MICA/B 分子或异常表达特定分子，这些分子作为非 MHC 类配体分子与活化性受体（NKG2D、NCR）结合，诱导 NK 细胞活化，此种识别为"诱导自我"识别模式（图 9-2）。此外，CD16（IgG FcR Ⅲ）介导的 ADCC 效应也是 NK 细胞活化的一种重要方式。

图 9-2　NK 细胞的识别与活化

（3）NK 细胞生物学活性　①抗肿瘤、抗感染作用，活化后 NK 细胞杀伤靶细胞的效应机制主要有：穿孔素、颗粒酶途径诱导靶细胞坏死或凋亡，Fas/FasL 和 TNF-α/TNFR 途径诱导靶细胞凋亡。②免疫调节作用，活化的 NK 细胞分泌 IFN-γ、IL-2、GM-CSF 和 TNF-α 等细胞因子，协助固有免疫应答和适应性免疫应答过程中其他免疫细胞对病原体的清除，增强机体抗感染能力。也可分泌 IL-10、TGF-β 等抑制性细胞因子，对自身免疫病的预防起到一定作用。

3.树突状细胞　DC 广泛分布于脑以外的所有脏器，数量较少，血液中数量不足单个核细胞的 1%。DC 主要功能包括以下几种。

（1）识别、摄取和加工提呈抗原　这是 DC 最重要的功能。DC 是迄今发现的抗原提呈能力最强的 APC，不仅可激活记忆 T 细胞，同时也可激活初始 T 细胞（而 Mφ、B 细胞仅能激活记忆或致敏 T 细胞）。DC 表达多种 PRR 和 FcR，可识别多种病原微生物或抗原 – 抗体复合物，通过胞饮、吞噬、受体介导的内吞作用等摄取抗原物质，在吞噬溶酶体中降解成小分子抗原肽，与MHC分子结合，提呈给T细胞识别。但浆细胞样DC（pDC）抗原提呈能力相对弱。

（2）参与固有免疫应答　pDC胞质器室膜上高表达TLR7和TLR9，可识别病毒核酸，产生大量Ⅰ型干扰素（IFN-α/IFN-β），在机体抗病毒固有免疫应答中发挥重要作用。未成熟经典DC高表达TLR、调理受体和趋化因子受体，对病原体的摄取加工能力较强，具有一定的清除病原体作用。

（3）免疫调节　DC能够分泌多种细胞因子和趋化因子，通过细胞间直接接触的方式或者可溶性因子间接作用的方式，调节其他免疫细胞的功能。如DC分泌的IL-10、TGF-β可诱导Treg产生。

（4）免疫耐受的诱导与维持　胸腺髓质DC参与未成熟T细胞的阴性选择，诱导T细胞中枢耐受的形成；进入外周的未成熟DC则通过激活调节性T细胞而间接促使克隆无能现象的发生，参与了外周免疫耐受的诱导。

（5）免疫记忆的维持　FDC在激发体液免疫应答及产生和维持记忆性B细胞中起到十分重要的作用。FDC高表达Fc受体和补体受体，通过结合抗原抗体复合物或抗原抗体补体复合物，使抗原长期滞留在细胞表面，通过长时间刺激记忆B细胞，使其保持免疫记忆；同时对B细胞发生体细胞高频突变和亲和力成熟，以及诱导B细胞的Ig类别转换等有重要作用。

4. 固有样淋巴细胞　此类细胞抗原识别受体多样性有限，可直接识别某些靶细胞或病原体共有的特定表位分子，并在未经克隆扩增条件下，通过趋化募集、迅速活化发生应答，产生免疫效应。

（1）NKT细胞　是一类能够同时表达TCR-CD3复合体（T细胞标志）和NK1.1分子（NK细胞表面标志）的T细胞，来源于CD4$^+$CD8$^+$双阳性T细胞，在胸腺中发育，主要分布于骨髓、肝和胸腺等。其TCR缺乏多样性，主要识别由CD1分子提呈的脂类和糖类抗原，且不受MHC限制，具有免疫调节和细胞毒作用。

（2）γδT细胞　属于T细胞的一种类群，其TCR由γ和δ链组成，起源自骨髓多能造血干细胞，在胸腺内发育成熟。其TCR缺乏多样性，可识别CD1提呈的糖脂或磷脂类抗原，亦兼有模式识别受体样功能，可直接识别某些肿瘤细胞表面的MIC A/B分子、病毒蛋白、感染细胞表达的热休克蛋白。γδT细胞分布于表皮和黏膜上皮，在局部发挥非特异性杀伤功能，还具有免疫调节作用。近几年发现γδT细胞还具有杀瘤作用，也可能参与对坏死细胞的清除。

（3）B1细胞　是CD5$^+$、mIgM$^+$、不表达或低水平表达mIgD的一群B细胞。由胚胎期或出生后早期的前体细胞分化而来，可自我更新而长期存活。主要定居于胸膜腔、腹膜腔及肠道黏膜固有层和肠系膜淋巴结中。其BCR缺乏多样性，抗原识别谱较窄，主要识别属于TI-2抗原的细菌多糖类物质或某些变性的自身抗原，无须T细胞辅助，产生IgM类的低亲和力抗体，在早期抗感染免疫和清除变性自身抗原等方面发挥重要作用。因为B1细胞产生的低亲和力IgM能与不同的抗原表位结合，基于此B1细胞被归属于固有免疫细胞。

此外，肥大细胞、嗜酸粒细胞和嗜碱粒细胞也参与固有免疫应答。

（三）固有免疫分子及其作用

固有免疫分子包括补体系统、细胞因子、急性期蛋白、溶菌酶、乙型溶素、防御素等，存在于机体的体液和组织液中，是构成固有免疫应答的重要效应分子。

1. 补体系统　是机体抗感染免疫的重要免疫分子，既参与固有免疫应答也参与适应性免疫应答。感染早期抗体尚未产生时，补体即可通过旁路或 MBL 激活途径发挥溶菌、溶细胞作用。补体活化产生的多种活性片段通过趋化（C3a、C5a、C567）、调理（C3b）、免疫黏附（C3b、C4b）及促炎（C3a、C5a）等发挥固有免疫效应。感染后期特异性抗体产生后，补体通过经典途径被激活而产生溶菌和促进病原体清除等免疫效应，该途径虽然需抗原抗体复合物启动，然而补体活化后对靶细胞的裂解作用却是非特异性的。

2. 细胞因子 病原生物感染后，可刺激机体免疫细胞和感染的组织细胞产生多种细胞因子，发挥非特异免疫效应。如 IFN 可干扰病毒蛋白合成，抑制病毒的复制扩散；IL-1、IL-6、IL-8、TNF-α 等多种促炎细胞因子可引起局部和全身炎症，促进机体对病原体的清除；IFN-γ、IL-12 可活化 NK 细胞和巨噬细胞，发挥抗肿瘤作用；IL-17 刺激上皮细胞和角质形成细胞分泌防御素等抗菌物质，在固有免疫中发挥作用。

3. 溶菌酶（lysozyme） 是一种低分子量不耐热的蛋白质，广泛存在于体液、外分泌液及吞噬细胞溶酶体中。能裂解 G^+ 菌细胞壁肽聚糖，导致细菌细胞壁破裂而死亡；在抗体和补体存在条件下，溶菌酶也能溶解 G^- 菌。

4. 乙型溶素（β-lysin） 是血清中一种热稳定性高的碱性多肽，在血浆凝固时由血小板释放。乙型溶素可作用于 G^+ 菌（链球菌除外）的细胞膜，产生非酶性破坏作用，但对 G^- 菌无效。

5. 防御素（defensin） 是一组耐受蛋白酶的分子，对细菌、真菌和有包膜病毒具有广谱的直接杀伤活性。真核细胞中发现 4 种防御素，即 α-防御素、β-防御素、昆虫防御素和植物防御素。哺乳动物（包括人）体内仅有 α-防御素和 β-防御素。α-防御素是存在于人和哺乳动物体内的一种阳离子多肽，主要由中性粒细胞和小肠 Paneth 细胞产生；能与病原体带负电荷表面脂多糖、磷壁酸或病毒包膜脂质结合形成跨膜通道，使病原体裂解；也能诱导病原体产生自溶酶或干扰病毒 DNA 或蛋白质合成。β-防御素作用机制尚不清楚。

二、固有免疫识别

固有免疫细胞不表达特异性抗原识别受体，其识别的对象主要是对机体构成危险的分子模式，包括作为外源性危险信号的病原相关分子模式（pathogen associated molecular pattern，PAMP）和作为内源性危险信号的损伤相关分子模式（damage associated molecular pattern，DAMP）。固有免疫细胞通过其模式识别受体（pattern recognition receptor，PPR）或有限多样性抗原识别受体识别结合此类分子模式，产生非特异性抗感染、抗肿瘤等免疫保护作用，同时参与适应性免疫应答的启动和效应过程。

（一）病原相关分子模式和损伤相关分子模式

病原相关分子模式（PAMP）是一类或一群病原生物生存和致病所必需的、共有的、非特异性的、高度保守的分子结构，主要包括甘露糖、脂多糖、磷壁酸、肽聚糖、细菌的鞭毛蛋白、酵母多糖、病毒双链 RNA 和细菌的非甲基化 CpG DNA 等。PAMP 通常为病原生物所特有，一般不存在于宿主细胞表面。PAMP 是固有免疫细胞识别的主要外源性危险信号。

损伤相关分子模式（DAMP）是由受损或坏死组织及激活的免疫细胞所释放的某些内源性分子，多为机体细胞内的胞浆蛋白、核蛋白，以及部分代谢分子，如高迁移率组蛋白 B1（high mobility group box 1 protein，HMGB1）、热休克蛋白、尿酸结晶、氧自由基、胞外基质降解产物等。

（二）模式识别受体

模式识别受体（PPR）是指主要表达于固有免疫细胞膜表面、胞内器室膜上、胞质中和血清中的可识别一种或多种 PAMP/ DAMP 的受体。此类受体多为胚系基因编码。膜型 PRR 主要包括 Toll 样受体、NOD 样受体、RIG 样受体、甘露糖受体和清道夫受体，介导细胞活化、吞噬、分泌细胞因子；分泌型 PRR 主要包括 MBL 和 C- 反应蛋白等急性期蛋白，可活化补体及发挥调理作用。

1. Toll 样受体（Toll–like receptor，TLR） 为一类跨膜受体，因其胞外段与一种果蝇蛋白 Toll 同源而得名。人类 TLR 家族包括 TLR1 ～ 11，其中 TLR1、2、4、5、6 表达于细胞膜上，TLR3、7、8、9 表达于胞内器室如内体 / 溶酶体膜上。TLR 通过与其配体结合，激活固有免疫疫细胞，启动固有免疫应答，并参与适应性免疫应答。

2. 甘露糖受体（mannose receptor，MR） 主要表达于 Mφ 表面，能识别某些细菌、真菌等病原体细胞壁糖蛋白和糖脂分子末端的甘露糖和岩藻糖残基，介导 Mφ 的吞噬作用。

3. 清道夫受体（scavenger receptor，SR） 主要表达于 Mφ 表面，可识别 G⁻ 菌脂多糖（LPS）和 G⁺ 菌磷壁酸等 PAMP，衰老细胞表面乙酰化低密度脂蛋白及凋亡细胞重要表面标志—磷脂酰丝氨酸，有利于机体对循环中细菌和受损细胞的清除。

表 9–1　模式识别受体及其识别的病原相关分子模式

模式识别受体（PRR）	病原相关分子模式（PAMP）
膜型 PRR	
甘露糖受体（MR）	细菌甘露糖、岩藻糖
清道夫受体（SR）	G⁻ 菌脂多糖、G⁺ 菌磷壁酸
TLR1/ TLR2/ TLR6	G⁺ 菌肽聚糖、磷壁酸、细菌及支原体的脂蛋白、酵母菌的酵母多糖
TLR4 与 CD14	G⁻ 菌脂多糖、热休克蛋白（HSP）
TLR5	G⁻ 菌的鞭毛蛋白
TLR3（胞内器室膜上）	病毒双股 RNA
TLR7/ TLR8（胞内器室膜上）	病毒或非病毒性单股 RNA
TLR9（胞内器室膜上）	细菌或病毒非甲基化 CpG DNA
胞浆型 PRR	
NOD 样受体（NLR）	细菌细胞壁成分
RIG 样受体（RLR）	病毒双链 RNA
分泌型 PRR	
甘露聚糖结合凝集素（MBL）	病原体表面甘露糖、岩藻糖
C- 反应蛋白（CRP）	细菌胞壁磷酰胆碱
脂多糖结合蛋白（LBP）	G⁻ 菌脂多糖

三、固有免疫应答的作用时相及特点

（一）固有免疫应答的作用时相

1. 即刻固有免疫应答阶段　发生于感染 0～4 小时之内，主要由体内现存的效应物质发挥作用。主要包括：①皮肤黏膜的屏障作用和一些现存的固有免疫分子的防御作用；②补体的作用：病原体通过激活补体旁路途径和 MBL 途径而被溶解破坏；③局部巨噬细胞的作用：局部存在的巨噬细胞迅速吞噬突破屏障而进入的病原体；④中性粒细胞的作用：在补体产物（C3a、C5a）及感染部位的组织细胞分泌的趋化因子作用下，局部血管内的中性粒细胞迅速穿过内皮细胞进入感染部位，发挥吞噬杀菌作用。中性粒细胞是机体抗细菌和抗真菌感染的主要效应细胞，绝大多数病原体感染终止于此时相。

2. 早期固有免疫应答阶段　发生在感染后 4～96 小时之内，是病原体突破机体屏障后的早期诱导性应答阶段。在感染部位组织细胞产生的趋化因子作用下，周围组织中的吞噬细胞被募集至炎症部位并活化，以增强局部抗感染免疫。活化的巨噬细胞产生大量促炎细胞因子和其他炎症介质，进一步增强、扩大机体固有免疫应答和炎症反应，促炎细胞因子使血管扩张、通透性增强，这既有助于血管内补体、细胞因子和急性期蛋白等免疫效应分子进入感染部位发挥作用，又可招募血管中的吞噬细胞到达感染发生部位，增强抗感染免疫能力，促进病原生物的清除。与此同时，活化的 B1 细胞、NK 细胞、NKT 细胞和 γδT 细胞也参与清除病原体的过程。

3. 适应性免疫应答诱导阶段　发生在感染 96 小时之后，活化的巨噬细胞及树突状细胞作为专职抗原提呈细胞，可将病原体加工处理为抗原肽，形成抗原肽–MHC 复合物表达于细胞表面，提呈给 T 细胞，启动适应性免疫应答。

（二）固有免疫的应答特点

固有免疫的应答特点主要有：①非特异性：固有免疫细胞通过模式识别受体或有限多样性抗原识别受体直接识别病原体及其产物、病毒感染细胞或肿瘤细胞；②无细胞与克隆扩增：固有免疫细胞可通过趋化募集，未经克隆扩增就可迅速发挥免疫效应；③效应迅速：在接触病原体及其产物后即刻发挥作用，因固有免疫细胞寿命短，故而固有免疫应答持续时间短，在感染发生后 96 小时内发挥效应；④无免疫记忆：固有免疫细胞一般不产生免疫记忆细胞，无免疫记忆与免疫耐受。

四、固有免疫应答对适应性免疫应答的影响

固有免疫应答不仅构成机体抵御微生物侵袭的第一道防线，而且参与了适应性免疫应答的全过程，并影响适应性免疫应答的强度、类型、免疫记忆细胞的形成及维持等。固有免疫应答和适应性免疫应答相互依存，密切配合，共同行使机体免疫功能。

1. 启动适应性免疫应答　DC 和 Mφ 均为专职 APC，可将抗原加工处理成抗原肽–MHC 复合物提呈给 T 细胞并提供 T 细胞活化的第二信号，从而抗原特异性 T 细胞获得双信号刺激，启动适应性免疫应答。在专职 APC 中，只有 DC 能诱导初始 T 细胞活化，是适应性免疫应答的始动者，而巨噬细胞和 B 细胞只能向抗原作用过的 T 细胞或记忆 T 细胞提呈抗原。

2. 调节适应性免疫应答的类型和强度　固有免疫细胞通过表面 PRR 与不同种类病原生物识别，可产生不同的细胞因子，诱导初始 T 细胞分化为不同亚群，进而影响适应性免疫应答的类

型；经典 DC 主要表达 TLR2、TLR4、TLR5，以分泌 IL-12 和 IL-2 为主的细胞因子，诱导或促进 Th0 细胞分化为 Th1，引发和增强细胞免疫应答；浆细胞样 DC 表达模式识别分子 TLR7、TLR9，在 IL-3 和 CD40L 联合刺激下，可分泌以 IL-4 和 IL-5 为主的 Th2 型细胞因子，诱导或促进 Th0 细胞分化为 Th2，辅助 B 细胞产生体液免疫应答。活化 NK 细胞产生的 IFN-γ 可促进 APC 表达 MHC 分子和抗原提呈作用，增强机体适应性免疫应答能力。

3.协助适应性免疫应答发挥免疫效应 ①协助效应 T 细胞进入感染或肿瘤发生部位，在感染 / 肿瘤发生部位固有免疫细胞和补体活化产生的趋化因子、促炎细胞因子等，可使局部血管内皮细胞活化表达多种黏附分子（地址素）、趋化因子，从而介导表达相应黏附分子（归巢受体）、趋化因子受体的效应 T 细胞与局部血管内皮细胞黏附，继而定向进入感染 / 肿瘤发生部位，发挥免疫效应。②协同抗体发挥免疫效应，特异性抗体本身没有杀菌和清除病原体的作用，但具有特异性标记抗原的作用，在吞噬细胞、NK 细胞等固有免疫细胞及补体等固有免疫分子的参与下，通过调理吞噬、ADCC、补体活化等机制，特异性抗体才能有效杀伤清除病原生物、病毒感染细胞、肿瘤细胞等作用。③协同效应 T 细胞发挥免疫效应，细胞免疫应答的效应细胞 Th1 细胞，通过与巨噬细胞相互作用，可分泌 IFN-γ 为主的细胞因子和 CD40L，活化 Mφ 和 NK 细胞，使其吞噬杀伤能力显著增强，导致胞内病原体被彻底清除，有效发挥适应性免疫应答。

固有免疫应答与适应性免疫应答的比较见表 9-2。

表 9-2　固有免疫应答与适应性免疫应答的比较

	固有免疫应答	适应性免疫应答
主要参与细胞	中性粒细胞、单核 / 巨噬细胞、树突状细胞、肥大细胞、皮肤黏膜上皮细胞、NK 细胞、NKT 细胞、γδT 细胞、B1 细胞等	αβT 细胞、B2 细胞
主要参与分子	补体、细胞因子、溶菌酶、防御素、乙型溶素、穿孔素、颗粒酶、FasL	特异性抗体、细胞因子、穿孔素、颗粒酶、FasL
识别受体	模式识别受体（PRR）、有限多样性抗原识别受体，较少多样性	特异性抗原识别受体（BCR、TCR），高度多样性
识别配基	PAMP、DAMP	抗原表位
作用时相	即刻至 96 小时	96 小时后
维持时间	较短	较长
作用特点	募集活化后迅速产生免疫效应，没有免疫记忆，不发生再次应答	经克隆扩增和分化为效应细胞后发挥作用，有免疫记忆，可发生再次应答

第二节　适应性免疫应答

适应性免疫应答（adaptive immune response）又称获得性免疫应答（acquired immune response），是指机体受抗原刺激后，T、B 淋巴细胞识别抗原，发生活化、增殖、分化，进而表现出生物学效应的全过程。根据介导细胞的不同，可将适应性免疫应答分为 T 淋巴细胞介导的细胞免疫应答和 B 淋巴细胞介导的体液免疫应答。与固有免疫应答不同，适应性免疫应答具有特异性、记忆性、耐受性。

一、适应性免疫应答的基本过程

适应性免疫应答是抗原刺激机体免疫系统产生的一个连续过程，可人为分为抗原识别、细胞活化增殖分化和免疫效应发挥三个阶段。

（一）抗原识别阶段

T、B 细胞特异性识别抗原的阶段，包括 APC 对抗原的加工和提呈，T、B 细胞对抗原的特异性识别。

1. APC 对抗原的加工和提呈　抗原加工（antigen processing）是指 APC 将胞内自身产生或摄入胞内的抗原酶解为适合于 MHC 分子结合的肽段的过程，又称为抗原处理；抗原提呈（antigen presentation）是 APC 将抗原肽 –MHC 分子复合物转运至细胞膜表面供 T 细胞 TCR 特异识别的过程。根据抗原来源与性质不同，APC 可通过以下四条途径对抗原进行加工和提呈：MHC Ⅱ 类分子途径（外源性抗原的加工和提呈）、MHC Ⅰ 类分子途径（内源性抗原的加工处理和提呈）、非经典的抗原交叉提呈途径、脂类抗原的 CD1 分子提呈途径。

（1）外源性抗原提呈途径　外源性抗原提呈途径也称内体 – 溶酶体途径或 MHC Ⅱ 类途径。外源性抗原（如细菌及其成分、可溶性蛋白或某些自身成分等）经 APC 识别后，通过吞噬、吞饮或受体介导的内吞作用被摄入胞内，在胞内由细胞质膜包裹形成一种膜性细胞器，称为内体（endosome）。内体在胞内迁移过程中与吞噬溶酶体及富含 MHC Ⅱ 类分子的 M Ⅱ 小室（MHC class Ⅱ compartment，M Ⅱ C）融合，吞噬溶酶体、M Ⅱ C 小室呈酸性，含有组织蛋白酶、过氧化氢酶等多种酶，可将蛋白抗原加工和处理为适合与 MHC Ⅱ 类分子结合的、含 13～18 个氨基酸残基的肽段，这些肽段具有免疫原性而被称为抗原肽（antigen peptide）。吞噬溶酶体、M Ⅱ C 为处理外源性抗原的主要场所，M Ⅱ C 则是抗原肽与 MHC Ⅱ 类分子结合的部位。

与此同时，在内质网中新合成的 MHC Ⅱ 类分子与一种称为 Ia 相关恒定链（Ia–associated invariant chain，Ii）的辅助分子连接在一起形成九聚体，离开内质网经高尔基体转运进入内体 – 溶酶体，与 MHC Ⅱ 类分子结合的部分 Ii 链即 MHC Ⅱ 类分子相关的恒定链多肽（class Ⅱ –associated invariant chain peptide，CLIP）占据在 MHC Ⅱ 类分子的肽结合槽中。在 M Ⅱ C 中经 HLA–DM 分子辅助可将存留在抗原肽结合沟槽内的 CLIP 置换为抗原肽，进而形成稳定的抗原肽 –MHC Ⅱ 类分子复合物，抗原肽 –MHC Ⅱ 类分子复合物通过胞内转运和胞吐作用表达至 APC 膜表面，以供 CD4$^+$T 细胞识别（图 9-3）。

（2）内源性抗原提呈途径　内源性抗原提呈途径也称胞质溶胶途径或 MHC Ⅰ 类途径。内源性抗原（如肿瘤抗原或病毒蛋白抗原等）在细胞质内多种酶和 ATP 的作用下与泛素结合，经泛素打开空间折叠，形成线性的蛋白质进入蛋白酶体（proteasome），经蛋白酶体水解为长度不等的抗原肽段，而后抗原肽转移至内质网腔内与新合成的 MHC Ⅰ 类分子结合。蛋白酶体产生的多肽通常容易被快速降解，但多肽与抗原加工相关转运体（transporter associated with antigen processing，TAP）结合后则避免了被降解的命运。TAP 由 TAP–1 和 TAP–2 两个亚单位形成内质网膜上的跨膜孔道，胞质中的抗原肽先与 TAP 结合，TAP 发生构象改变，开放孔道，主动转运抗原肽通过孔道进入内质网腔内。TAP 可选择性转运含 8-12 个氨基酸残基、适合与 MHC Ⅰ 类分子结合的抗原肽。抗原肽 – MHC Ⅰ 类分子复合物由内质网经高尔基复合体运送至 APC 膜表面，供 CD8$^+$T 细胞识别（图 9-4）。

（3）非经典的抗原交叉提呈途径　即 MHC 分子对抗原的交叉提呈（cross-presentation），指

APC 能够将外源性抗原摄取、加工和处理并通过 MHC Ⅰ类途径提呈给 CD8⁺T 细胞，或将内源性抗原摄取、加工和处理并通过 MHC Ⅱ类途径提呈给 CD4⁺T 细胞。目前认为抗原的交叉提呈参与了机体对于病毒（如疱疹病毒）、细菌（如李斯特菌）感染和大多数肿瘤的免疫应答过程，但该途径并非抗原提呈的主要方式。

图 9-3　外源性抗原的加工和提呈过程

图 9-4　内源性抗原的加工和提呈过程

（4）脂类抗原的 CD1 分子提呈途径 糖脂类抗原（如分枝杆菌胞壁成分磷酸肌醇及分枝菌酸等）不是多糖，不能加工成能与 MHC 分子结合的分子，因而不能被 MHC 限制的 T 淋巴细胞识别。糖脂类抗原可与表达于 APC 表面的 CD1 分子结合，再行抗原提呈。CD1 是一类 MHC 样分子，包括 CD1a ～ e 五个成员。CD1a ～ c 主要将脂类抗原提呈给特定的 T 细胞以介导对于病原微生物的适应性免疫应答；CD1d 将脂类抗原提呈给 NKT 细胞以参与固有免疫应答。

CD1 分子既可以提呈外源性脂类抗原也可以提呈自身脂类抗原。同时，CD1 分子提呈脂类抗原不依赖于 TAP 或 HLA-DM 分子，主要是通过 CD1 分子的再循环过程，而没有明显的抗原加工处理。

2. T、B 细胞对抗原的特异性识别 机体内存在的抗原特异性 T、B 细胞，可对进入机体的各种抗原进行识别。初始 T 细胞不能识别天然抗原，只能识别和结合由 APC 所提呈的抗原肽，在此过程中 T 细胞与 APC 的识别具有双识别和 MHC 限制性的特点，即 TCR 在特异性识别 APC 提呈的抗原肽时，还需同时识别与抗原肽形成复合物的 MHC 分子。与 T 细胞识别抗原的机制不同，BCR 能够识别蛋白质、多糖、脂类和小分子化合物等多种抗原；BCR 既能识别完整抗原的天然构象，也能识别降解抗原暴露的空间构象；BCR 对抗原的识别不需要 APC 参与，且不受 MHC 的限制。

（二）细胞活化、增殖和分化阶段

细胞活化、增殖和分化阶段，是指 T、B 细胞特异性识别抗原后，在多种细胞间黏附分子、细胞因子等协同作用下，发生活化、增殖、分化，产生效应细胞、效应分子和记忆性 T/B 细胞的阶段。此阶段最主要的因素是识别抗原后 T、B 细胞的活化，只有活化的 T、B 细胞才能继续增殖和分化。T、B 细胞的活化有赖于双信号和细胞因子的作用。淋巴细胞活化的双信号是指 T、B 细胞的活化均需接受两个胞外信号刺激，第一信号（即抗原刺激信号）来自 TCR 或 BCR 对抗原的特异性识别；第二信号（共刺激信号）是由 T 细胞与 APC 表面或 B 细胞与 Th 细胞表面多对共刺激分子相互作用产生的。除上述双信号外，T、B 细胞充分活化还有赖于多种细胞因子参与。T、B 细胞活化后迅速进入分裂周期，通过有丝分裂而大量增殖，并分化为效应 T 细胞或浆细胞，浆细胞可迅速合成并分泌抗体。在此过程中，有一部分活化的 T、B 细胞可成为记忆细胞。记忆细胞形态上类似于静息细胞，但表达多种表面标志，并且寿命较长。当记忆细胞再次接触相同抗原刺激时，可迅速活化增殖分化为效应 T 细胞和浆细胞，产生免疫效应。

（三）免疫效应阶段

免疫效应阶段也称抗原清除阶段，是指免疫效应细胞和效应分子发挥作用，清除抗原的阶段。不同效应物质清除抗原的机制不同，不同的 T 细胞亚群分化为具有不同效应的 T 细胞，但这些效应的最终目的均为清除抗原，维护机体内环境的稳定；B 细胞的抗原清除效应主要通过其分泌的抗体体现。

二、T 淋巴细胞介导的细胞免疫应答

胸腺内发育成熟的初始 T 细胞进入血循环，穿越淋巴结的高内皮小静脉归巢定居于外周免疫器官，若识别了 APC 所提呈的特异性抗原，则产生应答；反之则离开淋巴组织重新进入淋巴细胞再循环。细胞免疫应答是一个连续的过程，分为 T 细胞对抗原的特异性识别、T 细胞活化增殖分化及 T 细胞发挥效应三个阶段。因此类免疫应答主要由效应 T 细胞参与完成，故称细胞免

疫应答（cellular immuno response）。

（一）T 细胞对抗原的特异性识别阶段

T 细胞对抗原肽的识别本质上是对抗原肽–MHC 分子复合物（pMHC）的识别，TCR 在特异性识别 APC 提呈的抗原肽时，还需同时识别与抗原肽形成复合物的 MHC 分子（即 MHC 限制性）。这种识别经历 T 细胞与 APC 非特异结合与特异结合两个阶段。

1. 非特异性结合阶段　初始 T 细胞可以与表达 pMHC 的 DC 在外周免疫器官通过二者表面的黏附分子（主要是 LFA-1 和 ICAM-1 的结合）发生随机、短暂、可逆性结合。如果 TCR 与 pMHC 不能形成特异性结合，DC 即与 T 细胞解离，离开淋巴结进入血循环；一旦 TCR 与 pMHC 形成特异性结合，即可进入 DC 与 T 细胞的特异结合阶段。

2. 特异性结合阶段　当 TCR 与 pMHC 形成特异性结合后，TCR-CD3 复合物向细胞内传导的信号可通过诱导 LFA-1 变构进一步增强与 ICAM-1 的亲和力，从而稳定并延长 T 细胞与 APC 间的特异性结合。随后 APC 与 T 细胞间多对 TCR 与 pMHC 汇聚成簇，加之周围黏附分子、信号转导分子的紧密接触形成瞬时性特殊结构免疫突触（immunological synapse，IS）。参与免疫突触形成和信号转导的分子众多，除 TCR/pMHC、LFA-1/ICAM-1 外还有 CD28/B7、CD2/LFA-3 等，以配体–受体的形式结合。免疫突触不仅进一步增强 TCR 与 APC 的结合，还促进了 T 细胞活化信号形成及信号转导通路激活，从而参与 T 细胞活化和发挥效应。

在 T 细胞与 APC 特异性结合后，CD4 和 CD8 可分别识别和结合 APC 或靶细胞表面的 MHC Ⅱ类分子或 MHC Ⅰ类分子，增强 TCR 与 pMHC 结合的亲和力和 TCR 的信号转导。

（二）T 细胞的活化、增殖和分化阶段

1. T 细胞的活化　通常情况下，体内表达某一特异性 TCR 的 T 细胞克隆仅占总 T 细胞库的 $10^{-5} \sim 10^{-4}$。特异性 T 细胞只有活化后，通过克隆扩增而产生大量效应 T 细胞，才能有效发挥作用。

（1）T 细胞的活化　初始 T 细胞活化需要两个不同的细胞外信号的共同刺激，这是目前公认的"双信号活化假说"（two-signal hypothesis）（图 9-5）。

第一活化信号又称抗原刺激信号，T 细胞在辅助受体 CD4 或 CD8 作用下，TCR 与 APC 提呈的 p-MHC 结合，形成 T 细胞活化的第一信号。TCR 与 CD3 以复合体的形式存在，由于 TCR 胞浆区短，无信号转导功能，TCR 识别抗原所产生的活化信号靠 CD3 传导到 T 细胞内。

第二活化信号又称共刺激信号或协同刺激信号，此信号是非特异性信号，由 APC 与 T 细胞表面多对共刺激分子相互结合产生。代表性的共刺激信号分子是 T 细胞表面 CD28 与 APC 表面的 B7（CD80/CD86）结合，CD28 向 T 细胞内传递 T 细胞活化的第二信号。另外，CTLA-4（CD152）与 CD28 具有高度同源性，CTLA-4 表达于活化的 T 细胞，其配体亦是 B7，但 CTLA-4 与 B7 结合的亲和力显著高于 CD28，以此启动抑制信号，从而下调或终止 T 细胞活化。T 细胞识别抗原后，如果没有共刺激分子提供第二信号，则呈无能状态（anergy）或者凋亡。

除上述双信号刺激外，T 细胞活化还有赖于多种细胞因子参与。活化的 T 细胞和 APC 分泌 IL-1、IL-2、IL-4、IL-6、IL-10、IL-12、IL-15 和 IFN-γ 等细胞因子，在 T 细胞充分活化、进一步增殖和分化过程中起重要作用。

（2）T 细胞的增殖和分化　T 细胞活化后迅速进入分裂周期，在数天内 T 细胞克隆扩增 1000 倍以上。活化的 T 细胞可表达多种细胞因子受体并分泌多种细胞因子，其中最重要的是 IL-2。

IL-2 经自分泌及旁分泌作用，诱导 T 细胞增殖和分化。如果缺乏细胞因子，活化 T 细胞不能增殖和分化，导致 T 细胞活化后凋亡。

图 9-5 T 细胞活化的"双信号假说"

① CD4$^+$T 细胞：初始 CD4$^+$T 细胞（Th0）在周围环境中细胞因子的调控下，可分化为 Th1、Th2、Th17、Treg 等不同亚群（图 9-6）。IL-12 和 IFN-γ 等促进 Th0 分化为 Th1，主要介导细胞免疫应答；IL-4 等促进 Th0 分化为 Th2，主要介导体液免疫应答；IL-1β、TGF-β 等可诱

图 9-6 CD4$^+$T 细胞亚群分化

导 Th0 分化为 Th17，主要参与机体的免疫防御，也参与自身免疫性疾病的发生；TGF-β1 诱导
Th0 分化为 Treg，主要通过分泌 IL-1β、TGF-β 等发挥免疫抑制和免疫调节作用；部分 Th 分
化为记忆 T 细胞，在再次免疫应答中发挥作用。此外，Th0 还可分化成 Tfh，Tfh 对 B 细胞生发
中心发育和浆细胞形成起关键作用。

②CD8⁺T 细胞：初始 CD8⁺T 细胞的激活和活化有两种方式，一是 Th 细胞非依赖性，某些
病毒感染高表达共刺激分子的 DC 后，无须 Th 细胞的辅助，可直接激活 CD8⁺T 细胞产生 IL-2，
诱导 CD8⁺T 自身增殖分化为细胞毒性 T 细胞（CTL）。二是 Th 细胞依赖性，多数情况下，病
毒抗原、肿瘤抗原等经其靶细胞（表达 MHC- Ⅰ 分子的有核细胞）加工处理提呈，这些非专职
APC 低表达或不表达共刺激分子，不能活化 CD8⁺T 细胞，而需 Th1 细胞的辅助，活化的 Th1 细
胞为其提供 IL-2 等细胞因子，以促进其增殖分化为 CTL（图 9-7）。

图 9-7　CD8⁺T 细胞的活化

（三）T 细胞的免疫效应阶段

1. CD4⁺T 细胞的免疫效应　主要作用是辅助 CD8⁺T 细胞和 B 细胞参与细胞免疫应答和体液
免疫应答，同时也参与固有免疫应答、炎症反应和免疫调节等。

（1）Th1 细胞的免疫效应　主要有两个方面：一是释放细胞因子，募集和活化其他免疫细胞
（单核 / 巨噬细胞、淋巴细胞和中性粒细胞等），促进细胞免疫过程；二是辅助并诱导 CD8⁺T 细胞
分化为 CTL。

①Th1 细胞对巨噬细胞的作用：活化的 Th1 细胞通过分泌的 IFN-γ 等细胞因子，以及表面
分子 CD40L 与巨噬细胞表面 CD40 结合，可使静止巨噬细胞活化，增强其吞噬、消化胞内病原
体的能力；Th1 细胞分泌的 IL-3 和 GM-CSF 等，促进单核细胞、粒细胞分化成熟；Th1 细胞分
泌的单核细胞趋化蛋白-1（MCP-1）等趋化性细胞因子可将单核-巨噬细胞、淋巴细胞等趋化
集聚在抗原所在部位。

②Th1 细胞对淋巴细胞的作用：活化的 Th1 细胞产生 IL-2 等细胞因子，可促进 Th1、Th2、

CTL 和 NK 细胞等的活化和增殖，放大免疫效应；Th1 细胞分泌的 IFN－γ 可辅助 B 细胞产生 IgG 等具有调理作用的抗体，进一步增强巨噬细胞吞噬作用。

③ Th1 细胞对中性粒细胞的作用：活化的 Th1 细胞通过释放 TNF-α、LT 等细胞因子，活化中性粒细胞，增强其杀伤病原体的作用。

（2）Th2 细胞的免疫效应　活化的 Th2 细胞通过分泌 IL-4、IL-5、IL-10、IL-13 等细胞因子，辅助 B 细胞活化增殖分化为浆细胞，产生抗体。此外，Th2 细胞分泌 IL-4、IL-5、IL-13 等细胞因子，可促进肥大细胞、嗜碱性粒细胞和嗜酸性粒细胞的分化发育，参与超敏反应、炎症反应和抗寄生虫感染。

（3）Th17 细胞的免疫效应　活化的 Th17 通过分泌 IL-17、IL-21、IL-22 等细胞因子，刺激上皮细胞、内皮细胞、成纤维细胞分泌多种细胞因子发挥效应，如 IL-8、MCP-1 等趋化因子募集和活化中性粒细胞和单核细胞；G-CSF、GM-CSF 等集落刺激因子刺激中性粒细胞和单核细胞的生成和活化；IL-6、IL-1、TNF－α 等诱导局部炎症反应发生。Th17 介导的炎症反应可有效清除胞外菌和真菌。也有报道，Th17 参与了超敏反应和自身免疫性疾病等的发生发展。

2. CD8⁺T 细胞的免疫效应　CD8⁺T（CTL）细胞具有特异性杀伤靶细胞功能，是细胞免疫中的核心效应细胞。CTL 主要杀伤胞内寄生病原体（病毒、某些胞内寄生菌等）的宿主细胞、肿瘤细胞等。其杀伤作用特点是：①具有抗原特异性；②杀伤作用受 MHC Ⅰ 类分子限制；③直接杀伤靶细胞；④可高效、反复连续杀伤多个靶细胞，且在杀伤靶细胞后自身不受损伤。

CTL 杀伤靶细胞的过程分三个阶段：

（1）效－靶细胞结合阶段　效应 CTL 在外周免疫器官分化形成后，在趋化因子作用下离开淋巴组织，随血液、淋巴液向感染或肿瘤部位集聚，与相应靶细胞相遇并紧密结合，称为效－靶细胞结合。效应 CTL 表面 TCR 识别靶细胞表面的特异性 pMHC Ⅰ 后形成免疫突触，从而选择性杀伤所接触的靶细胞，而不影响邻近的正常细胞。

（2）CTL 的极化阶段　CTL 的 TCR 与靶细胞表面肽－MHC Ⅰ 类分子复合物特异性结合后，TCR 及辅助受体向效－靶细胞接触部位聚集，导致 CTL 内亚显微结构极化，即细胞骨架系统、高尔基复合体及胞质颗粒等均向效－靶细胞接触部位重新排列和分布，从而保证 CTL 分泌的非特异性效应分子选择性作用于所接触的靶细胞。

（3）靶细胞溶解阶段　CTL 与靶细胞结合后，可通过以下三条途径杀伤靶细胞（图 9-8）。

①穿孔素－颗粒酶途径：也称为颗粒胞吐途径，CTL 的穿孔素、颗粒酶等细胞毒性颗粒物质可定向胞吐至靶细胞膜。在 Ca²⁺ 存在下，多个穿孔素分子插入靶细胞膜上，形成穿膜孔道（内径平均 16nm），既可破坏胞内外渗透压平衡，从而导致靶细胞溶解，也有利于颗粒酶进入靶细胞，颗粒酶可通过激活凋亡相关的酶系统诱导靶细胞凋亡。由于 CTL 本身可表达或释放 A 型硫酸软骨素蛋白聚糖、硫酸软骨素 A 和同源限制因子等保护性调节因子，故可避免穿孔素对自身的攻击。

②Fas/FasL 途径：活化的 CTL 细胞可高表达 FasL，FasL 和靶细胞表面的 Fas（死亡受体超家族成员）结合，通过 Fas 分子胞内段的死亡结构域（death domain，DD），引起凋亡酶级联反应，激活内源 DNA 内切酶等，诱导靶细胞凋亡。

③TNF/TNFR 途径：活化的 CTL 细胞分泌大量 TNF－α，与靶细胞表面的 TNFR1 结合，TNFR1 与 Fas 同属死亡受体（TNFR/NGFR）超家族成员，其作用与 Fas/FasL 途径类似，通过 TNFR1 胞内段的死亡结构域引起靶细胞凋亡。

效应 CTL 通过上述途径完成对靶细胞杀伤后，即与其分离，继续寻找表达相同特异性抗原的靶细胞，对其进行攻击，从而高效、连续特异性地杀伤靶细胞。

当抗原被效应细胞清除后，活化的 T 细胞发生凋亡使免疫应答水平得以有效控制，使其恢复到静息状态。

图 9-8   CD8⁺T 细胞的效应

不同效应 T 细胞亚群的特点和效应见表 9-3。

表 9-3   不同效应 T 细胞亚群及其效应分子

T 细胞亚群	CD4⁺Th1	CD4⁺Th2	CD4⁺Th17	CD8⁺CTL
诱导分化的关键细胞因子	IL-12、IFN-γ	IL-4	Il-1β（人），TGF-β（小鼠），IL-6、IL-23	IL-2、IL-6
产生的细胞因子或效应分子	IL-2、IL-3、IFN-γ、LTα、TNF-α、GM-CSF	IL-4、IL-5、IL-10、IL-13、GM-CSF	IL-17	IFN-γ、TNF-α、LTα、穿孔素、颗粒酶、FasL
免疫效应	参与和辅助细胞免疫，清除胞内感染病原体，介导Ⅳ型超敏反应	辅助体液免疫，参与抗寄生虫免疫，参与哮喘等超敏反应	参与固有免疫，抗细菌、真菌和病毒，参与炎症反应和自身免疫性疾病	参与细胞免疫，抗病毒感染和肿瘤发生，介导Ⅳ型超敏反应

（四）细胞免疫应答的生物学意义

1. 抗感染   细胞免疫应答主要清除胞内感染的病原体，如胞内寄生菌（结核杆菌、布氏杆菌、麻风杆菌等）、病毒，以及某些真菌或寄生虫感染等。

2. 抗肿瘤   细胞免疫在机体抗肿瘤中发挥重要作用，其机制包括 CTL 对肿瘤细胞的特异性杀伤作用、CD4⁺T 细胞释放的细胞因子的直接损伤作用和经细胞因子激活的单核 - 巨噬细胞、NK 细胞的抗肿瘤作用等。

3. 免疫病理作用　T 细胞介导的细胞免疫应答与Ⅳ型超敏反应、移植排斥反应、某些自身免疫病等的发生和发展密切相关。

三、B 淋巴细胞介导的体液免疫应答

抗原进入机体后可以诱导相应的 B 细胞活化、增殖分化为浆细胞，通过产生抗体发挥免疫效应。因抗体主要存在于体液中，故将 B 细胞介导的免疫应答称为体液免疫应答，执行体液免疫应答的主要是 B2 亚群。根据抗原不同，B 细胞介导的体液免疫应答可分为对胸腺依赖抗原（TD-Ag）的免疫应答和对胸腺非依赖抗原（TI-Ag）的免疫应答。

（一）B 细胞对 TD-Ag 的免疫应答

1. B 细胞对 TD 抗原的识别　BCR 与 TCR 识别抗原的机制不同，BCR 可识别蛋白质、多肽、多糖、脂类、核酸等多种抗原，在此过程中无须 APC 对抗原的处理和提呈，且不受 MHC 限制；BCR 既能识别完整抗原的天然构象，也能识别抗原降解所暴露的空间构象。

2. B 细胞的活化、增殖和分化　与 T 细胞活化相似，B 细胞的活化也需要双信号，活化后信号转导途径也与 T 细胞相似。

（1）B 细胞活化的第一信号　BCR 与抗原表位特异性结合启动第一信号，又称抗原刺激信号。主要由 BCR-CD79a/b 和 BCR 共受体（CD19/CD21/CD81）共同传递。BCR 识别并结合抗原后发生交联，激活蛋白酪氨酸激酶，使 CD79a/b 胞浆区 ITAM 磷酸化，启动信号转导的级联反应，激活转录因子调控 B 细胞的激活过程。在成熟 B 细胞表面的 CD19/CD21/CD81 共受体复合物能显著降低 B 细胞活化所需阈值，明显提高 B 细胞对抗原刺激的敏感性。

（2）B 细胞活化的第二信号　又称共刺激信号或协同刺激信号，由 Th 细胞与 B 细胞表面多对共刺激分子相互结合向 B 细胞提供。最重要的共刺激信号分子是 Th 识别抗原活化后表达的 CD40L 与 B 细胞表面的 CD40 结合，向 B 细胞传递活化的第二信号。CD40 主要表达于 B 细胞、单核细胞和树突状细胞表面，CD40L 仅表达在活化 Th 细胞表面。B 细胞识别抗原后，如果没有共刺激分子提供第二信号，则呈无能状态。

B 细胞接受双信号刺激后，启动胞内信号转导途径，诱导 B 细胞激活并表达多种细胞因子受体，在活化 Th 细胞分泌的相应细胞因子（如 IL-4、IL-5、IL-6、IL-13 等）作用下，B 细胞增殖分化为浆细胞及记忆性 B 细胞（memory B cell，Bm）。

（3）B 细胞与 Th 细胞的相互作用　B 细胞作为抗原提呈细胞可将抗原 -BCR 复合物内化，并对抗原进行加工处理，形成抗原肽 -MHC Ⅱ类分子复合物表达于细胞表面，提呈给 Th 细胞识别，Th 识别抗原活化后增殖、分化为效应 Th 细胞（详见 T 细胞的活化）。效应 Th 细胞通过表达 CD40L 与 B 细胞表面的 CD40 结合，提供 B 细胞活化的最强共刺激信号（第二信号）。由此可见，B 细胞对 TD 抗原的应答，需要 Th 细胞的辅助，其辅助作用主要表现在：Th 细胞与 B 细胞表面的共刺激分子相互作用，为 B 细胞活化提供第二信号；通过 Th 细胞分泌的多种细胞因子促进 B 细胞增殖分化及抗体类别转换（图 9-9）。

（4）B 细胞的增殖和分化　B 细胞活化后进入细胞增殖分化阶段，在 Th 细胞产生的细胞因子作用下，活化 B 细胞分化成为产生抗体的浆细胞和记忆 B 细胞。其过程为：B 细胞发育成熟后随血液循环穿过高内皮静脉进入外周免疫器官，与同一抗原激活的 Th 细胞相遇，在活化 Th 细胞的辅助下被激活进入附近淋巴小结，在淋巴小结迅速增殖形成生发中心。活化的 B 细胞在生发中心经历克隆增殖、Ig 可变区的体细胞高频突变、Ig 亲和力成熟、Ig 类别转换等过程，最

终分化为分泌各类高亲和力抗体的浆细胞及长寿命的记忆性 B 细胞（memory B cell，Bm）。

浆细胞是 B 细胞分化的终末细胞，在生发中心只能生存数天，大部分浆细胞将从生发中心迁入骨髓，可高效率、长时间、持续性分泌高亲和力抗体。Bm 形态上类似于静息 B 细胞，但表达多种表面标志，并且寿命较长。当 Bm 再次与同一抗原相遇时可迅速活化，产生大量特异性抗体，介导再次体液免疫应答。

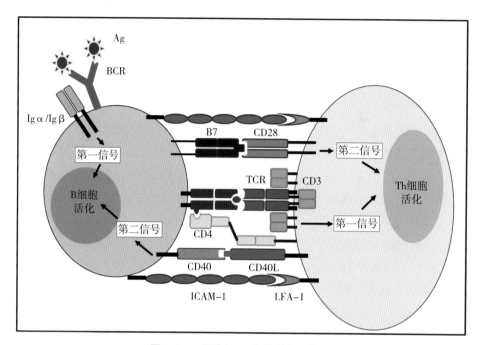

图 9-9　B 细胞与 Th 细胞的相互作用

3. 抗体的免疫效应　B 细胞的抗原清除效应主要通过其分泌的抗体体现。B 细胞增殖分化为浆细胞后，浆细胞大量分泌抗体，抗体作为体液免疫的效应分子可借助其不同功能区，通过中和作用（中和毒素、中和病原体感染）、激活补体溶细胞作用、抗体依赖的细胞介导的细胞毒作用、调理作用等功能发挥广泛的生物学效应（详见第八章第三节）。

（二）B 细胞对 TI 抗原的免疫应答

胸腺非依赖性抗原（TI-Ag）如细菌多糖、多聚蛋白质和脂多糖等，可直接激活初始 B 细胞，无须 Th 细胞辅助即能诱导抗体产生。根据激活 B 细胞方式的不同，可将 TI 抗原分为 TI-1 抗原和 TI-2 抗原。

1. B 细胞对 TI-1 抗原的免疫应答　TI-1 抗原被称为 B 细胞丝裂原，主要是菌体胞壁成分（如 LPS），具有激活多个 B 细胞克隆的作用，可激活成熟和不成熟的 B 细胞。高浓度 TI-1 抗原能与 B 细胞表面丝裂原受体结合，非特异性激活 B 细胞，低浓度 TI-1 抗原与 BCR 结合，特异性激活 B 细胞，均产生低亲和力 IgM 抗体。此过程无须 Th 细胞辅助，因此在早期抗感染免疫中发挥较为重要的作用。但 TI-1 抗原不能诱导 Ig 类别转换、抗体亲和力成熟和记忆性 B 细胞的形成。

2. B 细胞对 TI-2 抗原的免疫应答　TI-2 抗原主要包括细菌胞壁多糖、荚膜多糖等成分，表面具有多个重复的表位，仅能激活成熟的 B 细胞。TI-2 抗原可与 B-1 细胞的多个 BCR 高亲和性稳定结合，从而使 B-1 细胞因 mIg 广泛交联而活化。TI-2 抗原激活 B-1 细胞后产生的抗体可发挥调理作用，促进吞噬细胞对病原生物的吞噬作用，因此在抗感染免疫中较为重要。机体针对 TI-2 抗原的应答主要产生 IgM 类抗体，也无记忆性 B 细胞的形成。新近发现，T 细胞分泌的细胞因子可增强 B 细胞对此类抗原的反应，并发生类别转换，产生 IgM 和 IgG，但其机制尚不清楚。

（三）体液免疫应答抗体产生的一般规律

抗体在体液免疫应答中产生的过程一般分为四个时期：①潜伏期，从机体接受抗原刺激到可在血清中检测出针对此抗原的特异性抗体的阶段。潜伏期的长短多数情况下从几天到几周不等。此期长短取决于机体状态、抗原的性质及进入机体的途径、所用佐剂类型及宿主的状态等因素。②对数期，此期血清中抗体量呈指数增长，与抗原剂量和抗原性质等因素有关。③平台期，此期血清中抗体量处于相对恒定的阶段，从数天到数周不等。④下降期，此期抗体合成率小于降解率，血清中抗体浓度呈缓慢下降趋势。

抗原初次进入机体所引发的特异性免疫应答称为初次应答（primary response）。相同抗原再次刺激机体，记忆性淋巴细胞（Tm/Bm）引发的更为迅速高效特异性免疫应答，称为再次应答（secondary response）（图 9-10）。

图 9-10 体液免疫应答抗体产生的一般规律

初次应答和再次应答抗体产生规律不同，见表 9-4。

表 9-4 初次应答和再次应答抗体产生规律比较

特性	初次应答	再次应答
所需抗原量	高	低
潜伏期	长	短
高峰浓度（抗体水平）	低	高
维持时间	短	长
Ig 类别	主要为 IgM	IgG、IgA 等
亲和力	低	高
特异性	低	高

初次应答与再次应答的这一规律对临床开展免疫诊断、免疫预防具有指导意义。

（四）体液免疫应答的生物学意义

1. 抗感染 体液免疫应答主要清除胞外感染的病原体及其毒性产物（细菌、游离病毒、外毒素），通过中和作用、调理作用、激活补体作用及 ADCC 等方式发挥作用。

2. 免疫病理作用 在一定条件下，体液免疫也可表现出病理作用，可介导Ⅰ、Ⅱ、Ⅲ型超敏反应和自身免疫性疾病的组织损伤。

第三节 免疫耐受与免疫调节

正常情况下，机体能识别"自己"与"非己"。识别"非己"抗原后，相应 T、B 淋巴细胞可活化增殖而产生免疫效应，即发生正向应答，清除抗原异物以保护机体免受侵害；对自身抗原则不产生免疫效应，执行负向应答（即免疫耐受），以保护组织器官不受自身免疫攻击而受到损伤。负向免疫应答与正向免疫应答均是免疫系统的重要功能组成。

异常的正向应答或负向应答均有可能会导致机体稳定状态的偏移，即不适当的免疫应答如对自身抗原产生免疫应答、对病原体产生耐受或过强的免疫应答等，均会对机体造成损伤。因此，机体免疫系统在长期进化过程中形成了多层面、多系统的免疫调节机制以控制免疫应答的质和量，免疫调节是免疫系统在识别抗原、发生免疫应答和产生免疫记忆之外的另一项重要功能。

一、免疫耐受

免疫耐受（immunological tolerance，immunotolerance）是机体免疫系统接触某种抗原后表现的特异性免疫不应答状态，即对抗原特异应答的 T 细胞与 B 细胞，在抗原刺激下不能被激活产生特异免疫效应细胞，从而不能执行正免疫应答效应的现象，也称为负免疫应答。诱导免疫耐受的抗原称为耐受原（tolerogen）。

免疫耐受是免疫应答的一种特殊形式，是免疫系统仅对特定的抗原不应答，而对其他抗原仍能进行正常的免疫应答。自身耐受是主动的免疫应答过程，对自身组织耐受，避免发生自身免疫病，免疫系统才能得以集中力量，执行抗肿瘤、抗感染的防卫机能。免疫耐受与免疫抑制不同，免疫抑制对各种抗原均无应答。

自身耐受形成的主要机制包括中枢耐受与外周耐受，中枢耐受主要是 T 细胞及 B 细胞在中枢免疫器官发育过程中，对自身共有抗原应答的细胞克隆消除或克隆无能而形成。外周耐受主要是对组织特异自身抗原应答的 T 细胞及 B 细胞，在外周免疫器官和组织中，因克隆无能、克隆不活化、免疫忽视，及免疫调节细胞 Treg 细胞作用，不能执行免疫应答。

免疫耐受与临床疾病的发生、发展及转归密切相关。对自身抗原维持生理性免疫耐受，可免于自身免疫病的发生；而对感染的病原体或肿瘤细胞不产生特异性免疫应答，即发生病理性免疫耐受，与疾病发展、迁延有关。因而，在临床防治中，通过诱导和维持免疫耐受性的方法，可防治超敏反应、自身免疫病及器官移植排斥反应；或通过解除免疫耐受，激发免疫应答来促进病原体的清除和肿瘤的控制。

二、免疫调节

免疫调节（immuno-regulation）是指在免疫应答过程中，各种免疫细胞、免疫分子相互促进和抑制，两方面因素相互交织，构成正负作用的网络结构，并在遗传因素控制下，完成免疫系统对抗原的识别和应答。

免疫调节是免疫系统本身具有的能力，是自然发生的，对应答的感知是启动调节的前提，负反馈调节发挥主导作用。免疫调节是由多因素参与的生物学现象，固有免疫应答的调节涉及炎症因子分泌的反馈调节及补体调节蛋白对补体效应的调节等。

T 淋巴细胞、B 淋巴细胞、NK 细胞、肥大细胞等均具有功能相反的激活性受体和抑制性受体。抑制性受体通过免疫受体酪氨酸抑制基序，招募和激活蛋白酪氨酸磷酸酶，阻抑由蛋白酪氨酸激酶介导的免疫细胞活化信号转导途径，终止免疫细胞的激活，发挥负反馈调节作用。

调节性 T 细胞是一类具有负调节作用的 T 细胞，包括自然调节 T 细胞和诱导性调节 T 细胞。Treg 细胞在胸腺分化而来，其优势表达特征性转录因子 FoxP3，可通过直接接触或分泌抑制性细胞因子而抑制效应性 T 细胞活化、增殖和功能，并可通过负调节 DC 功能而间接抑制 T 细胞激活和功能，从而在维持免疫自稳中发挥作用。

由抗原 - 抗体 - 抗抗体等构成的独特型网络，将特异性免疫应答置于严格的控制之下。由此发展起来的免疫干预手段，可增强或减弱针对特定抗原的体液免疫和细胞免疫应答。活化诱导的细胞死亡，造成效应性淋巴细胞的短寿性，使靶细胞被清除后特异性免疫应答迅速下调。

因而，从分子、细胞、整体及群体等不同水平了解机体存在的生理性免疫反馈调节机制，有助于对临床疾病，特别是因调节机制失效而引起的自身免疫病、过敏、持续感染和肿瘤等疾病发生、发展机制的理解，同时也为防治这些疾病提供有效的干预手段。

第四节　免疫病理

免疫应答是机体在进化过程中所获得的"识别自身、排斥异己"的一种重要生理功能。在正常情况下，免疫系统通过细胞免疫和（或）体液免疫机制以抵抗外界入侵的病原生物，维持自身生理平衡，以及消除突变细胞保护机体。如果免疫应答异常，无论是过高或过低均能导致相关疾病发生，如超敏反应、自身免疫病、免疫缺陷病及肿瘤等。

一、超敏反应

超敏反应（hypersensitivity）亦称变态反应（allergy），是指已致敏机体再次受到相同抗原物质刺激后，发生的一种以生理功能紊乱或组织细胞损伤为主的病理性或异常的适应性免疫应答。

（一）超敏反应的分型

根据超敏反应的发生机制及临床特点，可将其分为 Ⅰ、Ⅱ、Ⅲ、Ⅳ 四型。

1. Ⅰ型超敏反应　又称速发型超敏反应（immediate hypersensitivity）或过敏反应（anaphylaxis），是临床最常见的超敏反应。此型超敏反应的特点是：①发生快，消退亦快；②主要由 IgE 介导，肥大细胞和嗜碱性粒细胞释放生物活性介质引起局部或全身反应；③常引起机体生理功能紊乱，少有严重组织细胞损伤；④有明显个体差异和遗传倾向。

2. Ⅱ型超敏反应　又称细胞溶解型或细胞毒型超敏反应。其特点是 IgG 或 IgM 类抗体与靶细胞表面相应抗原结合后，在补体、吞噬细胞或 NK 细胞参与下，引起的以细胞溶解或组织损伤为主的病理性免疫反应，发作较快。

3. Ⅲ型超敏反应　又称为免疫复合物型或血管炎型超敏反应，是由抗原与相应抗体（IgM、IgG、IgA）结合形成中等大小的可溶性免疫复合物（immune complex，IC），沉积于局部或全身毛细血管基底膜后，激活补体，并在血小板、中性粒细胞、嗜碱性粒细胞等效应细胞参与下，引起以充血水肿、局部坏死和中性粒细胞浸润为主要特征的毛细血管炎症反应和组织损伤。

4. Ⅳ型超敏反应 亦称迟发型超敏反应（delayed type hypersensitivity，DTH），是由致敏淋巴细胞再次接触相同抗原出现的以单个核细胞（单核细胞、淋巴细胞）浸润为主的炎性损伤。其特点是：反应发生迟缓，通常在接触抗原 18 ～ 24 小时后出现，48 ～ 72 小时达高峰。此型超敏反应与抗体和补体无关，而与效应 T 细胞和吞噬细胞及其产生的细胞因子或细胞毒性介质有关。

（二）各型超敏反应比较及其与临床疾病的关系

从免疫应答类型看，Ⅰ型、Ⅱ型和Ⅲ型超敏反应主要由体液免疫，即由抗体介导的。Ⅰ型超敏反应主要由 IgE 类抗体介导，可通过患者血清被动转移；Ⅱ型、Ⅲ型超敏反应主要由 IgG 或 IgM 类抗体介导，并且补体成分在其中发挥了重要作用；Ⅳ型超敏反应主要是由细胞免疫（T 细胞）介导引起的。从参与效应细胞看，粒细胞、单个核吞噬细胞、NK 细胞、淋巴细胞、血小板及肥大细胞等均可参与各型超敏反应的炎症性损伤，但作用大小不尽相同。肥大细胞、嗜碱性粒细胞和嗜酸性粒细胞在引起Ⅰ型超敏反应中起主要作用。吞噬细胞和 NK 细胞在引起的以细胞溶解和组织损伤为主的Ⅱ型超敏反应中起主要作用。血小板、嗜碱性粒细胞、中性粒细胞在引起以充血水肿、中性粒细胞浸润致血管炎性反应和组织损伤为主的Ⅲ型超敏反应中起主要作用。而在引起Ⅳ型超敏反应中则是以单核 – 巨噬细胞和 T 淋巴细胞为主，引起炎症反应和组织损伤。

超敏反应性疾病发生机制十分复杂，临床多为混合型超敏反应，但常以某一型损伤为主。如Ⅰ型超敏反应时，所释放的血管活性胺可使血管壁通透性增高，同时血清中抗体和抗原也可形成 IC。若 IC 分子大小适宜，就有可能沉积于血管壁，引起Ⅲ型超敏反应。同一疾病过程也可能由几种类型免疫损伤共同参与。例如，肾小球肾炎的发生可能与第Ⅱ、Ⅲ、Ⅳ型超敏反应有关。同一种抗原物质（特定药物）的使用方式不同，在不同个体或同一个体可诱导不同型超敏反应。如青霉素所致超敏反应通常以过敏性休克、荨麻疹、哮喘等Ⅰ型超敏反应为主；亦可引起局部 Arthus 反应和关节炎等Ⅲ型超敏反应；若长期大剂量静脉内注射，还可发生由Ⅱ型超敏反应引起的溶血性贫血；若反复多次局部涂抹，则造成由Ⅳ型超敏反应引起的接触性皮炎。由青霉素引起的Ⅰ、Ⅲ和Ⅱ、Ⅳ混合型在某些病例中可偶然见到。超敏反应分型及其特征比较见表 9-5。

表 9-5 超敏反应分型及其特征比较

型别	参加成分	发病机制	临床常见病
Ⅰ型 （速发型 / 过敏反应）	IgE 肥大细胞 嗜碱性粒细胞 嗜酸性粒细胞	1.IgE 抗体吸附在肥大细胞或嗜碱性粒细胞表面 FcR 上 2. 变应原与肥大细胞表面的 IgE 结合 3. 释放生物活性介质 4. 作用于效应器官	过敏性休克 支气管哮喘 过敏性鼻炎 荨麻疹 食物过敏症
Ⅱ型 （细胞毒型 / 细胞溶解型）	IgG IgM 补体 巨噬细胞 NK 细胞	1. 抗体与细胞表面抗原结合或抗原抗体复合物吸附于细胞表面 2. 补体、巨噬细胞、NK 细胞溶解靶细胞，抗体刺激靶细胞，功能亢进	输血反应 新生儿溶血症 自身免疫性溶血性贫血 肺出血 – 肾炎综合征 药物过敏性血细胞减少症 甲状腺功能亢进

续表

型别	参加成分	发病机制	临床常见病
Ⅲ型 （免疫复合物型 / 血管炎型）	IgG IgM 补体 中性粒细胞 血小板	1.中等大小的免疫复合物沉淀于血管壁和其他间质 2.激活补体 3.吸引中性粒细胞释放溶酶体酶，引起炎症反应 4.血小板聚集，局部缺血	血清病 肾小球肾炎 类风湿关节炎 系统性红斑狼疮
Ⅳ型 （迟发型）	T 细胞	1.抗原使 T 细胞致敏 2.致敏淋巴细胞再次与抗原相遇 3.Tc 直接杀伤靶细胞 4.Th1 释放多种淋巴因子，引起炎症反应	传染性超敏反应 接触性皮炎 移植排斥反应

二、自身免疫病

自身免疫（autoimmunity）属生理性免疫应答，是机体免疫系统针对自身成分产生自身抗体和 / 或自身反应性 T 细胞的生理现象。自身免疫对于清除体内衰老、损伤、凋亡或畸变的自身细胞，维持机体自稳并调节免疫应答的平衡等具有重要意义。在某些内因或外因诱发下，自身免疫超越了生理限度，导致自身组织或器官发生病理损伤、出现功能障碍等临床症状，称为自身免疫病（autoimmune disease，AID）。

（一）自身免疫病的共同特征

不同的 AID 虽然诱因各不相同，累及的器官、组织不同，临床表现也不尽相同，但大多 AID 有其共同特征。

1. 患者体内可测到高效价的自身抗体和 / 或自身反应性 T 细胞。

2. 自身抗体或自身反应性 T 细胞造成相应的组织细胞损伤或功能障碍；病情转归与自身免疫应答的强度相关；应用免疫抑制剂治疗有效。

3. 病变组织中有 Ig 沉积或淋巴细胞浸润。

4. 通过血清或淋巴细胞可以被动转移疾病；应用自身抗原或自身抗体可复制出有相似病理变化的动物模型。

5. 病程一般较长，多呈反复发作和慢性行迁延的过程。

6. 有遗传倾向，但多非单一基因作用的结果；HLA 基因在某些自身免疫病中有肯定的作用。

7. 发病的性别和年龄倾向为女性多于男性，老年多于青少年。

（二）自身免疫病的分类

AID 种类较多，几近涉及人体所有的组织器官，目前尚无统一的分类标准。根据发病原因可分为原发性 AID（primary autoimmune diseases）和继发性 AID（secondary autoimmune diseases）。临床上大多为原发性，少数为继发性。根据自身抗原的组织分布及其范围，可分为器官特异性 AID 与非器官特异性 AID。前者病变一般局限于某一特定器官，自身抗原具有器官特异性，如桥本甲状腺炎；后者为全身性或系统性自身免疫病，病变可波及全身多种组织器官，自身抗原多为细胞核成分或线粒体等，分布广泛，如系统性红斑狼疮（SLE）。

临床上常见 AID 见表 9-6。

表 9-6　常见自身免疫病

疾病	自身抗原	应答产物	免疫损伤类型	损伤特征
Graves 病	促甲状腺素（TSH）受体	抗 TSH 受体抗体	抗细胞膜受体抗体介导的靶细胞功能紊乱	抗体模拟 TSH，刺激甲状腺细胞分泌甲状腺素增加
重症肌无力（myasthenia gravis，MG）	乙酰胆碱受体	抗乙酰胆碱受体抗体	抗细胞膜受体抗体介导的靶细胞功能紊乱	乙酰胆碱受体破坏、神经冲动传递低下、肌无力
胰岛素依赖型糖尿病（IDDM）	胰岛 β 细胞	抗胰岛细胞抗体、Th1、CTL	抗体和细胞介导的细胞毒作用	胰岛 β 细胞破坏、胰岛素分泌减少或缺乏
多发性硬化症（MS）	髓鞘碱性蛋白	抗髓鞘碱性蛋白抗体、CD4$^+$Th1	CD4$^+$T 细胞介导的迟发型超敏反应性炎症	中枢神经炎症性脱髓鞘
类风湿关节炎（RA）	IgGFc 段	抗免疫球蛋白抗体	免疫复合物反应、细胞介导的免疫损伤	关节炎症
系统性红斑狼疮（SLE）	细胞核、组蛋白	抗核抗体、抗组蛋白抗体	免疫复合物反应、抗体介导的细胞毒作用	皮肤、肾脏、关节等多部位炎症

三、免疫缺陷病

免疫缺陷病（immunodeficiency disease，IDD）是因遗传因素或其他多种原因造成免疫系统先天发育不全或后天损伤而导致的免疫成分缺失、免疫功能障碍所引起的临床综合病征。

IDD 临床表现多样，主要临床特征包括：①对各种病原体的易感性增加，可出现反复持续严重的感染、机会感染，感染性质和程度主要取决于免疫缺陷的成分及程度；②易伴发自身免疫病、超敏反应和炎症性疾病；③易发肿瘤，特别是淋巴系统恶性肿瘤；④多数 IDD 具有遗传倾向。

IDD 根据病因可分为原发性免疫缺陷病（primary immunodeficiency disease，PIDD）和获得性免疫缺陷病（acquired immunodeficiency disease，AIDD）。

（一）原发性免疫缺陷病

原发性免疫缺陷病（PIDD），又称为先天性免疫缺陷病（congenital immunodeficiency disease，CIDD），是因免疫系统遗传基因异常或先天性免疫系统发育障碍而导致免疫功能不全引起的疾病。PIDD 与遗传相关，常发生在婴幼儿时期，易出现反复感染，严重威胁生命。目前发现的 PIDD 超过 200 种，已明确致病基因的有 150 余种。根据缺陷成分不同，可分为原发性 B 细胞缺陷，原发性 T 细胞缺陷，T、B 细胞联合免疫缺陷，补体系统缺陷和吞噬细胞缺陷等。

1. 原发性 B 细胞缺陷　是一类以抗体合成减少，血清 Ig 水平低下为特征的疾病。患者外周血 T 细胞数量正常，因 B 细胞发育缺陷而致 B 细胞数量减少或缺乏，或因 B 细胞对 T 细胞传递信号反应低下，抗体生成障碍，患者对细菌、病毒和寄生虫的易感性增高。常见类型有 X- 性连锁无丙种球蛋白血症（X-linked agammaglobulinemia，XLA）、X- 性连锁高 IgM 综合征（X-linked hyper-IgM syndrome）、选择性 IgA 缺陷等。

2. 原发性 T 细胞缺陷　是一类由遗传因素所致的 T 细胞发育、分化和功能障碍的免疫缺陷病。T 细胞缺陷直接导致细胞免疫功能缺陷，也间接导致体液免疫功能缺陷和单核 / 巨噬细胞功能缺陷。常见类型有 DiGeorge 综合征（又称为先天性胸腺发育不全）、T 细胞活化和功能缺陷等。

3. T、B 细胞联合免疫缺陷　联合免疫缺陷（combined immunodeficiency disease，CID）是由 T 和 B 细胞均出现发育障碍或缺乏细胞间相互作用所致的疾病，多见于新生儿和婴幼儿，患儿可发生反复难以控制的感染。常见类型有重症联合免疫缺陷（severe combined immunodeficiency disease，SCID）、Wiskott–Aldrich 综合征（WAS）、毛细血管扩张共济失调症（Louis–Bar syndrome，LBS）等。

4. 补体系统缺陷　是最为罕见的原发性免疫缺陷病，多为常染色体隐性遗传，补体固有成分、调节蛋白和补体受体任一成分缺陷均可导致免疫功能异常和缺陷。常见类型有遗传性血管神经性水肿（hereditary angioneurotic edema，HAE）、阵发性夜间血红蛋白尿等。

5. 吞噬细胞缺陷　包括吞噬细胞数量减少或缺乏、功能障碍等。最常见的是慢性肉芽肿病（chronic granulomatous disease，CGD）。

（二）继发性免疫缺陷病

继发性免疫缺陷病（AIDD）是继发于其他疾病或由于其他因素导致的免疫缺陷病。诱发 AIDD 的常见因素包括肿瘤、感染（HIV、巨细胞病毒等）、免疫抑制剂类药物及营养不良、衰老等。

获得性免疫缺陷综合征（acquired immunodeficiency syndrome，AIDS）是较为典型的继发性免疫缺陷病。AIDS 由 HIV 引起，HIV 为逆转录病毒，T 细胞表面的 CD4 分子是其吸附受体，因此 HIV 主要侵犯宿主的 CD4$^+$T 细胞，包括 Th 细胞、单核 / 巨噬细胞、DC 等。HIV 进行性破坏免疫系统（尤其是细胞免疫），造成免疫功能低下直至缺陷。

第三篇
微生物药学与免疫学应用

扫一扫，查阅
本章数字资源，
含PPT、音视
频、图片等

　　药物（pharmaceutical drug）是用于治疗、诊断与预防疾病的物质之总称。在人类文明史上，药物所起的作用是除了水、空气与食物之外的其他物质所不可比拟的。药物对维持人类的繁衍与发展做出了巨大贡献，同时人类文明自身发展的进程也对药物的发现、发明提供了可能性与推动力。

　　早期人类文明史中应用的药物主要源自天然物质（包括植物、动物、矿物），其中就包含了微生物来源的药物和微生物代谢产物，如今天我们依然列入《中国药典》的中药材灵芝、冬虫夏草等真菌类药物；而作为酵母菌代谢产物的乙醇很早就以"酒"的形式进入到了东西方文化的医药体系之中，如《汉书·食货志》谓："酒，百药之长。"只不过限于当时的认知水平，人类对作为药源的微生物茫然不知而已。

　　在人类与药物的关系史上，人类获得与制备药物的方式被划分为四个阶段：①从远古至19世纪为天然药物时期；②自19世纪末至20世纪初为合成药物时期；③20世纪初至20世纪中叶进入生化药物时期；④从20世纪70年代至21世纪则跨入了生物药物时期。这个分期，除了指药物的来源外，也代表了药物制备的主要手段。而无论在哪一时期，无论作为药源还是作为药物制备手段，微生物都扮演了举足轻重的角色，尤其是在20世纪中叶后，药物生产工艺进入生化与生物制药阶段，微生物在药学中的作用与地位也就上升到了史无前例的位置。

　　同时，由于自然环境中微生物的大量存在和广泛分布，药物生产过程中微生物污染的控制已成为药品质量保证最为核心之保障内容。有鉴于此，对于药学与制药专业而言，掌握与药学相关的微生物学知识就成为一种必须。

第一节　概　述

　　从某种意义而言，微生物与药物的关系可以视作人类与微生物关系的延伸。而且人类是这种相互作用的主动方，掌握着绝大部分的操控权。按照人类的意志，微生物在药物作用和药物制备上发挥着极为重要的作用，承担着药源和制药的双重角色。

一、微生物的药物利用

　　如前所述，人类从药物角度对微生物的利用分为药源和制药两个层次。此节不妨就这两个层次略作分述。

（一）作为药源的微生物

作为药源的微生物本体及其代谢产物统称为微生物药物（microbial pharmacy）。经典意义上的微生物药物按其对微生物的利用部位和利用目的分为三类。

1. 源于微生物本体的药物　主要包括三种类型：①中药材，如前面提及的灵芝、马勃、冬虫夏草等真菌类天然药物；②生物制品，如疫苗（菌苗）、类毒素、佐剂等；③益生菌，如双歧杆菌、乳酸杆菌以及近年来正在临床逐步推广的肠道分离正常菌群制剂等。

2. 源于微生物初级代谢产物（primary metabolites）的药物　主要包括氨基酸、核苷酸、多糖、脂类、维生素、色素以及一些有机酸、醇等，为微生物生长、发育、繁殖必需的物质。传统上一般将其划归生化药物。

3. 源于微生物次级代谢产物（secondary metabolites）的药物　以抗生素为代表，通常是微生物生命活动中产生的微量物质，在微生物的生存竞争具有重要意义，并可对其他生物体形成特定的药理活性作用。

（二）参与制药的微生物

除直接成为药源外，微生物还承担着极为重要的生物制药角色，而随着分子生物学和生物工程技术在制药行业中的广泛应用，在微生物的生存竞争中具有重要意义，并可对其他生物体形成特定的药理活性作用。

从严格意义上讲，上述提及的源于微生物代谢产物的药物，其产生菌也可以视作参与制药的微生物。故我们可以将较为多见的微生物参与制药形式分为三种类型。

1. 传统微生物发酵制药方式　早期的微生物代谢产物类药物的制备通常采用这种方式。这种生产方式需要从自然界分离筛选具有产生目标产物能力的菌种（制药用微生物的筛选流程如图10-1 所示），而所分离的自然菌种生产能力往往较低，生理生化特性不一定能满足生产要求。因此，又需进行大量的诱变选育，进一步提高其生产能力，改善性能；也可以对现有的生产菌种进行改造，即经诱变育种或经基因改造，选育出符合实际生产需要的菌株。然后方能逐步过渡到工业化生产的发酵工艺流程，并需要在生产期间，不断进行菌种的选育保藏。其药物开发过程极为漫长，成本巨大。目前已渐趋淘汰。

2. 微生物生物转化制药方式　生物转化（biotransformation）是指利用酶或有机体（细胞或细胞器）实行化学转化的过程。作为单细胞生物的微生物常常被当作理想而高效的生物转化工具。故微生物转化（microbial transformation）就是在利用微生物的特定酶系将外源添加的底物转化为另一种产物。到目前为止已经发现了 3000 余种能够催化各种化学反应的微生物酶，其中很多被应用于药物合成反应中。例如棒状杆菌属和分枝杆菌属的某些菌株在 11α 体母核 C-1 位和 C-2 位的脱氢作用是工业生产去氢可的松及去氢氢化可的松很有价值的一种生物转化反应。而氧化葡萄糖酸菌（gluconobacter oxydans）所含有的酶系，可以催化一系列反应。在合成维生素 C、山梨糖、二羟基丙酮等药物时具有重大应用价值。随着现代生物技术在制药工业中的融入，具有高效低污染的微生物转化工艺技术日益受到制药工业的青睐。

3. 微生物基因工程制药方式　随着 20 世纪 70 年代后制药工业跨入生物药物阶段，生物活性药物的工业载体成为制药工业的关键，而现代基因工程（gene engineering）技术正好满足了这种生产需求。以重组 DNA 技术为核心的基因工程通过对遗传信息的分子操作（即把分离到的或合成的基因经过改造，插入载体中）导入宿主细胞内，使其扩增或表达，从而获得大量基因产物

图 10-1　制药用微生物的筛选流程

或令生物表现出新的性状。这一技术使制药工业通过"工程菌"的发酵工艺制取了品种门类丰富的大量生物药物，如疫苗、细胞因子类药物、抗体类药物等。同时，基因工程技术还被广泛应用于传统工业发酵菌种的改造。主要有：①增加限速酶基因拷贝数，因限速酶在生物合成途径中起"瓶颈"作用，限制了终产物的产量。如能确定并增加该酶基因的剂量，即可能解除或缓解此"瓶颈"效应。例如在构建高产头孢菌素 C 基因工程菌的过程中，从顶头孢霉（*C.acremonium*）中分离得到了双功能的扩环酶，并已成功地克隆了编码该酶的基因，命名为 cefEF，cefEF 基因编码的 DAOC3′- 羟化酶即为头孢菌素 C 合成的限速酶。②引入抗性基因和调节基因，许多抗生素生物合成基因往往与菌种对自身抗生素耐药基因连锁存在，因此，增加与抗生素生物合成有关的自身抗性基因的剂量，也可提高其单位产量。如将卡那霉素链霉菌（*S.kanamyceticus*）M1164 的氨基糖苷 -6′-N- 乙酰转移酶基因克隆至高拷贝质粒载体 Pij702，然后引入卡那霉素和新霉素产生菌卡那霉素链霉菌 ATCC12853 和氟氏链霉菌（*S.fradiae*）ATCC10745，其转化子对多种氨基糖苷类抗生素的抗性增加，卡那霉素和新霉素的产量提高 2～6 倍。③构建"杂合抗生素"基因工程菌，由于许多微生物次级代谢产物酶系的底物特异性不强，当某种抗生素的生物合成基因克隆至另一结构相似、生物合成途径有关的抗生素产生菌中，可使其产生不同于二亲株产物的具有生物活性的新化合物，即所谓"杂合抗生素（hybridantibiotics）"。如将整套放线紫红素的生物合成基因导入不同的产生菌时，除产亲株化合物外，也产生了不同的新化合物：将放线紫红素的生物合成基因导入紫红链霉菌，产生了新化合物二氢榴菌紫红素（dihydrogranatrihodin）。这为利用基因工程技术获得新抗生素提供了新途径。④组合生物合成，组合生物合成是指在了解微生物生物合成途径以及克隆有关生物合成和调节等基因的基础上，在体外对这些不同来源（种内或种外）的基因进行删除、添加、取代及重组，然后导入到一个适当的微生物宿主中并定向合成所需的一系列新化合物。目前，组合生物合成技术主要应用在具有聚酮生物合成途径（polyketide biosynthesis pathway）的一些重要抗生素上。已知的聚酮类化合物（polyketides，PK）已超过

10000 个。包括临床上应用的红霉素、四环素、利福霉素、两性霉素、普伐他汀等。研究发现，PK 的各种酶促合成步骤是通过一系列聚酮合酶（polyketide biosythases，PKS）来完成的，目前大多数聚酮合酶基因已成功克隆。如将聚酮类化合物埃坡霉素生物合成的基因簇，导入天蓝色链霉菌 CH999，这些基因得到表达并产生了埃坡霉素，且其产量远远超过了原始菌种纤维堆囊黏菌；若将放线紫红素的最小化 PKS 基因和 tetracenomycin 的芳香化酶和环化酶（tcm ARO/CYC）基因组合在一起，最终可获得一个新化合物 RM77，为新抗生素的获得提供了基础。微生物基因工程制药方式是制药工业发展的一个新时代的标志，同时也意味着药物与微生物的联系将更为紧密。

二、微生物药物的类型

在药学发展史上，人类自觉地将微生物引入药物之中，是希冀于以此作为抵抗病原生物侵袭的利器。这在巴斯德制备狂犬病疫苗、卡默德（Leon Calmette）和介兰（Camile Guerin）制备卡介苗、弗莱明发现青霉素的过程中可以得到证实。据此，我们似乎可以将现有的涉及微生物的药物按使用目的划分为两大类，即具有直接抗病原生物作用的药物（抗生素）和不具有直接抗病原生物作用的药物（非抗生素）。

（一）抗生素类药物

抗生素（antibiotics）是此类微生物药物的代表。抗生素是 20 世纪 30 年代问世的一类真正具有抗病原微生物作用的药物，以青霉素为代表的早期抗生素都是微生物的次级代谢产物。由于功效的相近性，青霉素类抗生素作为主要的抗细菌药物，常常和早于青霉素出现的磺胺类合成抗菌药物合称抗菌素（antibacterials）。随着对生物代谢产物对其他生命体干扰现象的研究进展，近年来药学界倾向于将抗生素定义为由微生物（包括细菌、真菌、放线菌属）或高等动植物在生活过程中所产生的具有选择性干扰其他生物细胞发育功能的代谢产物。根据这个定义，抗生素作用的靶标得到了较大的拓展，这一定义的外延也随之扩大，抗生素家族的成员除了能对多种病原体产生有效的杀灭作用外，有些抗生素也具有抗肿瘤作用和免疫抑制作用，甚至还具有细胞代谢的调节作用（如对内质网应激的调控）。而针对感染的抗生素也可分为抗病毒、抗细菌、抗真菌及抗原虫等不同类型。

（二）非抗生素类药物

以微生物本体作为药源的疫苗（vaccine）尽管是以抗病原生物感染为目的而制备的，但疫苗本身不能直接产生抗病原生物的作用。疫苗是通过一定方式（如化学灭活或减毒诱变等）处理后的病原微生物本体，这样的处理去除了病原微生物的致病性，而维持其免疫原性。故通过疫苗接种即可使机体成功获得相应的特定免疫力。从疫苗使用的原理可知，作为一种预防制剂，疫苗并无直接抵抗病原微生物的作用，所以疫苗一般不纳入抗微生物药物。随着人类对免疫学领域的深入拓展，疫苗的使用范畴正在扩展，在针对病原体的作用方面，疫苗已不再局限于预防，一些疫苗类型的制剂可以用于临床治疗。所谓治疗性疫苗（therapeutic vaccine）系指那些不一定能产生预防效果，但却能够有助于改善疾病过程的疫苗类制剂，例如我国研发的针对乙型肝炎的治疗性疫苗。此外，疫苗类制剂也已超越了抵抗病原微生物作用的局限，正在被用在更多非感染性疾病的领域，最突出的例子，是肿瘤疫苗的研制。

随着微生物学研究与应用的发展，人们发现微生物及其代谢产物具备许多与抵抗病原微生物无关的药理作用，也被用于药物开发。譬如一些益生菌被作为微生态调节剂，微生物初级代谢产物被制备为维生素制剂、酶制剂、酶抑制剂、氨基酸制剂、核酸制剂等（详见本章第三节）。

此外，由于"工程菌"概念的提出和在制药工业上的广泛应用，经基因工程改造后的微生物正日益成为生物药物的主要"生产者"。从广义角度而言，这类由"工程菌"制备的大量重组细胞因子类药物和部分以微生物发酵方式制备的抗体类药物似也可归入微生物药物的行列中。

第二节　抗微生物药物

抗微生物药物包括抗生素与病原生物化学抑制剂两大类。前者有很大一部分源自微生物的次级代谢产物。后者属于化学合成药物（严格意义上不纳入微生物来源的药物）。但由于使用目的和功效上的一致性，从药理学角度通常将两者合在一起予以讨论。

一、抗微生物药物的类型与作用

在前两篇的学习内容中，我们已经了解病原体是一群在结构与代谢机制上差异极为巨大的庞杂生物类群，自然针对它们的药物所作用的环节和靶标也具有很大差异。按照前面的学习内容，本节将抗微生物药物划分为抗病毒药物、抗细菌药物与抗真菌药物分别叙述。

（一）抗病毒药物

目前临床应用的抗病毒药物绝大多数源自人工合成。其主要的药物靶标集中在病毒核酸的生物合成环节，以及对多蛋白水解酶的抑制。

1. 核酸复制抑制剂　病毒复制过程中的生物合成环节被认为是病毒复制的核心。因此针对这一环节的抗病毒药物也是目前临床应用的主流药物。抑制核酸复制药物按其作用机理分为：①链终止剂（chain terminator），系一类核苷类似物，这些化学修饰后的核苷经病毒 DNA 聚合酶作用整合入 DNA 链内，可因核苷类似物缺乏 3′ 羟基而阻断核酸链的延伸。如无环鸟苷、叠氮胸苷（AZT）等。②核酸聚合酶抑制剂，也是一类核苷类似物，由于结构的相似可与细胞内三磷酸核苷或三磷酸脱氧核苷竞争性结合病毒 RNA 或 DNA 聚合酶，抑制其酶活性。如司他夫定、拉米夫定、扎西他滨等。③逆转录酶抑制剂，上述核酸聚合酶抑制剂中的一部分也可同时抑制逆转录酶。此外，近年来发展了非核苷类似物逆转录酶抑制剂，如奈韦拉平、得拉维拉定等，其作用机理是通过与逆转录酶活性中心的选择性结合抑制逆转录酶。

2. 蛋白酶抑制剂　多数病毒在翻译后首先形成一个多蛋白前体，必须经蛋白水解酶分解为多个功能性单元才能顺利进行装配。针对蛋白水解酶的抑制剂可阻断这一过程，抑制病毒复制。蛋白酶抑制剂主要模拟多蛋白水解部位的构型，与多蛋白竞争结合蛋白水解酶。如利多那韦、沙喹那韦、印地那韦等。

3. 干扰素　作为细胞因子的干扰素也是一种十分重要的抗病毒药物，其作用机制已经在前面的学习内容中述及，此处不再重复。

（二）抗细菌药物

抗细菌药物主要包括抗生素和化学合成抗菌药。这些药物对细菌都具有较高的"选择性毒性"——即指针对细菌特有结构的抗菌药理作用。主要包括：

1. 干扰细胞壁形成　几乎所有的细菌都具有细胞壁，而这又恰恰是哺乳动物细胞所没有的结构。这种差异正好为抗菌药物的"选择性毒性"提供了用武之地。细菌的细胞壁分为两种类型，一类是革兰阳性菌的细胞壁，其肽聚糖层较厚较致密，含有磷壁酸。另一类是革兰阴性菌的细胞壁，其肽聚糖层薄而疏松，无磷壁酸，但含类脂与脂多糖。许多抗菌药物能够干扰肽聚糖的合成，使细菌不能合成完整的细胞壁，在一般渗透压环境中，可导致细菌死亡。具有干扰肽聚糖合成的药物有 β－内酰胺类抗生素，如青霉素类、头孢菌素类、头霉素类、碳青霉烯类、单环 β－内酰胺类等；糖肽类，如万古霉素、替考拉宁等；以及杆菌肽和环丝氨酸。β－内酰胺类药物可竞争性抑制细菌合成肽聚糖所需酶类及转糖基酶，进而抑制四肽侧链与五肽桥的连接或四肽侧链间的连接。糖肽类药物主要阻断由 N－乙酰葡萄糖胺与 N－乙酰胞壁酸构成的肽聚糖单体的连接，从而抑制肽聚糖链的延伸。其他药物则作用于肽聚糖合成中的原料转运环节。

2. 抑制核酸复制与转录　可再细分为：①直接抑制作用，通过抑制 DNA 模板功能从而抑制复制与转录。通常这种干扰抑制作用无选择性，可与各种原核和真核细胞的 DNA 结合，特异性不强，且毒性大。如丝裂霉素、博来霉素。②抑制复制酶作用，如喹诺酮类抗生素作用的靶点是细菌 DNA 螺旋酶，阻止有关 DNA 分子的断链与再连接反应，致细菌变形死亡。③抑制转录酶作用，这类药物通常只选择性地作用于原核生物的 RNA 聚合酶，只抑制细菌生长，对真菌及哺乳动物细胞的生长无抑制作用。但这类药物只起抑菌作用，如利福平等。

3. 抑制蛋白质合成　蛋白质的合成需要活化的氨基酸，在各种酶参与下在核糖体上完成。抑制、阻碍和改变其中任何一组结构或合成过程都能导致蛋白质合成过程停止，并导致细菌死亡。氨基糖苷类抗生素（链霉素、庆大霉素等）均可与细菌 30S 核糖体亚基结合，从而抑制细菌蛋白质的合成。

4. 影响细胞膜功能　细胞膜是细菌细胞生命活动重要的结构，如果细胞膜受损伤，就会影响细菌的生命活动，损伤严重可导致细胞死亡。作用于细胞膜的抗生素的作用机制主要有：①破坏细胞膜超微结构，造成细胞内成分流失，如多黏菌素 B 的作用即是其游离氨基酸与细胞膜脂蛋白中的磷酸基结合，导致细胞膜通透性增强；②影响细菌膜的离子通道，破坏细菌细胞的晶体渗透压，如缬氨霉素。

5. 抗代谢作用　有些药物可通过抑制细菌生长繁殖过程中主要的代谢过程而抑制细菌的生长，其机制为：①掺入"信息"多聚物（DNA、RNA、蛋白质），导致信息内容改变，如硒代钾硫氨酸，此类物质掺入到多肽中，合成非正常蛋白质而抑制细胞生长；②抑制基本代谢物的形成，如磺胺类药物，通过竞争性地取代对氨基苯甲酸的地位，影响微生物生长中的必需物质——四氢叶酸的合成。

表 10-1　常用抗菌药物的结构类型与作用机制

抗生素结构分类	主要抗菌机制	代表抗生素	典型产生菌
β－内酰胺类	抑制细胞壁合成	头孢菌素	*Cephalosporium acremonium**
		青霉素	*Penicillum spp.*
		碳青霉烯类	*Streptomyces spp.*
氨基糖苷类	抑制蛋白质合成	链霉素	*Streptomyces griseus*
		新霉素	*Streptomyces niveus*
		卡那霉素	*Streptomyces kanamyceticus*
		庆大霉素	*Micromonospora purpurea*

续表

抗生素结构分类	主要抗菌机制	代表抗生素	典型产生菌
大环内酯类	抑制蛋白质合成	红霉素	*Streptomyces erythraeus*
		麦迪霉素	*Streptomyces mycarofaciens*
		螺旋霉素	*Streptomyces ambofaciens*
单苯环衍生物	抑制蛋白质合成	氯霉素	*Streptomyces venezulae*
四环素类	抑制蛋白质合成	金霉素	*Streptomyces aureofacien*
安莎类	抑制核酸合成	利福霉素	*Nocardia mediterranei*
肽类	抑制细胞壁合成	万古霉素	*Streptomyces orientulis*

Cephalosporium acremonium 为 1945 年发现头孢菌素时分离的菌种，现已改称 *Acremonium chrysogenym*。目前头孢菌素类抗生素生产过程中，涉及的菌种类较多，如还有 *Nocardia lactamdurans* 和一些链霉菌，甚至一些细菌，实际应用的有大批半合成产品。其他各类抗生素情况也类似，有的甚至有全合成产品。

（三）抗真菌药物

抗真菌药物的作用靶标也具有较高的选择性。目前用于临床的抗真菌药物的作用机制包括：

1. 针对细胞膜　又可分为：①使细胞膜渗透性增加，细胞内物质渗出，导致细胞死亡，如多烯类抗真菌抗生素；②抑制角鲨烯环氧化酶，使角鲨烯堆积于真菌细胞内，增加细胞膜脆性而使细胞破裂，如特比奈芬；③抑制 P450-14- 去甲基酶的催化作用，从而阻止麦角固醇的合成，使细胞死亡，如咪唑类抗真菌药。

2. 针对细胞壁　又可分为：①抑制葡聚糖合成，破坏真菌细胞壁结构，如西罗仿京；②阻断营养物质跨膜运输，如环吡酮胺；③抑制几丁质合成酶，影响几丁质形成，使真菌细胞壁受损，如尼克霉素。

3. 针对核酸合成　又可分为：①干扰真菌细胞核有丝分裂，如灰黄霉素；②阻断核酸合成，如 5- 氟尿嘧啶。

二、微生物的耐药性

1940 年，在青霉素尚未进入临床之前，Abraham 等便从大肠埃希菌中鉴定出了青霉素水解酶。1944 年人们又在尚未接触抗生素的所罗门群岛的土壤和人粪标本中分离出四环素与链霉素的耐药菌株。因此我们可以认为微生物耐药性是微生物固有的生物学性状。不过，随着抗微生物药物的广泛使用，在选择压力（selective pressure）下，具有耐药性的病原微生物得到更多的生存机会，以至于形成优势种群，这种状态使人类陷入了一种"灾难性境地"。也对抗微生物药物的研发提出了新的挑战。

（一）微生物耐药性的相关概念

微生物耐药性是指病原生物在与药物多次接触后所出现的敏感性下降现象。因此耐药性与药物敏感性相互对立，亦即耐药性增高则敏感性下降。故耐药性程度的衡量通常也采用衡量药物敏感性的同一方法，如最小抑菌浓度的测定。

微生物耐药性是一个比较复杂的概念，通常牵涉下列几重含义：

1. 固有耐药性（intrinsic resistance）　是指病原生物对某种药物的天然不敏感表现。这一性状是可以代代相传的。

2. 获得耐药性（acquired resistance） 是指病原生物对药物敏感性下降的表现，通常因遗传变异所致。

3. 多重耐药性（multidrug resistance，MDR） 是指病原生物同时对多种作用机制不同的药物产生的耐药表现。

4. 交叉耐药性（cross resistance） 是指病原生物对同一类作用机制的不同药物产生的耐药表现。

对于这些定义的理解将有助于我们掌握微生物耐药性问题的实质，并学会如何应对。

（二）病毒耐药性的产生机制

病毒耐药性的产生机制主要是由突变造成的作用靶位变构和因宿主细胞多药外排泵系统增强而引起的外排作用。

1. 作用靶位变构 病毒作为非细胞型微生物，其复制过程完全依赖宿主细胞的转录、翻译系统。因此极易受到宿主免疫系统的干扰，在巨大的选择压力下，病毒不得不通过提高突变频率来适应生存环境。故病毒基因一般都具有很大的变异性，这种高突变几率使抗病毒药物的作用靶位随时都面临变构的可能，这是病毒耐药性产生的根本原因。事实上，由于目前抗病毒药物库仍然太小，使得几乎每一种抗病毒药物都可以在临床检测到相应的耐药性毒株。

2. 增强宿主多药外排泵作用 病毒耐药性产生的第二个原因根源于宿主细胞固有的多药外排泵系统。目前多数抗病毒药物对宿主细胞均有较大毒性，都能被宿主细胞多药外排泵系统主动外排，细胞内药物浓度的下降使病毒对药物的敏感性也随之下降。此外，有资料表明，某些病毒感染可以使宿主细胞多药外排泵系统蛋白的数量增加和活性增强。

（三）细菌耐药性的形成机制

细菌耐药性的形成机制一般是指在蛋白质水平上通过细菌代谢变化而形成的细菌耐药性。但这些蛋白质水平上的变化都建立在遗传变异基础之上。目前研究较多的耐药性形成的生物化学机制包括钝化酶的形成、作用靶位的修饰、细胞膜通透性的改变，以及多药外排泵作用的增强等。

1. 形成钝化酶 所谓钝化酶是指由细菌产生的抗药酶类。这些酶类往往通过对抗菌药物有效结构的水解、变构使抗菌药物灭活。常见的钝化酶有 β – 内酰胺酶（青霉素酶、头孢菌素酶）、氨基糖苷类修饰酶（乙酰转移酶、磷酸转移酶、核苷酸转移酶）、红霉素酯酶和氯霉素乙酰转移酶等。钝化酶多数由质粒编码，少部分由细菌染色体编码。细菌产生钝化酶的方式可以分为两种：一是诱导型表达，即酶因药物的诱导而产生；二为组成型表达，即酶自发产生，与药物的诱导无关。钝化酶的形成是细菌耐药性形成的最重要方式。

2. 修饰作用靶位 每一类抗菌药物作用于细菌，都有特定的结合位置，称为靶位。抗菌药物特别是抑制细菌代谢的药物，通常是通过与靶位的结合而使靶位的生物活性丧失，起到阻断细菌代谢的作用。细菌通过对相应靶位的化学修饰或由基因突变造成靶位的变异都可使抗菌药物失去结合或阻断的能力，从而表现为耐药性。修饰作用靶位的典型例子有：青霉素结合蛋白变异引起的青霉素耐药、细菌核糖体 30S 亚基 S12 蛋白变异引起的链霉素耐药、细菌核糖体 50S 亚基变异引起的大环内酯类耐药和二氢叶酸还原酶变异引起的磺胺类耐药等。细菌还可以通过增加靶位的表达而产生耐药，这也可算作作用靶位修饰的一个特例。

3. 改变细胞膜通透性 部分抗菌药物的结合靶位在细菌的胞内，因而药物进入细菌的细胞内须依赖细菌的外膜孔蛋白作为通道。一些细菌能够通过调节外膜孔蛋白的结构与表达数量，使进入细菌细胞内的药物大大减少而形成耐药。此外，当细菌形成生物膜（biofilm）后也可改变其细胞膜通透性，减少进入细胞内的药量而形成耐药。

4. 增强多药外排泵作用 无论在真核细胞还是原核细胞生物的细胞膜上都存在着一类可以将进入细胞内的药物主动外排的"泵"系统，这是生物体固有的一种解毒机制。这类"泵"系统多数不具有选择性，可以将不同结构的多种药物同时排出细胞，称为多药外排泵。细菌的多药外排泵系统通常由三部分组成，包括外排转运蛋白、外膜蛋白以及连接蛋白。常见的细菌多药外排泵有：大肠埃希菌 TetA、AcrAB；金黄色葡萄球菌 NorA；铜绿假单胞菌 MexAB-OprM；淋病奈瑟菌 MtrCDE 等。细菌多药外排泵的存在与运作是多重耐药性产生的重要原因。

（四）应对微生物耐药性的措施

微生物耐药性已经成为一个足以威胁人类健康的严重问题，需要临床医学工作者和药学工作者共同面对。应对微生物耐药性的措施涉及：

1. 病原生物耐药性的监控 病原生物耐药性的监控是了解病原生物耐药性趋势，制定应对策略和评价措施有效性的基础。其具体内容又分为：①流行病学监测，病原生物耐药性的流行病学监测是指在较大地区范围内，对人群及环境中的主要耐药性病原生物株作定时、定点的抽样检测，以反映该地区耐药性病原生物株的变化趋势，为临床用药提供适时的指导。②临床药敏试验，临床药敏试验既是病原生物耐药性流行病学监测的一种手段，也是临床用药的最直接依据。临床药敏试验的普遍开展可以使临床用药更具针对性，从而迟滞病原生物耐药性的普遍化进程。临床药敏试验可包括常规药敏试验（如平板扩散法、E 试验法等）与分子药敏试验（如耐药基因检测、耐药基因表达量检测、钝化酶活性检测等）。

2. 抗微生物药物的合理使用 临床合理使用抗微生物药物是目前控制病原生物耐药性迅速增长的一个最具实际意义的措施。合理使用抗病原生物药物通常包括：①严格掌握适用指征，抗生素的使用一般宜针对性地用于细菌性感染，对不明原因发热与病毒性感染则不宜使用，特别应避免预防性使用（这是目前最普遍的滥用抗生素行为）和皮肤、黏膜的局部用药。抗病毒药物的使用应注意药物与致病病毒间的匹配，不宜盲目滥用。②联合用药，同时使用几种针对不同作用靶点的抗病原生物药物治疗一项感染谓之联合用药。联合用药一般可降低病原生物的耐药突变频率，例如，某种病毒对某一药物产生耐药突变的概率为 10^{-3}，对另一药物产生耐药突变的概率为 10^{-4}，那么两者联合用药时，病毒对两种药物产生耐药突变的概率就为 10^{-7}。但联合用药也必须有相应指征，不得随意滥用。③药物的合理使用，抗病原生物药物的合理使用需要包含下列几层含义：一是正确选择抗病原生物药物，在药敏试验基础上，尽可能做到先"窄谱"后"广谱"，先"常用"后"新型"，先"单一"后"联合"的阶梯性用药；二是正确掌握抗病原生物药物的剂量、疗程和给药方法，使用抗病原生物药物必须做到"足量""短程""方法准确"；三是正确制定地区性用药规划，通过减少抗病原生物药物使用可降低对病原生物耐药性产生的选择压力。因此根据耐药性变迁特点，可限制某一类抗病原生物药物的使用，以恢复病原生物对这类药物的敏感性。也可定期循环使用不同类型的抗病原生物药物，以保持病原生物的药物敏感性，遏制病原生物耐药性的选择性增强。

3. 新型抗微生物药物的研制 为应对不断涌现的新型病原生物耐药株，适当加速新型药物的研发，也是一个抑制病原生物耐药性普遍化的重要举措。目前新型药物研发主要包括：①新型抗病原生物药物研发，寻找新型抗病原生物药物的工作在全球范围内广泛开展着，但对于新型抗病原生物药物研发的速度能否跟上病原生物耐药性形成的速度，人们普遍不抱乐观态度。目前研发新型抗病原生物药物的主要思路是对现有药物进行改良以避开现有耐药环节；寻找针对新的作用靶点的新型药物。②拮抗耐药性药物研发，针对病原生物耐药性形成机制（特别是生物化学机制），研发相应的拮抗耐药性药物是一个颇具创造性的设想。在这一设想的指导下，已取得了一些不错的进展，如 β – 内酰胺酶抑制剂的研发，可使大量已形成耐药的 β – 内酰胺类抗生素起死回生。值得指出的是，在许多用于抗感染治疗的中药，甚至补益类中药之中都蕴涵着拮抗病原生物耐药性的潜能。现有的研究表明，有些中药可阻断耐药质粒的传递，有些中药可调节多药外排泵系统蛋白的表达水平。这些发现将为中药在拮抗病原生物耐药性上开拓出一片值得期待的应用前景。

第三节　其他用途的微生物药物

本节讨论的其他用途微生物药物，主要涵盖了以微生物本体成分为基础的疫苗类、益生菌类生物制品；以微生物代谢产物为基础的酶抑制剂、免疫调节制剂和营养性制剂；以"工程"微生物为载体的重组细胞因子制剂及部分抗体类药物。

一、以微生物本体为基础的微生物药物

疫苗与益生菌制剂都属于经典的以微生物本体为基础的微生物药物。

（一）疫苗

经典的疫苗是指由减毒的或灭活的病原微生物制得的，具有诱导机体形成针对病原体免疫效应的生物制品。目前应用的广义疫苗制剂主要包括灭活疫苗、减毒活疫苗、亚单位疫苗、基因工程疫苗与类毒素。

1. 灭活疫苗　选用免疫原性强的病原微生物经纯培养，用物理或化学方法将其灭活，提取其菌体成分或代谢产物再经纯化制成。灭活疫苗一般使用的是强毒株，如用萨宾（Sabin）减毒株生产的脊髓灰质炎灭活疫苗。灭活疫苗已失去对机体的感染力，但仍保持其免疫原性。灭活疫苗免疫效果良好，在 2 ～ 8℃下一般可保存一年以上，没有回复突变的风险；但灭活疫苗进入人体后不能生长繁殖，对人体刺激时间短，要获得强而持久的免疫力，一般需要加入佐剂，且需多次、大剂量注射，并缺乏自然感染的局部免疫保护。

2. 减毒活疫苗　是采用人工定向变异的方法，或从自然界筛选出弱毒或基本无毒的微生物制成的疫苗。减毒活疫苗接种后，在机体内有一定的生长繁殖能力，可使机体发生类似隐性感染或轻度感染的反应，但不产生临床症状，免疫效果强而持久，且用量较小，除刺激机体产生细胞免疫和体液免疫外，尚能产生局部免疫保护。不过，减毒活疫苗须在低温条件下保存及运输，有效期相对较短，并存在回复突变的风险。常见的减毒活疫苗有卡介苗（BCG）、麻疹疫苗、脊髓灰质炎疫苗、腮腺炎疫苗等。

3. 亚单位疫苗　在大分子抗原携带的多种特异性的抗原决定簇中，只有少量抗原部位对保护性免疫应答起重要作用。通过化学分解或有控制性的蛋白质水解方法使天然蛋白质分离，提取细菌、病毒的特殊蛋白质结构，筛选出具有免疫活性的片段制成的疫苗，称为亚单位疫苗。亚单位疫苗仅有几种主要表面蛋白，因而能避免大量无关抗原诱发的抗体，从而减少疫苗的副反应和疫苗引起的相关疾病。A 群脑膜炎球菌多糖疫苗、伤寒 Vi 多糖疫苗是比较早的亚单位疫苗，该类

疫苗有效减少了全菌疫苗使用中所出现的不良反应；此外，流感裂解疫苗的免疫效果及安全性也在应用中得到肯定。亚单位疫苗的不足之处是免疫原性较低，需与佐剂合用才能产生较好的免疫效果。所以，若全菌（病毒）疫苗不存在严重不良反应，仍应以全菌（病毒）疫苗为首选。

4. 基因工程疫苗 使用 DNA 重组技术，把病原体外壳蛋白或肿瘤细胞中能诱发机体免疫应答的天然或人工合成的遗传物质定向插入细菌、酵母等细胞中，使之充分表达，将相应表达产物纯化后而制得的疫苗。随着生物技术的迅猛发展，应用基因工程技术不仅能制备不含感染性物质的亚单位疫苗，也能制备性能稳定、以活体微生物为载体的减毒疫苗，以及能预防多种疾病的多价疫苗。这是继第一代传统疫苗之后的第二代疫苗，具有安全、有效、免疫应答持久、联合免疫易于实现、来源充足等优点。目前，我国使用的乙肝疫苗等即为基因工程疫苗。

5. 类毒素 亦可划为广义灭活疫苗的范畴，特指细菌外毒素经甲醛脱毒处理后，失去毒性并仍保留原有免疫原性的生物制品。若在类毒素中加入适量磷酸铝和氢氧化铝即成吸附精制类毒素，其体内吸收慢，能发挥长时间刺激效应，产生更高抗体效价，从而增强类毒素免疫效果。常用的类毒素有白喉类毒素、破伤风类毒素等。

（二）益生菌制剂

益生菌概念是在 1965 年由 Lilly 等明确提出，指添加于动物饲料中有助于肠道菌丛平衡并促进动物生长的物质或微生物。经过多年发展和修正，目前益生菌是指某种微生物制剂或发酵制品，能通过调节宿主黏膜与系统免疫功能或通过改善肠道营养与菌群平衡对宿主产生有益的生理作用。益生菌往往是通过定殖作用改变宿主某一部位菌群的组成，从而产生有利于宿主健康作用的单一微生物或组成明确的混合微生物。

1. 益生菌制剂的种类 1989 年美国食品和药品管理局（FDA）及美国饲料监察协会（AAFCO）公布了 41 种可用于饲料的安全菌株。我国于 1996 年公布了 6 种菌可用于动物微生态调节剂：乳酸杆菌、粪链球菌、双歧杆菌、酵母菌、DM423 蜡样芽胞杆菌和 SA38 蜡样芽胞杆菌。目前，常用的益生菌主要有 3 类：①严格厌氧的双歧杆菌属（*Bifidobacterium*），该属现有 32 个种，其中能在人体肠道内定植并能用于制备保健食品的双歧杆菌主要有两歧双歧杆菌（*B.bifidum*）、青春双歧杆菌（*B.adolescentis*）、婴儿双歧杆菌（*B.infanfis*）、短双歧杆菌（*B.Brevel*）和长双歧杆菌（*B.longum*）5 种。②耐氧的乳杆菌属（*Lactobacillus*），已报道的有 56 种，常用于肠道微生态制剂中的约有 10 种，即嗜酸乳杆菌（*L.aeidophilus*）、植物乳杆菌（*L.plantarum*）、短乳杆菌（*L.brevis*）、干酪乳杆菌（*L.casei*）和德氏乳杆菌保加利亚种（*L.delbmdkic*）等。③兼性厌氧球菌，如属于肠球菌属（*Enterococcus*）的粪肠球菌和屎肠球菌（*E.faccium*），属于乳球菌属（*Latococcus*）的乳酸乳球菌乳亚种（*L.lactis*）和乳酸乳球菌乳脂亚种（*L.lactis subsp*）以及属于链球菌属（*Strepttococcus*）的唾液链球菌嗜热亚种（*S.salivarius subspther-mophilus*）和中间链球菌（*S.intermedins*）。

2. 益生菌制剂的作用 这类制剂多数被列入功能性食品范畴，仅少数作为肠道菌群紊乱综合征的治疗药物。其多数制剂的药理作用尚不肯定，推测其潜在的作用包括：①免疫调节作用，研究表明口服干酪乳酸菌和保加利亚乳酸菌可促进巨噬细胞功能。经口耐受是机体免疫系统自稳功能的重要组成部分，对维持机体的自稳状态有重要意义。益生菌可通过促进免疫系统发育，影响免疫耐受的建立与维持。益生菌也可通过改善肠黏膜屏障功能，促进分泌型 IgA 抗体的产生。肠道内益生菌可激活机体的免疫细胞，并释放免疫活性物质。②阻断致癌作用，益生菌的存在及其代谢产物可优化肠道菌群组合，并可降解亚硝胺，消除亚硝胺的致癌性。③延缓机体衰老作用，益生菌能使机体中某些具有抗衰老作用的酶活性升高，使与衰老相关的某些物质浓度降低，从而发挥延缓衰老的作用。④降胆固醇及抗高血压作用，研究表明，益生菌具有降低胆固醇、抗高血压的作用。双歧杆菌属结合胆汁酸水解酶，可将结合胆汁酸水解为游离胆汁酸，游离胆汁酸与胆固醇在肠道共沉淀并从粪便排出，使血清胆固醇降低；乳酸菌能较好地吸收胆固醇，通过代谢作用使胆固醇转化成胆酸及胆汁酸并排出体外。⑤抗血栓形成作用，乳酸菌的代谢产物能抑制血小板的凝聚和纤维蛋白原结合到血小板上。经常食用益生菌有预防高血脂及抗血栓形成的作用。⑥营养作用，益生菌不仅是肠道食物分解消化的重要因素，还可以通过自身合成、分泌的物质为机体提供营养。双歧杆菌与其他厌氧菌产生的酸（乙酸和乳酸），使环境 pH 值下降，有利于二价铁、维生素 D 及钙的吸收；乳酸菌发酵产生乳酸，可提高钙、磷、铁、维生素 D 的吸收利用率。同时研究还表明，益生菌可合成多种维生素，如硫胺素、核黄素、尼克酸、吡哆醇、泛酸、叶酸和维生素 B 等，当某些因素造成肠道菌群失调时，可表现出维生素缺乏症。此外还有研究表明，双歧杆菌属可改善蛋白质的代谢。

二、以微生物代谢产物为基础的微生物药物

此类药物种类较多，包括酶抑制剂、免疫调节剂、营养相关制剂，以及细菌毒素制剂等。

（一）酶抑制剂

酶是生命活动的主要催化剂，体内大量的病理生理现象的发生往往伴有酶活性的改变，因此，以酶活性调节为靶标的药物具有较高的临床应用价值。源自微生物的酶抑制剂多为小分子化合物，不同于动植物体内的大分子酶抑制剂，但它们同样可干扰、抑制人或动物体内参与生命活动过程中的有关酶。目前已有超过 100 种微生物来源的酶抑制剂被推出，涉及蛋白酶抑制剂、肾上腺素合成酶抑制剂、肾素 – 血管紧张素系统酶抑制剂、糖苷酶及淀粉酶抑制剂、胆固醇合成酶抑制剂、磷酸二酯酶抑制剂、多胺合成酶抑制剂等，广泛应用于降血压，降血糖，防治肥胖症、高胆固醇症、哮喘、龋齿，抗炎，调节免疫功能等方面。

1. 葡萄糖苷酶抑制剂　葡萄糖苷酶在机体多种代谢过程中有着关键作用，与很多代谢性疾病如糖尿病等密切有关，其抑制剂是理想的治疗糖尿病的药物。20 世纪 90 年代出现的拜糖平、米格列醇等就是由微生物产物中筛选出的 α – 葡萄糖苷酶抑制剂，它们已成为目前控制糖尿病最重要的药物之一。

2. 胆固醇合成酶抑制剂　在胆固醇生物合成途径中，3– 羟基 –3– 甲基戊二酰辅酶 A（HMG-CoA）还原酶是关键限速酶，抑制其活性可获得降低体内胆固醇生物合成的疗效。在微生物次级代谢产物中找到 HMG-CoA 还原酶抑制剂洛伐他丁和普伐他汀之后，药物化学家应用化学合成的方法很快获得了辛伐他汀、氟伐他汀、得伐他汀、阿托伐他汀和罗舒伐他汀等一系列他汀类降血脂药物。由于这类药物能够特异性地抑制胆固醇生物合成途径中关键酶的活性，从而有效地抑制胆固醇生物合成，在治疗高脂血症方面已取得了显著的临床效果。他汀类药物的发现是近 20 多年在微生物药物的研发中最令人兴奋的成果之一。

（二）免疫调节剂

微生物次级代谢产物作为免疫调节剂的典型例子是选择性免疫抑制剂环孢素 A，其抗器官移植排斥反应的作用在临床取得了较好的效果。目前在临床应用的同类免疫抑制剂中，还包括雷帕霉素（rapamycin，属大环内酯类）、他克莫司（tacrolimus，FK–506，属大环内酯类）、霉酚酸，

以及 15- 脱氧精胍菌素和咪唑立宾等。

除了作为免疫抑制剂的抗生素类代谢产物外，真菌多糖（如猪苓多糖、灵芝多糖、香菇多糖等）乃至某些微生物本体（如卡介苗、短小棒状杆菌）也被用作免疫刺激剂。

（三）营养相关制剂

氨基酸、核酸、维生素与辅酶等是构成生命的基本物质，通常视作营养成分。此类临床所需制剂也多数以微生物发酵工艺制取，如自 20 世纪 50 年代分离出能大量分泌 L- 谷氨酸的谷氨酸棒状菌以来，已有许多生产不同氨基酸的菌株被发现分离，目前发酵法生产的氨基酸已达 10 余种，成为生产氨基酸的主要方法。同样临床应用的核酸类制剂、维生素与辅酶制剂也成功地运用了微生物发酵工艺（表 10-2）。

表 10-2　由发酵法制备的维生素及辅酶类制剂

维生素及辅酶	主要生产菌
β- 胡萝卜素（维生素 A 原）	三孢布拉菌
维生素 B$_2$	棉病囊菌、阿氏假囊酵母
维生素 B$_{12}$	丙酸杆菌属、假单胞菌属、巨大芽胞杆菌等
维生素 C	葡萄糖酸杆菌属和假单胞菌属
辅酶 A	产氨短杆菌

（四）细菌毒素制剂

作为细菌代谢产物的外毒素与侵袭性酶类尽管是一类重要的致病物质，但同时也是宝贵的药物资源，可在对某些疾病的治疗中显示其药理作用，如肉毒毒素类制剂可被用于治疗眼肌痉挛等（也可用在医疗美容方面）；而链激酶、链道酶类制剂具有溶栓作用；白喉毒素 A 链蛋白则可以与抗肿瘤抗体连接制备免疫毒素类抗肿瘤药物。

三、以"工程"微生物为载体的微生物药物

当 20 世纪 70 年代生物制药成为全球制药工业的发展方向后，以"工程菌"为载体开发的重组生物药物制品成为医药市场上独领风骚的新药产品。其主要代表药物为重组细胞因子制剂和重组抗体药物，两者也都应归入广义的微生物药物行列。

（一）细胞因子

天然来源细胞因子（cytokine）的研究始于 20 世纪 50 年代干扰素的发现。起初，只能通过体外培养免疫细胞或肿瘤细胞株获取微量的细胞因子制剂，不但纯度很难保证，而且来源极其有限，价格十分昂贵。为深入研究细胞因子的结构、功能并应用于临床，必须获得大量的细胞因子纯品。20 世纪 70 年代末，由于基因工程技术的迅速发展，使重组细胞因子研究取得了突破性的进展，到 20 世纪 80 ～ 90 年代，相继克隆出一大批细胞因子，其产量、纯度、成本等指标均优于天然来源的细胞因子。近年来，重组细胞因子类药物的研制有较快发展，相关的新药陆续上市，用于治疗肿瘤、感染、造血功能障碍、创伤、炎症等，收到良好疗效。2010 年排名世界前 10 位的生物药物中，细胞因子占有 2 项，分别为集落刺激因子（CSF）和促红细胞生成素

（EPO），其销售额分别为 35.58 亿美元和 25.24 亿美元。重要的重组细胞因子类制剂包括：

1. 重组干扰素（interferon，IFN） IFN 具有非特异性抗病毒、抗肿瘤及免疫调节作用等多种生物学活性。但同时因 IFN 有高度的种属特异性，故早期临床使用的 IFN 都只能用人的细胞制备。IFN-α 用人血白细胞或淋巴细胞制备，IFN-β 用人成纤维细胞制备。但因传统方法制备 IFN 的成本高、纯度低、活性差及不稳定等不利因素限制了其在医疗方面的应用。1980 年和 1982 年利用基因工程成功地获得了 IFN-α、IFN-β 和 IFN-γ 的 cDNA，标志着第二代干扰素的诞生。编码 IFN 的基因已能在大肠杆菌、酵母菌和哺乳动物细胞中表达。α、β、γ 三型基因工程 IFN 都已研制成功，产品已投放市场，用于治疗的病种已达 20 多种。

2. 重组白细胞介素（interleukin，IL） 白介素是由白细胞或其他体细胞产生的，又是在血细胞间起调节作用和介导作用的一类细胞因子，是重要的免疫调节剂。已命名的白细胞介素达 38 种。根据白细胞介素命名规则，所有白细胞介素基因均已克隆成功。多种基因工程白细胞介素制剂已投入市场（表 10-3）。重组人 IL-2（rhIL-2）已用工程化大肠杆菌和动物细胞生产，两种产品都用于临床。在大肠杆菌中的最高表达量可占总蛋白的 10%～35%，没有糖基，N 端为 Met，生物活性与天然产物基本相同。表达 rhIL-2 基因的真核细胞株有猴 COS 细胞、人脾细胞和外周血淋巴细胞等，产生的 rhIL-2 的 N 端没有 Met 残基，与天然 rhIL-2 功能相同。另外，应用蛋白质工程技术制成的新型 IL-2（125Ser-IL-2 和 125AlaIL-2），生物活性、热稳定性和复性效果都比原 IL-2 强，现已获准临床应用。

3. 重组肿瘤坏死因子（tumor necrosis factor，TNF） TNF 除具有抗肿瘤活性外，对多种正常细胞还具有广泛的免疫生物学活性，如炎症活性，促凝血活性，促进细胞因子分泌，免疫调节，抗病毒、细菌和真菌作用，致热作用，以及参与骨质重吸收等。1984 年重组 TNF 获得成功后，1985 年即获美国 FDA 批准用于临床，在治疗某些恶性肿瘤上收到较好的效果。但天然 TNF 有一定毒副反应。在 20 世纪 80 年代中期，蛋白质工程的兴起及 TNF 突变体的研制大大提高了其生物活性，而减少了毒副作用。

4. 重组集落刺激因子（colony stimulating factor，CSF） CSF 是指能够在体内、体外刺激多能造血干细胞和不同发育分化阶段的造血干细胞增殖、分化的细胞因子，因其在半固体培养基中能使干细胞形成相应的细胞集落而得名。重组 CSF 主要包括 SCF、GM-CSF、G-CSF、M-CSF 和 Multi-CSF 等。在临床上，重组 CSF 能提高化疗患者的耐受力，增加化疗强度和敏感性，加速骨髓移植后造血功能的恢复，因此已用于治疗肿瘤放疗和化疗后的白细胞减少、再生障碍性贫血、白血病和粒细胞缺乏症等。CSF 重组效率也比较理想，如重组人干细胞生长因子（rhSCGF）基因在大肠杆菌中表达，纯度可达 90% 以上。

表 10-3　FDA 已批准上市的重组人类细胞因子制剂

名称	适应证	批准年份
重组干扰素 α（Intron-A，Roferon-A）	人毛细胞白血病，Kaposi 肉瘤，慢性髓性白血病，滤泡性非霍奇金淋巴瘤，T 淋巴瘤皮肤转移瘤，肾细胞癌，黑色素瘤，尖锐湿疣，丙型肝炎和乙型肝炎	1986
重组 IFN-β 1b（Betaferon）	治疗和缓解多发性硬化症和复发	1993
重组 IFN-β 1a（Avonex）	多发性硬化症	1996
重组促红细胞生成素（EPO，Epogen）	慢性肾功能衰竭引起的重度贫血，抗 AIDS 药物 AZT 引起的严重贫血	1989

续表

名称	适应证	批准年份
重组干扰素 γ（Actimmune）	慢性肉芽肿病	1991
重组 G-CSF（Neupogen）	肿瘤化疗后白细胞减少	1990
重组 GM-CSF（Leukine）	肿瘤化疗后白细胞减少，骨髓移植	1991
重组干扰素 β（Prokine）	多发性硬化	1991
IL-11（Oprelvekin）	化疗引起的血小板减少	1997
rIL-2 与毒素的融合蛋白，靶向表面有 IL-2 受体的细胞（I/ONTAK）	皮肤 T 细胞淋巴瘤	1999

（二）抗体药物

抗体作为药物用于疾病治疗已历经百年。抗体药物的发展也可分为三代。第一代抗体药物源于动物多价抗血清，主要用于一些细菌感染性疾病的早期被动免疫治疗。虽然具有一定的疗效，但异源性蛋白引起的较强的人体免疫反应限制了这类药物的应用，因而逐渐被抗生素类药物所代替。第二代抗体药物是利用杂交瘤技术制备的单克隆抗体及其衍生物。最早被用于疾病治疗是在 1982 年，美国斯坦福医学中心 Levy 等人利用制备的抗独特型单抗治疗 B 细胞淋巴瘤，治疗后患者病情缓解，瘤体消失，这使人们对抗体药物产生了极大的期望。1986 年，美国 FDA 批准了世界上第一个单抗治疗性药物——抗 CD3 单抗 OKT3 进入市场，用于器官移植时的抗排斥反应。此时抗体药物的研制和应用达到了顶点。随着使用单抗进行治疗的病例数的增加，鼠单抗用于人体的毒副作用也越来越明显。同时一些抗肿瘤单抗未显示出理想效果。人们的热情开始下降。到 20 世纪 90 年代初，抗内毒素单抗用于治疗脓毒败血症失败使得抗体药物的研究进入低谷。第二代抗体药物失败的根源在于大多数单抗均为鼠源性，在人体内反复应用会引起人抗鼠抗体（HAMA）反应，从而降低疗效，甚至引起过敏反应。随着免疫学和分子生物学技术的发展以及抗体基因结构的阐明，DNA 重组技术被用于抗体的改造，人们可以根据需要对以往的鼠抗体进行相应的改造以消除抗体应用不利性状或增加新的生物学功能，还可用新的技术重新制备各种形式的重组抗体。抗体药物的研发进入了第三代，即基因工程抗体时代。

迄今为止，已使用于临床的抗体药物多不属于微生物药物，唯有正在研发过程的第三代基因工程抗体，有望成为微生物药物。这是因为基因工程抗体制备直接采用了噬菌体抗体库技术（这一筛选技术绕过了动物免疫，易于制备稀有抗原的抗体、筛选全人源性抗体和高亲和力抗体）和近几年发展起来的核糖体展示抗体库技术。以这类技术直接获取目的抗体的编码基因，再通过原核细胞、真核细胞和植物等多种表达形式予以工业化应用。其中以"工程菌"和酵母菌为表达载体的抗体药物方可纳入广义的微生物药物行列。

根据美国药物研究和生产者协会（PhRMA）的调查报告，目前正在开发和已经投入市场的抗体药物主要有以下几种用途：①器官移植排斥反应的逆转；②肿瘤免疫诊断；③肿瘤免疫显像；④肿瘤导向治疗；⑤哮喘、牛皮癣、类风湿关节炎、红斑狼疮、急性心肌梗死、脓毒症、多发性硬化症及其他自身免疫性疾病治疗；⑥抗独特型抗体作为分子瘤苗治疗肿瘤；⑦多功能抗体（双特异抗体、三特异抗体、抗体细胞因子融合蛋白、抗体酶等）的特殊用途。

表 10-4　美国 FDA 批准的抗体药物

学名	商品名	生产厂家	抗体类型	批准日期
Muromonab-CD3	Orthoclone	Ortho Biotech	鼠源（Murine）	1986
Murine Mab（B72.3）	OncoScint	CYTOGEN	鼠源（Murine）	1992
Abciximab	ReoPro	Centocor	嵌合（Chimeric）	1994
MurineMAb（PMSA）	ProstaScint	CYTOGEN	鼠源（Murine）	1996
Murine Fab' fragment（Anti-CEA）	CEA-Scan	Immunomedics	鼠源（Murine）	1996
T99 nofetumo mab merpentan Murine MAb	Verluma	DuPont Merck	鼠源（Murine）	1996
Rituximab	Rituxan	Genentech	嵌合（Chimeric）	1997
Daclizumab	Zenapax	Hoffman-La Roche	人源化（Humanized）	1997
Basiliximab	Simulect	Novartis	嵌合（Chimeric）	1998
Palivizumab	Synagis	Medlmmune	人源化（Humanized）	1998
Infliximab	Remicade	Centocor	嵌合（Chimeric）	1998
Trastuzumab	Herceptin	Genentech	人源化（Humanized）	1998
Gemtuzumab	Mylotarg	Wyeth-Ayerst	人源化（Humanized）	2000
Alemtuzumab	Campath	Millennium/ILEX	人源化（Humanized）	2001
90Y-Ibritumomab	Zevalin	IDEC	鼠源（Murine）	2002
Infliximab	Remicade	Centocor	嵌合（Chimeric）	2002
Adalimumab	Humira	Abbot Laboratories	人源化（Humanized）	2002
LFA-3/IgG1	LFA-3 mAb	Biogen	人源化（Humanized）	2003
Tositumomab and Iodine ^{131}I Tositumomab	Bexxar	Corixa	鼠源（Murine）	2003
omalizumab	Xolair	Novartis	人源化（Humanized）	2003
cetuximab	Erbitux	Imclone	嵌合（Chimeric）	2004
bevacizumab	Avastin	Genentech	人源化（Humanized）	2004

　　我国科学家在抗体药物的开发浪潮中，也当仁不让，于 20 世纪 80 年代初就开展了单克隆抗体研制工作，已获得一大批针对各种抗原的鼠源性单克隆抗体。如：①细胞表面抗原，如血型抗原、白细胞分化抗原、组织相容性抗原、膜受体等。②肿瘤相关抗原，如胃癌、肝癌、大肠癌、结肠癌、肺癌、卵巢癌、脑胶质瘤、乳腺癌等。③病原微生物，如流感病毒、甲型肝炎病毒、乙型肝炎病毒等病毒抗原；痢疾杆菌脂多糖，沙门菌等细菌抗原；恶性疟原虫、血吸虫等寄生虫抗原；大肠杆菌内毒素、破伤风类毒素等微生物毒素抗原。④其他抗原，如细胞因子、酶、血浆原蛋白、免疫球蛋白、补体、激素等。随着基因工程抗体技术的发展，我国实验室也已开始噬菌体抗体库的构建。用抗体库技术直接制备人源抗体，例如利用被病原微生物感染的患者外周血细胞制备噬菌体抗体库，用特定抗原进行筛选，获得抗乙肝表面抗原、甲肝病毒的人源抗体。并利用抗体库技术改良抗体性能，如用链替换（chain shuffling）方法，以亲本抗体的一条链（轻链）与另一条链（重链）的文库组合，构建抗体库，筛选高亲和力的克隆，再固定重链，用同样方法选

择具有高亲和力的轻链。一些特异性好，有应用前景的鼠抗体，利用抗原表位定向选择（epitope guided selection，EGS）方法，以鼠单抗可变区为模板，经噬菌体展示技术，通过抗原导向，筛选能够模拟鼠单抗可变区，结合相同抗原决定簇的人抗体，经这一方法获得人源抗体。

目前，我国获批准的诊断性单抗有 31 个。获准在我国上市的治疗性单抗产品有 8 个，其中 5 个为国外进口产品。分别是：①鼠源性抗人 T 淋巴细胞 CD3 单抗——莫罗莫那 –CD3（Muromonab–CD3），用于治疗移植排斥反应。②罗氏（Roche）公司的利妥昔单抗注射液（Rituximab），用于治疗非霍奇金淋巴瘤。③罗氏（Roche）公司的曲妥珠单抗 Herceptin3（Trastuzumab），用于治疗乳腺癌。④诺华制药的巴利昔单抗注射液，用于临床各种器官移植的抗排斥治疗。⑤基因工程技术公司的贺塞汀单抗，用于治疗乳腺癌。我国自行开发的治疗性抗体药物批准上市的有 3 个，分别是用于治疗移植排斥反应的武汉生物制品研究所的抗肾移植单抗 OKT3（注射用鼠源性抗人 T 淋巴细胞 CD3 抗原单克隆抗体）；用于牛皮癣治疗的东莞宏远逸士生物技术药业有限公司的抗人 IL–8 单克隆抗体乳膏；用于多种实体瘤的上海美恩生物技术有限公司开发的碘［^{131}I］人鼠嵌合型肿瘤细胞核单克隆抗体注射液（^{131}I-chTNT）。处在临床研究阶段的治疗性产品有用于抗移植排斥的济南天康生物制品有限公司的注射用鼠抗人 T 淋巴细胞 CD3 表面抗原单克隆抗体；用于治疗出血热的武汉生物制品所与第四军医大学合作研制的注射用抗肾病综合征出血热病毒单克隆抗体（Ⅰ型）；用于原发性肝癌的靶向治疗的第四军医大学细胞工程研究中心研制的国家 Ⅰ 类新药碘［^{131}I］肝癌片段抗体注射液；用于实体瘤治疗的北京百泰生物药业公司的人源化单克隆抗体药物 H–R3；中科院细胞所的抗人肝癌单抗；北京生物制品所与第四军医大学合作研制的抗乙型脑炎单抗等。此外，一批针对临床难治性疾病的单抗药物（如具有治疗阿尔茨海默病前景的抗 β 淀粉样蛋白单抗，具有治疗类风湿关节炎、系统性红斑狼疮前景的抗 TNF 单抗，具有治疗心脑血管疾病前景的抗 GP Ⅱ b– Ⅲ a 单抗）也在研究过程中。

第四节　微生态制剂

一、概述

微生态制剂（microecologics），又称微生态调节剂（microecological modulator），目前使用最广泛的是益生菌（probiotics），我国学者也将其译为益生素，其产品称为微生态制剂。这是一类根据微生态学原理而制成的含有大量有益菌的活菌制剂，有的还含有它们的代谢产物或（和）添加有益菌的生长促进因子，具有维持宿主的微生态平衡、调整其微生态失调和提高机体健康水平的功能。微生态制剂广泛应用于人体保健、疾病防治等方面。

（一）微生态制剂的概念与分类

微生态制剂是由调理微生态失调、保持微生态平衡、提高宿主健康水平或增进健康状态的益生菌及其代谢产物促进物质制成的制剂，以期达到防病治病、增进健康的目的。微生态制剂的分类方法较多，具体有以下几种。

1. 根据其应用对象分类　①人用微生态制剂：保健、疾病预防和治疗。②兽用微生态制剂：畜禽用的微生物饲料添加剂。③水产用微生态制剂：水质调节剂、饵料添加剂。④农用微生态制剂：菌肥和菌类添加剂。

2. 根据用途分类　①微生态治疗剂：主要由乳酸菌、双歧杆菌等种属菌株组成，具有很强的调整消化道内环境和微生物区系平衡的作用，主要用于预防和治疗消化机能紊乱和消化道感染。②微生态促生长剂：主要由真菌、酵母、芽胞杆菌等具有很强消化能力的种属菌株组成，在消化道中能产生多种消化酶，丰富的 B 族维生素、维生素 K、未知生长因子和菌体蛋白等，可起到辅助消化、促进生长的作用。③微生态多功能剂：由多种属菌株配合而成，具有一定整肠保健、防治疾病作用，又有较好的辅助消化、促进生长等作用。

3. 根据所含成分分类　①益生菌（probiotic）：指含生理性活菌和 / 或死菌，经口服或其他途径摄入，可以改善黏膜表面的微生物群或酶的平衡，或刺激机体特异性或非特异性免疫反应，提高机体定植力或免疫力的微生物制剂。常见的益生菌有 9 类：乳杆菌、双歧杆菌、枯草杆菌、地衣芽胞杆菌、粪肠球菌、粪链球菌、蜡样芽胞杆菌、酪酸梭菌和嗜热链球菌。②益生元（prebiotic）：系一类可促进有益菌增殖的物质，其机制是通过改变某些营养或生长条件，使有益菌得到良好生长，从而抑制非生理性菌的生长。目前常用的益生元制剂主要有：功能性低聚糖、微生物培养液及提取物、益生菌死亡菌体、中草药制剂、植物提取物。③合生元（synbiotics）：指益生菌与益生元合用的混合制剂。合生元制剂兼具益生菌和益生元的双重作用，是微生态制剂未来发展的方向。目前此种分类方法得到广泛认可。

（二）微生态制剂的作用机理

微生态制剂种类繁多，其作用机理可按益生菌和益生元两部分论述。

1. 益生菌的作用机理

（1）拮抗动物病原细菌并维持和调整肠道微生态平衡　通常动物肠道微生物种群及其数量处于一个动态微生态平衡状态，平衡一旦破坏，则导致体内菌群比例失调，需氧菌如大肠杆菌增加，并使蛋白质分解产生胺、氨等有害物质，表现出下痢等病理状态。研究发现，饲喂芽胞杆菌能产生蛋白多肽类抗菌物质，拮抗肠道病原细菌；还能使动物空肠内容物乳酸、丙酸、乙酸等含量上升，pH 值下降，抑制有害菌生长繁殖。乳酸菌可以产生多种抗有害菌物质，如有机酸、过氧化氢、酶类、细菌等拮抗病原菌。双歧杆菌和乳酸杆菌可产生胞外糖苷酶，降解肠黏膜上皮细胞的特异性糖类，阻止致病菌和毒素对上皮细胞的黏附和侵入。

（2）产生多种酶类并提高动物消化酶活性　一些益生菌能产生多种酶类，促进动物对营养物质的消化吸收。枯草芽胞杆菌和地衣芽胞杆菌具有较强的蛋白酶、淀粉酶和脂肪酶活性，同时还具有降解植物饲料中非淀粉多糖的酶，如果胶酶、葡聚糖酶、纤维素等酶，酵母菌和霉菌均能产生多种酶类，如蛋白酶、淀粉酶、脂肪酶、纤维素酶等，可提高蛋白质和能量利用率。

（3）益生菌的营养作用促进动物生长　益生菌在动物肠道内生长繁殖能产生多种营养物质，如维生素、氨基酸、促生长因子等，参与机体的新陈代谢。凝集芽胞杆菌、芽胞乳杆菌等菌株能产生乳酸，可提高动物对 Ca、P、Fe、维生素 D 的利用和吸收。乳糖分解产生半乳糖，是构成脑神经系统苷脂的成分，与动物出生后脑的迅速发育有密切关系。酵母细胞和霉菌细胞中含有丰富维生素和各种营养成分，粗蛋白质含量平均为 40% ～ 60%，可在消化道中合成菌体蛋白及其维生素，尤其是 B 族维生素，供机体利用。此外一些益生菌还产生一些重要的营养因子，从而促使矿物质元素利用，减少应激反应。

（4）促进动物器官生理机能成熟并改善动物生理状态　芽胞杆菌能明显改善雏鸡肠道结构，增大小肠吸收面积，同时发现可促进动物内脏器官的生理机能，进而增强消化吸收功能，促进动物生长。乳酸菌可产生乳酸、细菌素等抗菌物质，抑制肠道中腐败细菌的繁殖，减少肠道内毒素、尿素酶的含量，并能抑制腐败菌产生胺、靛基质、吲哚、氨、硫化氢等致癌物质和其他毒性物质，使血液中毒素和氨含量下降，使机体处于理想的生理状态。酵母和霉菌还能抑制黄曲霉毒素，吸附有毒物质和病原菌，从而抑制胃肠道疾病的发生。粪链球菌等在动物体内及人体内均有降低血清胆固醇的作用。乳酸菌抗胆固醇作用可能与羟基戊二酸辅酶 A 还原酶有关。肠球菌及其提取物也具有降低胆固醇和甘油三酯的作用。

（5）增强机体的免疫功能并提高抗病能力　乳酸菌可诱导机体产生干扰素、白细胞介素等细胞因子，通过淋巴循环活化全身的免疫防御系统，增强机体抑制癌细胞增殖。酵母菌细胞壁含有酵母多糖，其主要活性成分为葡萄糖、甘露聚糖的几丁质，研究证明这些酵母细胞壁成分可提高动物的免疫力，增进健康。霉菌分泌的一些代谢产物，可以增强机体免疫力。动物口服益生菌后，调整肠道菌群，使肠道微生态系统处于最佳的平衡状态，活化肠黏膜内的相关淋巴组织，使 SigA 抗体分泌增强，提高免疫识别力，并诱导 T、B 淋巴细胞和巨噬细胞等产生细胞因子，通过淋巴细胞再循环而活化全身免疫系统，从而增强机体的免疫功能。

（6）促进反刍动物胃肠道微生物生长繁殖并提高对纤维素的消化率　益生菌尤其是酵母和霉菌，具有促进瘤胃微生物繁殖和活性能力，稳定瘤胃内环境，促进瘤胃菌体蛋白质合成，促进厌氧菌特别是乳酸菌生长繁殖，使纤维素成分消化速度加快，减少瘤胃甲烷产量，增加能量。霉菌偏好于纤维素中较硬的木质素，能使瘤胃中的总菌数和纤维素分解菌成倍增加，进而加速瘤纤维素分解，加强对瘤胃中氨的利用和蛋白质合成，提高磷的消化利用率。

2. 益生元的作用机理

（1）竞争性与病原菌结合并抑制病原菌生长繁殖　病原菌（如大肠杆菌、沙门菌、梭状芽胞杆菌等）细胞表面具有能够识别动物肠壁的"特异性糖类"受体结构物质，与肠壁受体结合，定位繁殖，导致肠道疾病发生。益生元如甘露低聚糖等与病原菌在肠壁的受体非常相似，与病原菌有很强的结合力，可使病原菌不能与肠壁受体结合，同时益生元不被消化道消化分解，可携带病原菌通过肠道排出体外，防止病原菌在肠道内繁殖。此外某些寡糖益生元还能清除已附着的病原菌。

（2）是动物肠道有益菌群的增值因子并促进有益菌的生长繁殖　一些益生元是有益菌细胞壁的重要成分，有利于有益菌生长繁殖，肠道中的双歧杆菌与乳酸杆菌通过分泌 β-半乳糖苷酶将半乳寡糖水解，从而对其加以利用，促进自身生长。双歧杆菌与乳酸杆菌均能分泌酶分解果寡糖作为碳源和能量来源。口腔中的链球菌对寡聚糖的降解和发酵作用时，在寡聚糖存在的情况下，口腔链球菌能产生果寡糖降解酶，同时益生元分解产生的酸性物质可降低肠道内 pH 值，抑制有害菌生长，提高抗病力。

（3）刺激动物机体的免疫系统并增强免疫功能　甘露低聚糖、果寡糖等可以充当免疫刺激因子，激活机体免疫系统，增强机体对抗原的免疫应答能力，进而提高机体的抗病及生长能力。

（三）微生态制剂的研究现状

微生态制剂真正用于防治疾病是近 20 年的事，其产品主要是双歧杆菌活菌制剂。品种可分 3 大类，即双歧杆菌食品（包括双歧酸奶、双歧杆菌乳制品、双歧杆菌面包及饼干类），以双歧杆菌促生因子为中心的特定保健食品（包括强化寡糖类食品及双歧杆菌、乳杆菌培养物的提取物等）和双歧杆菌药品（包括单菌制剂和联菌制剂），其剂型有粉剂、颗料剂、胶囊剂和微胶囊剂等多种。目前国际上对开发新微生态制品的主要方向已从单纯的"益生菌"或"益生元"转向结构合理、效果更加优越的"合生素"这一方面，即"益生菌"和"益生元"同时并存或并用的制剂。近年来我国微生态制剂的研究和开发亦获得迅速发展。国内已被批准药准字的单一菌种的产品就有丽珠肠乐、回春生（双歧杆菌）、金双歧（双歧杆菌）、促菌生（蜡样芽胞杆菌）、整肠生（地衣芽胞杆菌）、降脂生（肠球菌）、抑菌生（枯草杆菌）等。多菌联合制剂有培菲康（双歧杆菌、嗜酸乳杆菌、粪链球菌）和乳康生（蜡样芽胞杆菌和干酪乳杆菌）等，还有异构化乳糖和甘露低聚糖等。而作为保健药品和保健食品的制剂则更多，在此不再赘述，具体如表 10-5 所示。

表 10-5　国内临床上使用的益生菌制剂

类型	药品名称（商品名）	含有菌株
单菌制剂	整肠生	地衣芽胞杆菌
	丽珠肠乐	双歧杆菌
	米雅 BM	宫入菌（酪酸菌）
	促菌生、源首胶囊、肠复康、乐复康	蜡样芽胞杆菌
	乐托尔 *	嗜酸乳杆菌
	抑菌生	枯草杆菌
	佳士康、降脂生	肠球菌
	乳酸菌素 *	乳酸菌
	定君生	乳杆菌
	亿活（布拉氏酵母菌散剂）	布拉酵母菌
复合菌种	妈咪爱、美常安	枯草杆菌、粪链球菌
	培菲康	双歧杆菌、乳酸杆菌、粪链球菌
	金双歧	长双歧杆菌、保加利亚乳杆菌、嗜热链球菌活菌
	思连康	双歧杆菌、嗜酸乳杆菌、粪肠球菌、蜡状芽胞杆菌
	普乐拜尔	婴儿双歧杆菌、嗜酸乳杆菌、粪链球菌、蜡状芽胞杆菌
	聚克	乳酸杆菌、嗜酸乳杆菌、乳酸链球菌
	贝飞达	长双歧杆菌、嗜酸乳杆菌、粪链球菌
	乳康生	干酪乳杆菌、乳酸链球菌
	乳酶生	嗜酸乳杆菌、粪链球菌
	常乐康	双歧杆菌、酪酸（梭）菌

注：* 死菌制剂。

二、微生态制剂的临床应用

1. 腹泻

（1）儿童腹泻　儿童急性腹泻主要是由轮状病毒所致。临床研究表明，益生菌尤以鼠李糖乳酸杆菌 GG 和罗伊乳酸杆菌 SD2222 对此类患儿有益处。使用这些制剂可明显缩短患儿腹泻时间，且与其他化学药物治疗不同，益生菌制剂一般不会产生副作用。

（2）抗生素相关性腹泻　抗生素相关性腹泻是抗生素治疗过程中一种常见的不良反应，5%～30% 的患者在抗菌药物治疗早期或治疗结束后 2 个月内会发生，发生率视抗生素种类而异，广谱抗生素发生率更高，主要是因为其可导致肠道正常菌群减少，难辨梭状芽胞杆菌增殖，引起腹泻。研究表明，使用双歧杆菌/嗜酸乳酸杆菌/粪肠球菌制剂（培菲康）或地衣芽胞杆菌胶囊制剂（整肠生）预防抗生素相关性腹泻，效果较好；并且认为儿童在应用抗生素治疗疾病的同时使用微生态制剂可以预防抗生素相关性腹泻，安全性较好。

（3）旅行者腹泻　微生态制剂对旅行者腹泻也有一定作用。通过双盲研究评估布拉酵母菌对旅行者腹泻的防治作用，表明旅行者应用微生态制剂可以降低腹泻的发生率。

（4）胃肠内营养腹泻　置胃管的患者一般具有腹泻的高风险性，产生原因之一是胃肠营养液改变了肠道中微生物菌群。两项随机双盲对照研究评价了微生态制剂对于此类患者腹泻的作用。结果表明，给予胃肠营养的患者如果同时给予布拉菌益生菌制剂，则患者的腹泻时间及严重程度均明显低于未使用益生菌制剂者。

2. 肠易激综合征及炎症性肠病

（1）肠易激综合征　益生菌制剂可以使肠易激综合征患者肠道中乳酸杆菌和双歧杆菌数量显著增加，粪便 pH 值下降，小肠菌群过生长试验转阴率大于 50%。通过随机双盲对照研究，将 40 例患者随机分为 2 组，分别给予乳酸杆菌制剂和安慰剂治疗 4 周，结果益生菌制剂组症状改善率明显高于安慰剂组（$P < 0.0001$），提示益生菌制剂可以治疗肠易激综合征。

（2）炎症性肠病　溃疡性结肠炎、克罗恩病和贮袋炎为常见的肠道炎症疾病，其发病可能与肠道的微生物菌群改变有关。应用乳酸杆菌、双歧杆菌、嗜热链球菌等益生菌，可防止这类疾病复发，并且益生菌联合应用比单用效果更好。

3. 便秘　益生菌在体内代谢会产生多种有机酸，使肠道 pH 值下降，调节肠道正常蠕动，同时可促进食物残渣排泄，中和结肠内粪便长期停留所产生的毒素，减少水分的吸收，改善粪便的成分及缩短粪便在远端结肠直肠内滞留时间，有利于粪便由直肠进入肛门。研究表明使用双歧杆菌和双歧寡糖混合制剂治疗便秘，总有效率为 97.5%。对于功能性便秘使用微生态制剂也可收到良好效果。

4. 肝硬化　肝硬化患者常存在菌群失调并伴有不同程度的内毒素菌血症，且这种菌群失调与肝功能损害程度呈正相关。通过研究微生态制剂对轻症肝性脑病肝硬化患者的影响，发现微生态制剂可显著增加非产氨乳酸杆菌的数量，降低血氨，并可显著降低患者内毒素血症。

5. 幽门螺旋杆菌感染　益生菌制剂可抑制幽门螺旋杆菌感染，降低复发的危险性。一项研究纳入 120 例幽门螺旋杆菌阳性患者，随机分为 3 组，均接受雷贝拉唑、克拉霉素、阿莫西林三联抗幽门螺旋杆菌治疗。在此基础上 2 组患者分别给予嗜酸乳酸杆菌活菌制剂和死菌制剂，结果 2 组幽门螺旋杆菌清除率分别为 88% 和 87%。关于微生态制剂防治幽门螺旋杆菌感染的作用机制、最佳治疗方案等还有待进一步研究。

6. 过敏　研究发现高过敏性新生儿的母亲，在分娩前 4 周给予鼠李糖乳酸杆菌 GG，则新生儿在 6 个月内发生早期过敏性疾病显著性减少。另外鼠李糖乳酸杆菌 GG 和乳酸杆菌 BB-12 可以预防婴儿对牛奶过敏。微生态制剂产生抗过敏作用的机理可能是增加肠道的通透性，提高肠道特异性 IgA 反应，同时恢复肠道正常菌群，改善肠道的屏障作用。

7. 女性泌尿、生殖道感染　女性的泌尿道感染、细菌性阴道炎、霉菌性阴道炎的发病率高，其主要原因是菌群失调所致。研究表明，应用益生菌制剂可以减少女性泌尿道及阴道感染的风险。含有乳酸杆菌的阴道栓剂已在女性中应用，该类制剂可增加乳酸杆菌在阴道中定植，减少尿道、阴道感染的风险。

三、中药微生态制剂

中药微生态添加剂是模拟中药在人体内的消化分解过程，采用现代生物工程技术在人体外建立一个"工业化肠胃系统"，采用人体肠道内的多种益生菌，对中药进行预消化、分解和转化，把大分子的中间物质分解转化成能够被直接吸收的有效小分子物质。因此，发酵中药疗效快、效果确切。经长期临床和实践证明，中药微生态添加剂相比传统中药药效提高 4 ～ 28 倍。中药微生态添加剂经过预消化和转化，彻底解除药物有害毒性，并去除了传统中药汤剂"苦口"的缺陷，口味好转，适口性更好，适合所有畜、禽使用。中药微生态添加剂是对传统中药的重大创新，真正实现了中药疗效提速，减毒增效，改善口感，是对传统中药产业的革命，开创了中药的新时代。

中药微生物饲料添加剂是中草药物加入农业农村部批准的有益微生物经发酵制成的生物制剂。用于提高畜、禽自身免疫能力的中药加活菌的微生态制剂，通过调整动物体内微生态平衡和激发动物自身的非特异性免疫功能，起到有病治病、未病防病的作用，减少病毒性疾病的发生，避免了抗生素的滥用，以达到提高养殖效益、提高食品安全的目的，是目前禽流感、鸡瘟、猪高热病、蓝耳病、鸭病毒性肝炎、浆膜炎、犬细小病毒病及赛鸽、水产、皮毛动物、经济动物流行疾病防治的有效手段。

四、微生态制剂的发展与展望

微生态制剂近年来已在国内外迅速崛起，方兴未艾，是医学发展的必然，科学进步的结果。微生态制剂与其他药物不同，它能起到已病辅治、未病防病、无病保健的重要作用，其重点是无病保健。微生态制剂通过扶植正常微生物种群，调整生理平衡，发挥生物拮抗作用，可排除致病菌和条件致病菌侵袭。

微生态制剂未来研究重点可体现在：①合生元研究，耐热耐酸菌种的选育，微生态制剂的制备工艺、贮藏条件等；②利用生物技术手段，如转基因技术，开发高生产性的益生菌菌种或改造菌种的遗传基因；③多菌种联合的微生态制剂作用机制还需要深入研究。随着微生态学的发展与完善，通过生物工程技术改造微生物菌群的遗传基因，筛选各种有益的中药，将会出现更多更好的新型微生态制剂，以加强和改善宿主机体的各种生理功能，起到防病治病、促进发育、增强体质、延缓衰老及预期长寿的目的。

自然界中无所不在，无孔不入的微生物，一方面可以作为药物资源和药物制造的载体造福人类，另一方面因其可以对药品生产环境、原辅料、包装材料以及成品的污染，而导致药品变质、失效、不合格，直接或间接对人类健康造成危害。因此在药品生产过程中对微生物污染的防止与监控，成为药品生产质量管理规范（Good Manufacturing Practice，GMP）的一个重要组成部分。

　　GMP 是得到国际公认并普遍采用的对药品生产全过程实施监督管理的技术规范。1982 年中国医药工业公司制定了我国第一部行业性药品 GMP，1984 年国家中医药管理局制定了我国第一部由政府部门颁布的药品 GMP，1988 年卫生部颁布了我国第一部法定的药品 GMP 并于 1992 年进行了修订，1998 年国家药品监督管理局再次修订了药品 GMP。2010 年 3 月 1 日国家食品药品监督管理局颁布了现行适用的药品 GMP，满足了我国药品生产质量管理的现实要求，也达到了国际通行的药品 GMP 水准。

　　药品 GMP 是药品生产管理和质量控制的基本要求，旨在最大限度地降低药品生产过程中污染、交叉污染以及混淆、差错等风险，确保持续稳定地生产出符合预定用途和注册要求的药品。而其中防止微生物污染是药品质量和安全的重要保证。

第一节　药品生产中微生物污染的来源与防止

　　目前，多数的药品生产都处于开放性环境之中，因此绝对杜绝微生物污染的可能性几乎不存在。但按照药物安全标准，最大限度地减少微生物污染及污染带来的严重后果，是药品生产质量管理规范追求的目标，也是经生产实践证实可以达到的目标。这个目标的实现有赖于我们对药品生产中微生物污染来源的了解和正确的防范措施。

一、药品生产中微生物污染的来源

　　药品生产中微生物污染的主要来源可以归为三部分，即环境与设备、物料与制药用水，以及生产人员。

（一）环境与设备

　　厂区环境与厂房建筑是药品生产过程中外源性微生物污染的重要来源，如厂区附近的排污点、垃圾堆；厂房内的墙壁、天花板和玻璃窗等都是微生物滋生场所，其所滋生的微生物是构成空气污染途径的重要源头。

　　药品生产过程中使用的设备，特别是与药品直接接触的生产设备，也是微生物污染的来源之一。机械设备表面易受空气中细菌沉降的污染，而粉碎机、灌装机、压片机、制丸机等的内部"死角"因为物料残留也易发生微生物污染。此外，非无菌容器具的使用和制药设备的维修都可能引起微生物污染。

（二）物料与制药用水

物料系指药品生产的原料、辅料和包装材料等。物料的来源不同，其微生物污染的种类和程度也不同。一般而言，动物性药材和天然采集的中草药药材污染较重。药品在贮存过程和运输过程中也会使物料受二次污染，如贮存场所的环境卫生、通风条件、温度、湿度等因素都极为重要。适宜的温度、湿度条件有利于微生物生长和繁殖。此外有些物料在储藏、运输过程可滋生昆虫，也可因昆虫进入制药受控环境而引起污染。

水在制药工业中至关重要，配制各类制剂、洗涤、冷却以及清洁过程中都需要大量用水，而水又是大部分微生物的最佳滋生环境，因此水可能成为药品生产中微生物污染的重要来源。

（三）生产人员

人体是一个重要的微生物污染源。人的体表和与外界相通的腔道中都有大量的微生物存在，因此微生物可以从制药人员的皮肤、呼吸道等带菌污染，也可因操作人员在制药过程中的不良卫生习惯，通过皮肤、伤口、呼吸道等各种渠道将微生物转移到药品中。特别是在无菌药品的生产过程中，人员往往成为主要的微生物污染源，人员操作所致的污染率超过70%。

二、药品生产质量管理规范针对微生物污染的措施

针对上述各种可能的微生物污染来源和途径，药品生产质量管理规范中制定了相应的防护措施和严格的管理制度，以防止药品的微生物污染。其内容包括：

1. 洁净室（区）技术应用　系对环境所引起的微生物污染采取的基本保障技术，是目前药品生产行业生产质量管理规范中最主要的技术保障环节。

2. 制药用水质量监控　系对制剂用水微生物污染控制的主要保障技术，是药品生产过程中质量保障的重要支持技术。

3. 灭菌和消毒技术应用　系最终保证药品合格和控制生产流程中微生物污染发生的根本性技术。

4. 无菌药品生产的无菌保证　系保证无菌药品生产的可行性与可靠性的系统控制技术。

5. 防止微生物污染管理制度　系药品GMP制度建设的核心体现，是达到药品质量目标的关键因素。

本章主要围绕这些在药品GMP规范中起核心作用的内容展开讨论。

第二节　药品生产中洁净室技术应用

为控制由空气中微生物沉降所引起的微生物污染，药品生产过程按药品GMP规定，普遍采用空气洁净技术以达到各类药品生产所需的技术规范和卫生标准。

一、药品生产受控环境分类

药品生产受控环境通常分为室外区、一般区和保护区、洁净区、无菌洁净区4类。

1.室外区 系指厂区无生产活动和更衣要求的区域，如与生产区不连接的办公室、加工车间、动力车间及化工原料储存、餐厅等区域。

2.一般区和保护区 系指厂房内部产品外包装操作和其他不将产品或物料明显暴露操作的区域，如外包装区、质量控制实验室、原辅料和成品储存区等。一般区环境对产品没有直接或间接的影响。保护区内的环境或活动可能直接或间接影响产品，如有温湿度要求的外包装区域、原辅料及成品仓库、更衣间等。

3.洁净区 系指厂房内部非无菌产品生产的区域和无菌产品灭（除）菌及无菌操作以外的生产区域。

4.无菌洁净区 为无菌产品的生产场所。

洁净区和无菌洁净区的建立须通过洁净室技术实现。洁净室技术的基本原理是将空气通过初效、中效、高效过滤器系列装置，使空气中的污染微粒被拦截、过滤和清除。从外部环境中去除了微生物，使药品生产环境设施（厂房、车间）内的微生物污染达到了药品质量所要求的水平。洁净的空气以一定的温度、湿度、流向、速度以及形成的正压覆盖受控环境，保护了受控区域不受生物性及非生物性微粒的污染，防止了微生物在药品的调配、分装过程中进入最终成品。目前，洁净厂房（室）已成为药品生产的基本要求，是药品清洁生产、防止微生物污染必不可少的重要手段。

二、空气洁净度概念与测定指标

药品生产厂房设施的合理设计和实施，是规避生产质量风险和环境、健康、安全（environment，health，safety，EHS）风险的最基本、最重要的前提。为此，国家或行业对厂房设施提出了严格的法律法规和技术标准：如《建筑设计防火规范》《工业企业爆炸和火灾危险环境电力设计规范》《工业"三废"排放试行标准》《洁净厂房设计规范》《洁净厂房施工及质量验收规范》等。药品生产厂房须按照药品 GMP 标准进行设计，并按国家技术监督局发布的现行的中华人民共和国国家标准《医药工业洁净室（区）悬浮粒子、浮游菌和沉降菌的测试方法》规定的方法和我国药品 GMP 标准对洁净区进行定期监测和验证。

洁净区的微生物监测通常包括空气微生物监测、表面微生物监测和人员监测三个部分。其中空气微生物监测分为浮游的生物微粒浓度和生物微粒沉降密度检测两项。在建立空气洁净度概念和理解空气微生物监测的意义时，下列技术概念尤为重要：

1.洁净室（区）[clean room（zone）] 系指对尘粒、微生物污染按一定要求进行控制的建筑或区域。其建筑结构、装备及其使用均具有减少对该区域内污染源介入、产生和滞留的功能。并按设计与检测标准划定等级（见 2010 年国家食品药品监督管理局颁布之药品 GMP）。洁净室（区）除对尘粒、微生物污染程度设有规定指标外，也对温度、湿度、压力等其他相关参数提出控制要求。

2.洁净度（cleanliness） 系指洁净室（区）的等级指标，以洁净空气中空气含尘（包括微生物）量多少加以划分。我国药品 GMP 设有 ABCD 四个等级（表 11-1，表 11-2）。

3.单向流（unidirectional airflow） 系指沿单一方向呈平行流线并且与气流方向垂直的断面上风速均匀的气流。与水平面垂直的叫垂直单向流（vertical unidirectional airflow），与水平面平行的叫水平单向流（horizontal unidirectional airflow）。单向流是维持洁净室洁净度稳定的重要技术概念，单向流能持续清除洁净室关键区域的悬浮粒子，迅速排除污染。

4.悬浮粒子（airborne particles） 系指悬浮在气体中的微细固体或液体粒子，是空气污染的主要来源，是大气质量评价的重要污染指标。用于空气洁净度分级的空气悬浮粒子尺寸范围在 0.1～1000μm。在使用悬浮粒子计数测量仪计数时，一个悬浮粒子微粒球的面积或体积产生一个响应值，不同的响应值等价于不同的微粒直径。

5. 浮游菌（airborne microbe） 系指悬浮在空气中的活微生物粒子。可通过收集悬游在空气中的生物活性粒子，经特定培养基培养后，以可见的菌落数来计数测定。可作为衡量洁净度的指标之一。

6. 沉降菌（settling microbe） 系指悬浮在空气中，经自然沉降落在物体表面的活微生物粒子。经特定培养基培养后，以可见的菌落数来计数测定。也作为衡量洁净度的指标之一。

7. 静态（at-rest） 是洁净室（区）检测的状态之一，系指洁净室（区）的净化空气调节系统已安装完毕且完备，生产工艺设备已安装，洁净室（区）内没有生产人员的状态，或者洁净室（区）在生产操作完全结束，生产操作人员撤离现场并经过自净后的检测状态。

8. 动态（operational） 是洁净室（区）检测的状态之一，系指洁净室（区）已处于正常生产状态，设备在指定的方式下进行，并且有指定的人员按照规范操作时的检测状态。

三、洁净室（区）分级标准

我国药品 GMP 将经空气洁净技术处理后的工作区空气洁净度按相应检测指标分为四个不同等级。其相应检测指标如表 11-1、表 11-2。

表 11-1 2010 版 GMP 各空气洁净度级别悬浮粒子的标准规定

级别	静态		动态	
	空气尘粒最大允许数 /m³			
	≥ 0.5μm	≥ 5.0μm	≥ 0.5μm	≥ 5.0μm
A 级	3520	20	3520	20
B 级	3520	29	352000	2900
C 级	352000	2900	3520000	29000
D 级	3520000	29000	不作规定	不作规定

表 11-2 2010 版 GMP 各空气洁净度级别微生物监测的动态标准

级别	浮游菌 cfu/ m³	沉降菌（φ90mm）cfu/4 小时	接触碟（φ55mm）cfu/ 碟	5 指手套 cfu/ 手套
A 级	＜ 1	＜ 1	＜ 1	＜ 1
B 级	10	5	5	5
C 级	100	50	25	–
D 级	200	100	50	–

药品生产中按其产品类型、生产工艺、质量指标等对生产厂区的洁净度级别提出不同要求。其一般原则如下：

1. A 级 为无菌药品生产的高风险操作区，如灌装区、放置胶塞桶和与无菌制剂直接接触的敞口包装容器的区域及无菌装配或连接操作的区域，应当用单向流操作台（罩）维持该区的环境状态。单向流系统在其工作区域必须均匀送风，风速为 0.36～0.54m/s（指导值）。应当有数据证明单向流的状态并经过验证。在密闭的隔离操作器或手套箱内，可使用较低的风速。

2.B 级 为无菌配制和灌装等高风险操作 A 级洁净区所处的背景区域。

3.C 级 为无菌药品生产过程中重要程度较低的操作步骤所在的洁净区。如用于生产非最终灭菌产品的吹灌封设备至少应当安装在 C 级洁净区环境中。

4.D 级 为无菌药品生产过程中重要程度较低的操作步骤所在的洁净区。如用于生产最终灭菌产品的吹灌封设备至少应当安装在 D 级洁净区环境中。

对于非无菌制剂生产，如口服液体和固体制剂、腔道用药（含直肠用药）、表皮外用药品等的暴露工序区域及其直接接触药品的包装材料最终处理的暴露工序区域，应当参照无菌药品生产 D 级洁净区的要求设置，企业可根据产品的标准和特性对该区域采取适当的微生物监控措施。非无菌原料药精制、干燥、粉碎、包装等生产操作的暴露环境应当按照 D 级洁净区的要求设置。中药注射剂浓配前的精制工序至少应当在 D 级洁净区内完成。

四、洁净室（区）的环境消毒

除采用空气净化技术外，尚应对洁净区进行清洁和消毒。一般情况下，所采用消毒剂的种类应当多于一种。不得用紫外线消毒替代化学消毒。要定期进行洁净区环境监测，及时发现耐受菌株及污染情况。还应当监测消毒剂和清洁剂的微生物污染状况，A/B 级洁净区使用的消毒剂和清洁剂应当是无菌的或经无菌处理。房间破坏或污染严重、自净效果不好时，可采用熏蒸的方法降低洁净区内卫生死角的微生物污染。常用的熏蒸剂有甲醛、臭氧、乳酸和过氧化氢等。采用甲醛熏蒸，一般熏蒸灭菌浓度 $9 \sim 12\text{mL/m}^3$、灭芽胞 $40 \sim 45\text{mL/m}^3$、灭病毒 65mL/m^3，灭菌温度 30℃左右，湿度 65% 以上，熏蒸结束以氨水中和，并验证熏蒸剂的残留水平。臭氧熏蒸可以和甲醛熏蒸配合进行，但臭氧熏蒸不能杀灭芽胞，灭菌浓度一般为 20mg/m^3，可以对空调系统管道及洁净房间进行局部熏蒸。

第三节　制药用水的质量控制

水是药品生产中使用最广、用量最大的重要原料，用作药品的组成成分、溶剂、稀释剂等。水质的优劣直接影响到药品的质量。药品 GMP 规定："制药用水应当适合其用途，并符合《中华人民共和国药典》的质量标准及相关要求。制药用水至少应当采用饮用水。"

一、制药用水的种类与定义

《中国药典》（2020 年版）收载的制药用水有以下几种。

1.饮用水（potable water） 为天然水经净化处理所得的水，其质量必须符合现行中华人民共和国国家标准《生活饮用水卫生标准》。

2.纯化水（purified water） 为饮用水经蒸馏法、离子交换法、反渗透法或其他适宜的方法制得的制药用水，不含任何添加剂，其质量应符合纯化水项下的相应规定。

3.注射用水（water for injection） 为纯化水经蒸馏所得的水。应符合细菌脂多糖试验要求。注射用水必须在防止细菌内毒素产生的设计条件下生产、贮藏及分装。其质量应符合注射用水项下的相应规定。

4.灭菌注射用水（sterile water for injection） 为注射用水按照注射剂生产工艺制备所得。不含任何添加剂。

二、制药用水制备与消毒

所有类型的制药用水均取用原水（井水、地表水、市政水或其他来源的水），但原水水质须达到或预先处理后达到饮用水标准，方可作为各类制药用水的起始用水。再经制备与消毒后成为各类制药用水。

（一）制药用水制备工艺

纯化水与注射用水是最主要的制药用水类型。《中国药典》规定标准有其相应的制备工艺。

1. 纯化水的制备工艺 原水经预处理（达到饮用水标准）后，再应用反渗透（reverse osmosis，RO）技术和／或电去离子技术（electrodeionization，EDI）完成对水的除盐、除菌过程，从而获得所需的纯化水。现有的纯化水制备工艺流程通常有以下 4 种：①原水—预处理——一级反渗透—二级反渗透—纯化水；②原水—预处理——一级反渗透—EDI—纯化水；③原水—预处理—双级反渗透—EDI—纯化水；④原水—预处理—离子交换—后处理—纯化水。

2. 注射用水的制备工艺 多用蒸馏水机或反渗透法制备。蒸馏法为较经典的注射用水制备方式，能减少 99.99% 细菌脂多糖含量。反渗透法是用反渗透加离子交换法制成高纯水，再经紫外线杀菌及超滤去除热原，制取注射用水，《美国药典》19 版开始收载此法，成为制备注射用水的法定方法之一。鉴于反渗透器的质量，我国目前注射用水的制取工艺仍多采用蒸馏法。

（二）制药用水系统消毒

制药用水系统的消毒一般采用：

1. 热力消毒 包括纯蒸汽发生器消毒法、巴氏消毒法。能有效控制生物膜的生成和发展。

2. 紫外线消毒 常用波长 253.7nm 及 185nm 紫外线消毒。紫外线在水中穿透力差而对浮游微生物杀灭效果不好，故需与巴氏消毒法和化学消毒法联合使用。

3. 化学消毒 分氯类如氯／氯胺、氧类如臭氧两种消毒剂。可形成氧化物和自由基氧化细菌和生物膜，也可直接氧化细菌、病毒的核糖核酸，分解 DNA、RNA、蛋白质等而杀灭微生物。

三、制药用水微生物污染的途径

1. 外源性污染 制药用水的原水质量必须符合《中华人民共和国国家标准 GB5749—2006 生活饮用水卫生标准》。这个标准中规定，细菌总数应小于 100 个/mL。如原水污染可直接导致制药用水系统的污染。其次，制药用水系统设计缺陷，如排水地漏有缺陷，水从污染的出口倒流是外源性污染的另一种可能。而对制水系统的操作过程失误，如更换活性炭和去离子树脂时带入外界污染、储罐的排气口空气过滤器泄漏、用于混合阴阳离子树脂的压缩空气污染微生物都是引起外源性污染的原因。

2. 内源性污染 纯化水、注射用水的制备、贮存和分配应当能够防止微生物的滋生。如果制药用水系统中蒸馏水机、储罐及管路所用材料不符合标准或安装不符合工艺规定要求，将会导致设备内部产生局部腐蚀和长菌。吸附在活性炭、去离子树脂、过滤膜和系统内壁上的微生物，逐渐适应了低营养环境而形成"细菌生物膜"。膜中的微生物受到膜的保护，使一般消毒剂对它不起作用，一些从"细菌生物膜"中脱落的微生物可随水流转移到系统其他区域形成菌落，从而成为下游制备设备和分配系统的持久性污染源。虽然使用浓度达百万分之三百的（游离氯）氯水能消除生物膜，但如此高浓度的氯可损伤管道、设备内表面，使其更有利于新的生物膜的形成。

因此药品 GMP 规定，水处理设备及其输送系统的设计、安装、运行和维护应当确保制药用水达到设定的质量标准，还应当对制药用水及原水的水质进行定期监测。

四、制药用水系统的验证和监测

微生物和细菌内毒素的出现是制药用水系统的最大问题，现有的微生物检测技术尚不能实时获得确切的微生物和细菌内毒素检验结果。在实际生产过程中也不可能等待水样的检验结果，因为当获得水质检验结果时，该检验水样所代表的水已经开始投入生产，因此制药用水的质量应当采用系统验证和定期监测的方式来进行控制。

（一）验证和定期监测内容

1. 定期监测微生物，汇总分析常见污染菌种类及污染水平的波动范围。

2. 开展验证工作，对制药用水系统各有关部位取样检验以确保整个系统始终达标运行，并根据验证结果设定清洗消毒频次，确保系统在微生物受控状态下运行。

3. 建立警戒限度和纠偏限度。为了有效地控制制药用水系统的运行状态，我国药品 GMP 规定发现制药用水微生物污染达到警戒限度、纠偏限度时应当按照操作规程处理。欧美药典中规定了警戒限度和纠偏限度。警戒限度（alert levels）是指微生物某一污染水平。监控结果超过它时表明制药用水系统有偏离正常运行条件的趋势。其含义是报警，尚不要求采取特别的纠偏措施，应作为企业的内控标准，引起警觉。纠偏限度（action levels）是指微生物污染的某一限度。监控结果超过此限度时，表明制药用水系统已经偏离了正常的运行条件，应当进行调查并采取纠偏措施，使系统回到正常的运行状态。

（二）制药用水的质量标准

《中国药典》（2020 年版）规定，纯化水的测定项目包括酸碱度、硝酸盐、亚硝酸盐、氨、电导率、总有机碳、易氧化物、不挥发物、重金属、微生物限度，其中总有机碳和易氧化物可选做一项。注射用水检查项目包括 pH 值、氨、硝酸盐与亚硝酸盐、电导率、总有机碳、不挥发物与重金属、细菌内毒素、微生物限度。纯化水微生物限度标准＜ 100 个 /mL，注射用水微生物限度标准＜ 10 个 /100mL。

电导率指标代替了旧版药典中氯化物、硫酸盐、钙盐等几种盐类的化学测试。原来几类盐类测试采用限量检测的办法，通过目测判定结果，精确度差并带有较大的主观性，而电导率代表各种离子在水溶液中的导电能力，可用来表示各种离子的总量，既精确、简化了检测方法，又能实现在线检测。《美国药典》24 版中就已经使用总有机碳代替易氧化物的检测。总有机碳检测直接测量可氧化的有机物质。各种有机污染物、微生物及细菌内毒素等有机碳化合物经过催化、氧化后均会转变成二氧化碳，进而改变水的电导率，电导率的数据又可转换成总有机碳的量。所以总有机碳若控制在一个低水平上，就意味着水中有机物、微生物及细菌内毒素的含量处于较好的受控状态。总有机碳可以实现在线检测，可以提高生产效率和减少人为因素、环境因素的干扰。

第四节　药品生产中灭菌和消毒技术的应用

药品生产中的微生物还来源于设备、容器，甚至原材料、辅料等物料本身，要防止微生物污染就必须对这些方面进行必要的灭菌或消毒处理。

一、灭菌技术的应用

在药品生产中常用的灭菌方式有湿热灭菌、干热灭菌、辐射灭菌、气体灭菌、过滤除菌等。

（一）湿热灭菌

湿热灭菌系指将处理物置于灭菌器内，利用高压饱和蒸汽、过热水喷淋等手段杀灭微生物的方法，是最有效、用途最广的方法。凡在高温中与水分不发生作用或损坏的物质，如容器、培养基、无菌服、胶塞等均可以用本法灭菌，也可应用于热稳定的药品的灭菌。湿热灭菌法常用设备为高压灭菌器。湿热灭菌有热压灭菌法、流通蒸汽灭菌法、煮沸灭菌法、低温间歇灭菌法等。通常采用的灭菌条件为121℃ 15分钟、121℃ 30分钟或116℃ 40分钟。湿热灭菌法在产品灭菌中的应用通常根据被灭菌产品微生物污染水平和耐受湿热的能力不同，分为过度杀灭法和残存概率法。

湿热灭菌过程中，将活的微生物看作反应物，将杀灭后的微生物看作生成物，则微生物的死亡（被杀灭）规律基本符合对数规则。湿热灭菌的有关参数如下：

1. D 值（Decimal reduction time） 微生物的耐热参数，系指一定温度下将微生物杀灭90%（即使之下降一个对数单位）所需的时间，以分钟表示。D 值越大说明该微生物的耐热性越强。不同微生物在不同的环境条件下具有各不相同的 D 值。

2. Z 值（Thermal Resistance Constant） 即灭菌温度系数，系指使某种微生物的 D 值下降一个对数单位，灭菌温度应升高的值（℃），通常取10℃。

3. FT 值（Thermal Death Time） 为灭菌程序所赋予待灭菌品在温度 T 下的灭菌时间，以分钟表示。由于 D 值是随温度的变化而变化，所以要在不同温度下达到相同的灭菌效果，FT 值将会随 D 值的变化而变化。灭菌温度高时 FT 就小，灭菌温度低时所需灭菌时间 FT 大。

4. F_0 值 即标准灭菌时间，系灭菌过程所赋予待灭菌品在121℃下的等效灭菌时间，即 $T=121℃$、$Z=10℃$ 时的 FT 值，121℃为标准状态，F_0 值即为标准灭菌时间，以分钟表示。

5. L 值 即灭菌率，系指在某温度下灭菌1分钟所相应的标准灭菌时间（分钟），即 F_0 和 FT 的比值（$L= F_0 /FT$），是表示不同灭菌温度所对应的灭菌效果的函数。《中国药典》给出了当 $Z=10℃$ 时，不同温度下的 L 值表，以及不同 Z 值下的灭菌率表。

6. 无菌保证值（Sterility Assurance Level，SAL） 指被灭菌产品经灭菌后微生物残存概率的负对数值，表示物品被灭菌后的无菌状态。按国际标准，规定湿热灭菌法的无菌保证值不得低于6，即灭菌后微生物存活的概率不得大于百万分之一。

过度杀灭法可确保达到一定程度的无菌保证水平，而不管被灭菌品微生物初始数量和耐热性如何。例如：微生物初始数量 $N_0=10^6$，耐热性值 $D_{121℃}=1$ 分钟，$Z=10℃$，为了达到无菌保证水平使 $NF=10^{-6}$，$F_0= D_{121℃} \times （lgN_0- lgNF）=1.0 \times （lg10^6- lg10^{-6}）=12$ 分钟。过度杀灭法的灭菌程序为"一个使被灭菌品获得 F_0 至少为12分钟的灭菌程序"，欧盟直接将过度杀灭定义为"湿热灭菌121℃下15分钟"。过度杀灭法假设的微生物初始数量和耐热性都高于实际情况，因为自然界大多数微生物耐热性都低，很少有 $D_{121℃}$ 值大于0.5分钟的，所以过度杀灭法确保了产品无菌保证水平。也正由于对微生物初始数量和耐热性作了最坏的假设，所以，对被灭菌品不需要进行常规的初始菌监控。

残存概率法是考虑到不耐热品灭菌使用过度灭菌法可能导致产品不可接受的降解，灭菌程序的设计要研究产品的微生物初始数量和耐热性。N_0 和 DT 的取值要根据产品初始微生物的分析，还要考虑初始微生物试验中检出的最耐热菌的安全系数，这取决于专业的判断、了解初始微生物数据的范围以及对初始微生物进行常规测试。例如，产品初始微生物测定，耐热菌 $N_0 < 10^1$ 单元，$D_{121℃} < 0.25$ 分钟。灭菌程序设计值：耐热菌 $N_0 < 10^2$ 单元，$D_{121℃} < 1$ 分钟，目标值 $NF=10^{-6}$，则 $F_{121℃} = (\lg N_0 - \lg NF) \times DT = 8$ 分钟。按药品 GMP 生产的药品，初始微生物数量应该很低，通常达到每个容器 1～100 个菌，但实际若微生物污染水平增加或耐热性增加都会造成灭菌失败，所以残存概率法要监控初始微生物污染水平和检出菌的耐热性。

表 11-3　灭菌工艺与灭菌前初始微生物控制的关系

灭菌工艺	灭菌前微生物控制要求	类别
过度杀灭法 $F_0 \geq 12$	低，不必每批监控污染菌	
残存概率法 $F_0 \geq 8$	高，应每批监控污染菌，尽量加入除菌过滤器，应有原料微生物标准	最终灭菌工艺，无菌保证值 ≥ 6
$F_0 < 8$	很高，必须采用除菌过滤，每批监控灭菌前污染菌（或过滤前污染菌），监控每批灌装区的环境	非最终灭菌工艺（无菌生产工艺）无菌保证值 ≥ 3

（二）干热灭菌

干热灭菌法系指将物品在干燥空气中加热，利用干热空气达到杀灭微生物或消除热源物质的方法。适用于耐高温但不宜用湿热灭菌法灭菌的物品，如玻璃器具、金属制容器、纤维制品、固体试药、液状石蜡等均可用本法灭菌。与湿热灭菌法比较有灭菌受热不均匀的缺点。常用恒温干热烤箱设备，灭菌条件为 160～170℃ 2 小时以上、170～180℃ 1 小时以上或 250℃ 45 分钟以上。

（三）辐射灭菌

辐射灭菌法系指将灭菌物品置于适宜放射源（通常用 ^{60}Co）辐射的 γ 射线或适宜的电子加速器发出的射线中进行电离辐射而达到杀灭微生物的方法。医疗器械、容器、生产辅助用品不受辐射破坏的药品等均可应用。常用灭菌最小吸收剂量为 25kGy（千拉德），当剂量小于 25kGy（千拉德）时，应在照射前后增加微生物检测。

（四）气体灭菌

气体灭菌法系指用化学消毒剂形成的气体杀灭微生物的方法。常用的化学消毒剂有环氧乙烷、气态过氧化氢、甲醛、臭氧等。应用时要注意灭菌气体的可燃可爆性、致畸性和残留毒性，所以整个灭菌过程应在有技术熟练的人员监督下进行，并应具有微生物试验的足够设备，通过用分布在物体周围的生物指示剂监控灭菌效果，并对灭菌后的残留量加以监控。本法适用于在气体中稳定的物质，含氯的物品及能吸附环氧乙烷的物品不宜使用。

（五）过滤除菌

过滤除菌法系利用细菌不能通过致密具孔滤材的原理，除去对热不稳定的药品溶液或液体物质中的细菌从而达到无菌要求。除菌过滤器采用孔径分布均匀的微孔滤膜作为过滤器材，分为亲水性和疏水性两种，依据过滤物品的性质和过滤目的确定滤膜材质，滤膜孔径一般不超过 0.22μm。本法适用于热不稳定的药品溶液或原料的除菌。过滤除菌法的效果与产品配方有关，特别是药液的黏度、pH 值等，因此要用缺陷假单胞菌作微生物挑战试验进行除菌效果验证。而且除菌过滤器不能将病毒或支原体全部滤除，可以采用热处理方法弥补除菌过滤的不足。

一般用对数下降值（log reduction value，LRV）来表示过滤器的过滤除菌能力。LRV 系指规定条件下，被过滤液体过滤前的微生物的数量与过滤后的微生物数量比的常用对数值。即 $LRV=\lg N_0 - \lg N$。式中 N_0 为产品除菌前的微生物数；N 为产品除菌后的微生物数。对孔径为 0.22μm 的过滤器而言，要求每 1cm² 有效过滤面积的 LRV 应不小于 7。因此过滤除菌时，被过滤产品总的污染量应控制在规定的限度内。为保证过滤除菌效果，可使用两个过滤器串联过滤，或在灌装前用过滤器进行再次过滤。

二、消毒技术的应用

消毒是利用化学药品抑制微生物生长、繁殖的手段。对不能采取灭菌的物品要进行消毒处理，常用于环境、设备、无菌操作人员的手、鞋等无法灭菌处理的部位和物品。消毒剂的品种有 5～20 倍稀释的碘伏水溶液、0.1% 新洁尔灭溶液、1∶50 的 84 消毒液、75% 乙醇溶液、3% 碘酒溶液、5% 石炭酸（来苏儿）消毒溶液、2% 戊二醛水溶液、尼泊金酒精消毒液等。实际消毒效果与消毒剂浓度密切相关，所以应按规定准确配制。为防止微生物产生耐受性，还应定期更换消毒剂品种，注意每种消毒溶液的消毒容量（能力）及需消毒物的污染程度，一般每 1.5L 消毒剂所擦洗面积不大于 2.5m²，以确保清洁和消毒效果。

另外，紫外照射杀菌也常用于对进入洁净区域的物体表面进行照射消毒。

第五节　无菌药品生产的无菌保证

无菌药品是指不含任何活的微生物，在法定药品标准中列有无菌检查项目的制剂和原料药。但药品生产中存在的微生物污染风险，仅通过产品的无菌检查试验来控制，存在一定的局限性，表 11-4 为美国非肠道药物学会注射剂无菌测试结果（按《美国药典》无菌测试方法试验，试验批量 60000 支）。可见含有少量微生物污染产品的批次也有可能"通过"无菌检验。一批产品的染菌率越低，根据无菌检验结果来判定整批产品的无菌，其风险越大。合格的药品不是检验出来的，而是设计和生产出来的，无菌药品生产的无菌保证至关重要。

表 11-4　注射剂无菌测试结果不合格的可能性

真实的不合格率	测试 20 支样品不合格的可能性	测试 40 支样品不合格的可能性
1%	18.2%	33.1%
5%	64.2%	87.2%
15%	96.1%	99.8%
30%	99.9%	100.0%

对于无菌药品而言，绝对无菌既无法保证也无法用试验来证实。其无菌特性只能相对地通过制品中活微生物的概率低至某个可接受的水平来表述，即无菌保证水平（sterility assurance level，简称 SAL）。无菌药品按最终去除微生物的方法不同，分为最终灭菌无菌药品和非最终灭菌无菌药品两类：

1. 最终灭菌产品　指药品在配制或灌装后仍需进一步灭菌，灭菌方式如上节所述。此类药品由于在药品生产中可变因素少，出现偏差的概率小，无菌保证由最后灭菌来保证，几乎能杀灭产品中的所有微生物，赋予了产品更高的无菌保证水平。普遍接受的标准是，最终灭菌产品的微生物存活概率即无菌保证水平不得高于 10^{-6}。

2. 非最终灭菌产品 指对药品的各个组成部分，如原料、包装材料分别经灭菌处理，然后在无菌洁净环境下进行灌装和密封，产品不做最终灭菌处理。非最终灭菌产品的目标是零污染，但对于污染率低于 0.1%，可信度在 95% 时是可以接受的。

最终灭菌产品的微生物污染概率远低于非最终灭菌产品，故只要产品允许，应尽可能选用最终灭菌法。而且药品灭菌工艺的确定应综合考虑被灭菌物品的性质，灭菌方法的有效性和经济性，灭菌后物品的完整性和稳定性等因素。但无论何种灭菌条件，均应保证灭菌后的物品的 $SAL \leqslant 10^{-6}$。已灭菌物品达到的无菌保证水平可通过验证来确定。灭菌程序的验证和运行监控是最终灭菌产品无菌保证的必要条件。

对热不稳定的产品，不适用最终灭菌法，可选用过滤除菌法、无菌生产工艺来确保产品最终的无菌保证。无菌生产工艺系指必须在无菌控制条件下生产无菌产品的方法，无菌分装及无菌冻干是最常见的无菌生产工艺。无菌生产工艺要严密监控生产环境的洁净度，要在无菌控制的环境下进行过滤操作。相关设备、包装容器、胶塞等物品要采用适当的方式进行灭菌，并防止被再次污染。无菌生产工艺过程的无菌保证要通过培养基无菌灌装模拟试验来验证。

培养基模拟灌装试验是采用微生物培养基替代产品对无菌工艺进行评估的验证技术，是对设备、环境以及人员操作的一种系统验证，是判断无菌保证水平的关键手段。通常将培养基暴露于设备、容器密封系统的表面和关键环境条件中，并模拟实际生产完成无菌工艺操作，之后将装有培养基的密闭容器进行培养以检查微生物的生长，并对培养结果进行评价，以确定实际生产中产品被污染的概率。培养基模拟灌装试验要根据产品的剂型及培养基的选择性、澄清度、浓度和灭菌的适用性等选择适当的培养基。要尽可能模拟常规的无菌生产工艺，包括所有对无菌结果有影响的关键操作，及生产中可能出现的各种干预和最差条件。培养基灌装容器的数量要足以保证评价的有效性。批量较小的产品，培养基灌装的数量也要至少等于产品的批量。

无菌药品除了控制微生物污染，也要最大限度降低各种微粒和热原的污染。微粒和热原风险因素的控制多数与药品中微生物污染的控制方法重叠。厂房设计、环境监控、清洁消毒、确认验证等都很重要，生产人员的技能、所接受的培训及其工作态度更是达到无菌产品质量目标的关键因素，人员因素主要通过规章制度和操作规范来管理。

第六节 防止微生物污染的管理制度

药品的质量特性不仅依赖于最终处理或成品检验，同时也依靠完整严格的药品质量体系和生产质量管理制度，将风险管理的理念贯穿于药品生产与质量管理的全过程，按以风险分析和控制为基础精心设计并经验证的方法和规程进行。药品 GMP 文件系统包括质量标准、生产工艺规程和记录等文件，通俗地讲就是要求人员"写你所做的，做你所写的，记你所做的，达到事事有依据，事事有记录，事事可追踪，事事可监控"。

防止微生物污染的所有环节，如环境监测、制药用水监测、设备确认与验证、清洁消毒、生产管理和质量控制等均应遵守相应的规章制度和操作规范。

一、人员管理

人员管理是药品 GMP 中防止微生物污染的核心环节，其内容包括人员培训制度、人员卫生管理制度、人员监测制度、无菌生产洁净区人员行为规范。

（一）人员培训制度

药品生产企业所有人员要接受卫生要求的培训。对在洁净区工作的人员，包括清洁工和设备维修工还要定期进行卫生和微生物方面的基础知识培训。特别是无菌生产工序的工作人员对微生物污染控制更要有深刻的理解，对无菌操作技术要有特别的技能，并通过培养基模拟灌装试验定期评估。未受培训的外部人员，如外部施工人员或维修人员在生产期间需要进入洁净区时，要对他们进行特别详细的指导和监督。

（二）人员卫生管理制度

人员卫生管理制度又可细分为人员健康管理制度、卫生习惯管理制度，以及更衣着装制度等。

1. 人员健康管理制度　人员健康管理要建立健康档案。直接接触药品的生产人员上岗前应当接受健康检查，以后每年至少进行一次健康检查。体表有伤口、患有传染病或其他可能污染药品疾病的人员不得从事直接接触药品的生产。进入洁净区的工作人员患病要及时报告，视患病状况调整岗位。

2. 卫生习惯管理制度　生产区、仓储区禁止吸烟和饮食，禁止存放食品、饮料、香烟和个人用药品等非生产用物品。进入洁净生产区的人员不得化妆和佩戴饰物。生产操作人员不得裸手直接接触药品、与药品直接接触的包装材料和设备表面。

3. 更衣着装管理制度　人员在无菌生产洁净区工作，是无菌环境的最大污染源之一。无菌着装"包裹"了操作人员，成为避免人员污染环境和产品的一个重要手段。进入生产区的人员均要按照规定更衣。个人外衣不得带入通向 B 级或 C 级洁净区的更衣室。每位员工每次进入 A/B 级洁净区，应当更换无菌工作服；或每班至少更换一次，但要用监测结果证明这种方法的可行性。生产操作期间应当经常消毒手套，并在必要时更换口罩和手套。按照操作规程更衣和洗手，尽可能减少对洁净区的污染或将污染物带入洁净区。工作服的选材、式样及穿戴方式要与所从事的工作和空气洁净度级别要求相适应。各类洁净区的着装要求规定如下：①D 级洁净区，应当将头发、胡须等相关部位遮盖。应当穿合适的工作服和鞋子或鞋套。应当采取适当措施，以避免带入洁净区外的污染物。②C 级洁净区，应当将头发、胡须等相关部位遮盖，应当戴口罩。应当穿手腕处可收紧的连体服或衣裤分开的工作服，并穿适当的鞋子或鞋套。工作服应当不脱落纤维或微粒。③A/B 级洁净区，应当用头罩将所有头发以及胡须等相关部位全部遮盖，头罩应当塞进衣领内，应当戴口罩以防散发飞沫，必要时戴防护目镜。应当戴经灭菌且无颗粒物（如滑石粉）散发的橡胶或塑料手套，穿经灭菌或消毒的脚套，裤腿应当塞进脚套内，袖口应当塞进手套内。工作服应为灭菌的连体工作服，不脱落纤维或微粒，并能滞留身体散发的微粒。

（三）人员监测制度

参观人员和未经培训的人员不得进入生产区和质量控制区，特殊情况确需进入的，应当事先对个人卫生、更衣等事项进行指导。检查和监督尽可能在无菌生产的洁净区外进行，洁净区内的人数要严加控制。尤其是无菌生产洁净区内，只有专门培训并经批准的人员方能进入，而且要对每个操作人员手套表面和无菌衣取样进行监控。所有需要进入无菌生产洁净区的操作人员、机修人员、质量管理人员必须经过更衣程序的确认和监控，确保进入人员"会穿无菌衣"。

（四）无菌生产洁净区人员行为规范

洁净室内操作人员快步行走产生的微粒远大于静止时产生的微粒，咳嗽、喷嚏会增加发菌量等，所以人员的行为习惯对无菌药品的质量影响很大。要确保无菌生产洁净区人员有良好的行为规范：要尽量减少进入的人数和次数；进入前以无菌的消毒剂消毒双手，待消毒剂挥发干后再进入；每次接触物品后及时消毒双手，晾干后再进行操作；即使未接触物品，也要定期消毒双手；仅用无菌工器具接触无菌物料；缓慢和小心移动，避免破坏单向流，产生紊流；保持整个身体在单向气流通道之外，确保用不危害产品无菌性的方式进行必要操作，不得在产品气流上游方向进行操作；任何时候双手不接触地面，所有掉落或接触地面的工器具及物品不得用手触摸，更不能再次使用；开关门避免用手直接接触，可以用肘部、前臂等身体部位来完成；人员间保持一段距离，尽可能不说话，着装不互相接触并定期检查着装等。

二、清洁消毒管理

当生产厂房尤其当洁净区的洁净度或无菌状态遭到破坏时，要严格按照操作规程对其进行清洁、消毒或灭菌，并通过环境监测结果的趋势分析来评估清洁、消毒或灭菌前后的环境微生物情况，监测合格方可重新开始生产操作。

对生产设备清洁要按照详细规定的操作规程进行清洁。生产设备清洁的操作规程要规定具体而完整的清洁方法、清洁设备或工具、清洁剂的名称和配制方法、去除前一批次标识的方法、保护已清洁设备在使用前免受污染的方法、已清洁设备最长的保存时限、使用前检查设备清洁状况的方法，使操作者能以可重现的、有效的方式对各类设备进行清洁。如需拆装设备，还要规定设备拆装的顺序和方法；如需对设备消毒或灭菌，还要规定消毒或灭菌的具体方法、消毒剂的名称和配制方法。必要时，还要规定设备生产结束至清洁前所允许的最长间隔时限。

清洁方法要经过验证，目的就是证明经过清洁程序清洁后，生产设备上的污染物符合规定的清洁限度要求，避免对后续产品的污染和交叉污染。污染物包括微生物污染和化学残留物污染（可见的和不可见的，包括上一批次产品的残留物和清洁过程中清洁剂的残留物等）。做清洁验证时，微生物的取样方法通常有擦拭法和接触碟法。

三、生产管理

药品的生产和包装要按照批准的工艺规程和操作规程进行。在药品生产的每一阶段，都要保护产品和物料免受微生物和其他污染。每次生产结束后要清场，确保设备和工作场所没有遗留与本次生产有关的物料、产品和文件。下次生产开始前对前次清场情况要进行确认。生产过程中要尽可能采取措施防止污染和交叉污染，并定期检查这些措施并评估其适用性和有效性。

总之，防止微生物污染是一个从厂房设计建设、设备确认验证、生产工艺操作、物料控制到成品包装出厂，贯穿整个药品生产过程的大问题。要根据药品剂型、产品特点、科学知识和经验等利用风险管理方法和工具，对污染因素进行风险评估，以确认药品生产的关键部件、步骤和参数的相关潜在风险，确定应采用的控制措施，以最大限度地降低风险。

第十二章

微生物检测在药品检验中的应用

扫一扫，查阅
本章数字资源，
含 PPT、音视
频、图片等

前章已论及药品生产过程的微生物污染防止与监控是药品生产质量管理规范（Good Manufacturing Practice，GMP）的重要组成部分，也是保证药品合格，不因变质而形成人体危害的重要保障。据此，对药品在研制、生产、贮存及流通过程中进行微生物学检查，已成为贯彻药品管理法，执行国家药典、药品标准的一个重要技术保障。《中国药典》（2020 年版）四部的制剂通则和品种项下对不同药品有不同规定，各种注射剂、眼用制剂、植入剂、冲洗剂等都必须保证无菌；散剂、凝胶剂、软膏剂、搽剂、洗剂、涂膜剂、鼻用制剂、气雾剂、喷雾剂，分别执行无菌或微生物限定标准。因此，本章主要介绍药品的无菌检查及微生物限度检查。此外，还介绍了抗微生物药物作用检查及微生态制剂检查等内容。

第一节　无菌检查

药品无菌检查是针对规定灭菌药品的无菌可靠性而制定的微生物学检查，即检测药品是否达到无菌规定。无菌检查结果的可信度涉及抽样量、检查用培养基质量、操作环境、无菌技术等多个环节。《中国药典》对此都给出了相应的标准与要求。

一、概念和应用范围

《中国药典》所指的无菌检查法系用于检查药典要求无菌的药品、生物制品、医疗器械、原料、辅料及其他品种是否无菌的一种方法。若供试品符合无菌检查法的规定，仅表明了供试品在该检验条件下未发现微生物污染。

《中国药典》规定无菌检查的应用范围主要为：

1. 各种注射剂　用于肌肉、皮下和静脉的各种针剂，包括注射用的无菌用水、溶媒和溶剂、输液、注射剂原料等。

2. 眼用及外伤用制剂　用于眼科手术、角膜创伤及一般创伤、溃疡和烧伤等外科用药品制剂。用于注射或使用到深部组织治疗创伤、溃疡、出血的中药制剂亦应无菌。

植入剂：用于包埋在人体内的药物制剂，如不溶于水的激素、避孕药物、免疫药物及抗肿瘤药物等要求无菌的制剂，心瓣膜以及固定用金属板和有机器材等。

3. 可吸收的止血剂　如明胶发泡制剂、凝血酶等用于止血并可被组织吸收的各种药物制剂。

4. 外科及眼科用辅料及器材　如外科手术用脱脂棉、纱布、结扎线、缝合线、可被吸收的羊肠线及一次性注射器、无菌刀片、输血（输液）袋等。

对医药产品的无菌检查一般采用抽样方法，被检样品的检测结果并不完全代表全部产品的实际状态，故在一定意义上，抽样的方法和样本数量将决定无菌检查结果的可靠性。药品无菌检查的抽样方法基本分为三类：百分数抽样法、固定抽样法、综合抽样法。表 12-1 至表 12-3 为《中国药典》（2020 年版）规定之不同类别药品出厂抽检量和药检部门监督抽检量的要求。由此可见，样品抽样方法、数量在保证无菌检查结果可信度上具有重要意义。但样品抽检数量往往受检验目的、要求、代表性和抽样方法实际工作量和经济损失等因素的制约，因此必须力求以最少样本量准确反映产品的实际情况。

除抽样方法和数量外，灭菌工艺的类型也会影响无菌检查的结果，一般对最终灭菌产品，在其生物存活率达到 10^{-6} 时可认为合格（参见第十一章相关内容）。

表 12-1 批出厂产品及生物制品的原液和半成品最少检验数量

供试品	批产量 N（个）	接种每种培养基所需的最少检验数量
注射剂 大体积注射剂（>100mL）	≤ 100 100 < N ≤ 500 > 500	10% 或 4 个（取较多者） 10 个 2% 或 20 个（取较少者） 20 个（生物制品） 2% 或 20 个（取较少者） 20 个（生物制品）
冻干血液制品 > 5mL ≤ 5mL	每柜冻干 ≤ 200 每柜冻干 > 200 ≤ 100 100 < N ≤ 50 > 500	5 个 10 个 5 个 10 个 20 个
眼用及其他非注射产品	≤ 200 > 200	5% 或 2 个（取较多者） 10 个
桶装固体原料	≤ 4 4 < N ≤ 50	每个容器 20% 或 4 个容器（取较多者）
抗生素原料药（≥ 5g）	> 50	2% 或 10 个容器（取较多者） 6 个容器
生物制品原液或半成品		每个容器（每个容器制品的取样量为总量的 0.1% 或不少于 10mL，每开瓶一次，应如上法抽验）
体外用诊断制品半成品		每批（抽验量应不少于 3mL）
医疗器械	≤ 100 100 < N ≤ 500 > 500	10% 或 4 件（取较多者） 10 件 2% 或 20 件（取较少者）

注：若供试品每个容器内的装量不够接种两种培养基，那么表中的最少检验数量应增加相应倍数。

表 12-2 上市抽验样品的最少检验数量

供试品	供试品最少检验数量（瓶或支）
液体制剂	10
固体制剂	10
血液制品　V < 50mL	6
V ≥ 50mL	2
医疗器械	10

注：1. 若供试品每个容器内的装量不够接种两种培养基，那么表中的最少检验数量应增加相应倍数。

2. 抗生素粉针剂（> 5g）及抗生素原料药（> 5g）的最少检验数量为 6 瓶（或支）。桶装固体原料的最少检验数量为 4 个包装。

表 12-3　供试品的最少检验量

供试品	供试品装量	每支供试品接入每种培养基的最少量
液体制剂	V < 1mL	全量
	1mL ≤ V ≤ 40mL	半量，但不得少于 1mL
	40mL < V ≤ 100mL	20mL
	V > 100mL	10%，但不少于 20mL
固体制剂	m < 50mg	全量
	50mg ≤ m < 300mg	半量，但不得少于 50mg
	300mg ≤ m ≤ 5g	150mg
	m > 5g	500mg
		半量（生物制品）
生物制品的原液及半成品		半量
医疗器械	外科用敷料棉花及纱布	取 100mg 或 1cm×3cm
	缝合底线、一次性医用材料	整个材料①
	带导管的一次性医疗器械（如输液袋）	二分之一内表面积
	其他医疗器械	整个器具①（切碎或拆散开）

注：①如果医疗器械体积过大，培养基用量可在 2000mL 以上将其完全浸没。

二、应用举例

无菌检查法主要包括薄膜过滤法和直接接种法。只要供试品性质允许，应采用薄膜过滤法。供试品无菌检查所采用的检查方法和检验条件应与方法适用性试验确认的方法相同。下面以丹参注射液无菌检查为例做一简单介绍。

（一）试验要求与准备

《中国药典》对开展无菌检查的人员、设备、场所都提出了具体要求。

1. 无菌操作区要求　无菌检查应在环境洁净度 10000 级、局部洁净度 100 级下的单向流空气区域内或隔离系统中进行，其全过程应严格遵守无菌操作，防止微生物污染，防止污染的措施不得影响供试品中微生物的检出。单向流空气区、工作台面及环境应定期按《医药工业洁净室（区）悬浮粒子、浮游菌和沉降菌的测试方法》的现行国家标准进行洁净度验证。隔离系统应按相关的要求进行验证，其内部环境的洁净度须符合无菌检查的要求。日常检验还需对试验环境进行监控。每次操作在层流空气所及台面左右各置 2 个营养琼脂平板，暴露 30 分钟，培养的菌落数应小于 1cfu/ 平板。

2. 操作人员要求　从事无菌检查的专业人员必须经过操作培训和无菌技术培训，取得主管部门单位授予的合格证后方可进行无菌检查。每个进入无菌检查区的人员都必须穿着无菌服，带上无菌口罩和手套，通过缓冲间，风淋，从人流区进入无菌间，以防止操作人员因着装等不洁净造成的微生物污染。

3. 培养基的适用性检查要求　无菌检查用的硫乙醇酸盐流体培养基及改良马丁培养基等应符合培养基的无菌性检查及灵敏度检查的要求。本检查可在供试品的无菌检查前或与供试品的无菌检查同时进行。

4. 供试品准备要求　从抽样或送样中获得无菌检查的供试品。在样品准备室内，按抽样数量要求准备足量供试品，如丹参注射液的规格为 10mL，其最少检验用量为 15 支。一般情况下，供试品无菌检查若采用薄膜过滤法，应增加 1/2 的最小检验数量作阳性对照用；若采用直接接种法，应增加供试品 1 支（或瓶）作阳性对照用。同时为供试品准备唯一的可识别的标签。将经合适消毒剂消毒的供试品通过物流窗口送入无菌检查区。

（二）操作过程与结果判断

以薄膜过滤法为例介绍操作过程及结果判断。

1. 操作过程　实验检测操作分供试样品制备，阴性对照与阳性对照，在集菌培养器注入目的菌培养基及样品后进行培养观察。

（1）供试样品制备　将智能集菌仪安装在无菌室操作台适当位置，并将无菌一次性全封闭集菌培养器的塑料导管放入蠕动泵槽内，进液导管的针头插入供试液内，以最少接种量（表 12-3）吸取供试液。如丹参注射液规格为 10mL，其每支供试品的最少接种量为 2mL。将需氧菌、厌氧菌培养基及真菌培养基分别加入无菌滤器。

（2）阴性对照　是将需氧菌、厌氧菌培养基及真菌培养基分别加入无菌滤器，培养时间与检查供试品相同。阴性对照的目的是检查取样的吸管、针头、培养基、过滤器是否无菌，同时也是对无菌区域及无菌操作技术等条件的测试。

（3）阳性对照　阳性对照管应根据供试品特性选择阳性对照菌。无抑菌作用及抗革兰阳性菌为主的供试品，以金黄色葡萄球菌为对照菌；抗革兰阴性菌为主的供试品，以大肠埃希菌为对照菌；抗厌氧菌的供试品，以生孢梭菌为对照菌；抗真菌的供试品，以白假丝酵母菌为对照菌。阳性对照试验的菌液制备同方法验证试验，加菌量小于 100cfu，供试品用量同待检测的样品量。阳性对照管培养 48～72 小时应生长良好。

（4）培养和观察　上述含培养基的容器按规定的温度培养 14 天。培养期间应逐日观察并记录是否有菌生长。如观察在加入供试品后或在培养过程中培养基是否出现浑浊；培养 14 天后，如果不能从外观上判断有无微生物生长，可取该培养液适量转种至同种新鲜培养基中，细菌培养 2 天，真菌培养 3 天，观察接种的同种新鲜培养基是否出现浑浊；或取培养液涂片、染色、镜检，判断是否有菌。

2. 结果判断　阳性对照管应生长良好，阴性对照管不得有菌生长，否则试验无效。若供试品管均澄清，或虽显浑浊但经确证无菌生长，判供试品符合规定；若供试品管中任何一管显浑浊并确证有菌生长，判供试品不符合规定，除非能充分证明试验结果无效，即生长的微生物非供试品所含。当符合下列至少一个条件时方可判试验结果无效：①无菌检查试验所用的设备及环境的微生物监控结果不符合无菌检查法的要求；②回顾无菌试验过程，发现有可能引起微生物污染的因素；③供试品管中生长的微生物经鉴定后，确证是因无菌试验中所使用的物品和（或）无菌操作技术不当引起的。试验若经确认无效，应重试。重试时，重新取同量供试品，依法检查，若无菌生长，判供试品符合规定；若有菌生长，判供试品不符合规定。

第二节　微生物限度检查

对于非规定灭菌制剂类药品，虽然允许含有一定数量的微生物，但其染菌数和是否带有致病菌依然是影响药品质量与安全性的关键因素，故《中国药典》对此设立相应的微生物限度检查。

一、概念和应用范围

药品微生物限度检查是针对非规定灭菌制剂微生物污染限度所制定的微生物学检查，其检测内容包括细菌总数及霉菌酵母菌总数检查和控制菌检查两类。

1. 细菌总数及霉菌酵母菌总数检查 系对药品在单位重量或体积（每克或每毫升）内所含活菌总数的检查，以判断被检药品被细菌和霉菌酵母菌污染的程度。《中国药典》计数法包括平皿法、薄膜过滤法、最可能数法（most probable number method，即 MPN 法）。通常，药品的染菌数与药品的质量成反比。通过此项检查衡量药品生产过程的卫生水平，以保证药品的有效性和安全性。

表 12-4 口服给药制剂的微生物限度标准

制剂		细菌数 cfu/（1g 或 1mL）	霉菌和酵母菌数 cfu/（1g 或 1mL）	大肠埃希菌 cfu/（1g 或 1mL）	大肠菌群 cfu/（1g 或 1mL）	金黄色葡萄球菌 cfu/（1g 或 1mL）	铜绿假单胞菌 cfu/（1g 或 1mL）	白色念珠菌 cfu/（1g 或 1mL）	梭菌 cfu/（1g 或 1mL）
粉的制剂	不含药材原粉	≤ 1000cfu/g	≤ 100cfu/g						
		≤ 100cfu/mL	≤ 100cfu/mL	不得检出	不得检出	–	–	–	–
	含药材原粉的制剂	≤ 10000cfu/g	≤ 100cfu/（g 或 mL）	不得检出	< 100cfu/g	–	–	–	–
		≤ 30000cfu/g（丸剂）			< 10cfu/mL				
		≤ 500cfu/mL							
发酵原粉的制剂	含豆豉、神曲等	≤ 100000cfu/g	≤ 500cfu/g	不得检出	< 100cfu/g	–	–	–	–
		≤ 1000cfu/mL	≤ 100cfu/mL		< 10cfu/mL				

2. 控制菌检查 《中国药典》选定的控制菌为大肠埃希菌、沙门菌、铜绿假单胞菌、金黄色葡萄球菌、白色念珠菌、梭菌，对外用中药尚须增加破伤风梭菌作为控制菌。各类控制菌的检查意义为：①大肠埃希菌，是人、畜肠道内寄生菌，可随粪便排出，容易被检出，所以常作为粪便污染的指标。若从药品中检出大肠埃希菌，表明该药品已被粪便污染，可能有肠道致病菌和寄生虫存在。因此，口服药品中不得检出大肠埃希菌。②沙门菌，主要寄生在人、畜肠道内，可随粪便污染水源、食品和药品，能引起人类肠热症、急性胃肠炎及败血症等。因此，含动物脏器（包括提取物）及动物类原药材粉（蜂蜜、王浆、动物角、阿胶除外）的口服给药制剂中不得检出沙门菌。③金黄色葡萄球菌，常可污染药品与食品，是葡萄球菌中致病力最强的一种，能导致人体局部化脓，严重者导致败血症。《中国药典》规定，外用药、眼部给药制剂都不得检出金黄色葡萄球菌。④铜绿假单胞菌，在大面积烧伤、烫伤、眼科疾病或其他外伤情况下，常因继发感染铜绿假单胞菌引起伤口化脓、菌血症、败血症、眼角溃疡，甚至失明。该菌对许多抗生素和化疗药不敏感。因此，一般外用药和眼科制剂规定不得检出铜绿假单胞菌。⑤白色念珠菌，通常存在于正常人口腔、上呼吸道、肠道及阴道，一般在正常机体中数量少，不引起疾病，当机体免疫功能下降或菌群失调时，则本菌大量繁殖并改变生长形式（假菌丝相）侵入细胞引起疾病。《中国药典》规定，阴道、尿道给药制剂不能检出白色念珠菌。⑥梭菌，为厌氧性细菌，有 60 余种，常见的致病菌仅 10 余种，多存在于土壤、污水以及人和各种动物的粪便中。多数菌种能产生毒性

剧烈的外毒素，主要引起的疾病有破伤风、气性坏疽、肠毒血症等。《中国药典》规定，阴道、尿道给药制剂不能检出梭菌。

《中国药典》（2020年版）根据药品的给药途径、对患者健康潜在的危害，以及中药的特殊性等制定了相应的微生物限度标准。表12-4、表12-5分别为相应各类非规定灭菌药品微生物限度检查的参考标准。

表 12-5 局部给药制剂的微生物限度标准

制剂	细菌数 cfu/（1g、1mL或10cm²）	霉菌和酵母菌数 cfu/（1g、1mL或10cm²）	大肠埃希菌 cfu/（1g、1mL或10cm²）	大肠菌群 cfu/（1g、1mL或10cm²）	金黄色葡萄球菌 cfu/（1g、1mL或10cm²）	铜绿假单胞菌 cfu/（1g、1mL或10cm²）	白色念珠菌 cfu/（1g、1mL或10cm²）	梭菌 cfu/（1g、1mL或10cm²）
表皮或黏膜不完整的含药材原粉的局部给药制剂	≤1000cfu/（g·10cm²） ≤100cfu/mL	≤100cfu/（g·mL·10cm²）	–		不得检出	不得检出	–	–
表皮或黏膜完整的含药材原粉的局部给药制剂	≤10000cfu/（g·10cm²） ≤100cfu/mL	≤100cfu/（g·mL·10cm²）	–		不得检出	不得检出		
耳、鼻及呼吸道吸入给药制剂	≤100cfu/（g·10cm²）	≤10cfu/（g·mL·10cm²）	不得检出	–	不得检出	不得检出	–	–
阴道、尿道给药制剂	≤100cfu/（g·10cm²）	≤10cfu/（g·mL·10cm²）	–	–	不得检出	不得检出	不得检出	不得检出
直肠给药制剂	≤1000cfu/g ≤100cfu/mL	≤100cfu/（g·mL）			不得检出	不得检出		
其他局部给药制剂	≤100cfu/（g·mL·10cm²）	≤100cfu/（g·mL·10cm²）			不得检出	不得检出		

注：用于手术、烧伤或严重创伤的局部给药制剂应符合无菌检查法规定。

二、应用举例

药品微生物限度检查中，活菌数的测定需按细菌、霉菌及酵母菌适宜生长条件，准备相应的培养基，采用平板计数（或试管稀释）法测定；控制菌检查则需根据待检菌的特性进行增菌培养、分离培养、生化鉴定、血清学鉴定及革兰染色镜检来确定。下面以金莲花胶囊的微生物限度检查为例，对《中国药典》所规定的微生物限度检查法作简单介绍。

（一）试验要求与准备

1. 检查项目要求 检索该药品标准，了解配方和制法；根据药典标准选择应检验项目。如金莲花胶囊为不含药材原粉和非动物来源的制剂,所以检查项目应为:细菌总数检查、霉菌酵母菌总数检查和控制菌大肠埃希菌检查(表12-5)。

2. 培养基的质量要求 培养基制备中各个环节必须有质量控制。每批培养基均应有配置记录,如名称、配制量、配制者、配制日期以及性能和无菌试验等;培养基的pH值以及高压灭菌后的pH值应在规定的波动范围(±0.2)内;每批培养基在用于样品的鉴定之前需用标准菌株进行预试,符合要求者方可应用。

3. 菌种的要求 实验室应保存一套特征典型、性状稳定的供质控用的标准菌株,用于培养基、试剂、染色液等质控。

4. 供试品/液准备要求 同一批供试品常需做化学、药理等多项检验,但需首先满足微生物学检验的供试品定量。供试品应及时检验,若有困难,应存放在该品种规定的储存条件下。供试品在检验之前,应保持原包装状态,严禁开启,包装已开启的样品不得作为供试品。供试品的取样必须在净化条件下,无菌操作,防止污染。供试品为固体,应先均质后再稀释。非水溶性油脂性供试品,需加入适宜的助溶剂或乳化剂,使其成为均匀的溶液或乳浊液方可供检。含有抑菌性成分的供试品,应采取适宜的方法(事前测试)消除抑菌成分的干扰,使阳性对照试验呈现阳性反应,方可对供试品的阴性结果做出报告。供试液的制备方法:①机械分散法,常用方法有电动均质搅拌、研磨、震荡。适用于固体及油性基质的软膏。②乳化法,在供试品中加入适宜的乳化剂及稀释剂,在保温情况下混匀使之成为均匀分散的乳浊液,适用于油脂性供试品。③薄膜过滤法,脂溶性供试品可通过助溶后,再用薄膜过滤。适用于液体制剂及水溶性固体制剂。④灭活剂处理法,根据样品抑菌成分的理化特性,加入适宜的灭活剂,以消除其抑菌作用,便于检查待检菌。适用于有抑菌作用的供试品。

(二)操作过程与结果判断

1. 细菌总数检查 药品细菌计数测定是微生物的定量检查,对非规定灭菌药品中污染的活菌量进行测定,通常以每克或每毫升供试药品作为计量单位。

(1)实验操作 称取供试品10g,置于匀浆杯或灭菌容器中,加入100mL稀释液,混匀,使之成1:10的均匀供试液。另取1支1mL灭菌吸管,取1:10均匀供试液1mL,加入含9mL灭菌稀释剂的试管中,混匀,即得1:100供试品。依此类推,根据供试品污染程度取适宜的三级稀释液检验。取每级稀释液各1mL置每个灭菌平皿,每个稀释级注入2~3个平皿。同时分别取1mL稀释剂注入2个平皿中,作为阴性对照,阴性对照不得有菌生长。将营养琼脂溶化,冷却至45℃,倾注上述各平皿15~20mL,以顺时针或逆时针方向转动平皿使供试品与培养基混匀,放置待凝。将已凝固的平板倒置于30~35℃培养箱中,培养(72±2)小时。

(2)菌落计数 将平板置菌落计数器上,或从平板的背面直接以肉眼用标记笔点计,以透视光衬以暗色背景,仔细观察,计数。必要时借助放大镜、菌落计数器和显微镜观察。

(3)结果判定 细菌宜选取平均菌落数小于300cfu的稀释级作为菌数报告(取两位有效数字)的依据。以最高的平均菌落数乘以稀释倍数的值报告1g供试品中所含的菌数。如各稀释级的平板均无菌落生长,或仅最低稀释级的平板有菌落生长,但平均菌落数小于1时,以<1乘以最低稀释倍数的值报告菌数。

2. 霉菌酵母菌总数检查 霉菌及酵母菌在分类学上属于真菌。除药品生产用的某些菌种外,它们也是药品原料、辅料及成品的污染菌。

(1)实验操作 霉菌及酵母菌数测定一般与细菌测定同时进行,按规定取两个以上包装的供试样品，并视供试品的污染程度制备 1∶10、1∶100、1∶1000 稀释级。取每级稀释液各 1mL 置于每个灭菌平皿，每个稀释级注入 2 ～ 3 个平皿。将玫瑰红钠琼脂溶化，冷却至 45℃，倾注于上述各平皿 15 ～ 20mL。将已凝固的平板倒置于 23 ～ 28℃培养箱中，培养 5 天。

（2）结果判定　霉菌宜选取平均菌落数小于 100cfu 的稀释级，作为菌数报告（取两位有效数字）的依据。以最高的平均菌落数乘以稀释倍数的值报告 1g 供试品中所含的菌数。如各稀释级的平板均无菌落生长，或仅最低稀释级的平板有菌落生长，但平均菌落数小于 1 时，以＜1 乘以最低稀释倍数的值报告菌数。

3. 大肠埃希菌控制菌检查　大肠埃希菌作为粪便污染的指示菌，它是肠杆菌科各属细菌中从各种温血动物的肠道中检出率最高的菌种。通过对指示菌的检查来评价药品的卫生质量，以保证用药的微生物安全性。

（1）实验操作　取供试液 10mL（相当于供试品 1g），直接或处理后接种至适量（不少于 100mL）的胆盐乳糖培养基中，培养 18 ～ 24 小时，必要时可延长至 48 小时。取上述培养物 0.2mL，接种至含 5mL MUG（4- 甲基伞形酮 -β-D- 葡萄糖醛酸苷，4-methylumbelliferyl-β-D-glucuronide）培养基的试管内培养，于 5 小时、24 小时在 366nm 紫外光下观察，同时用未接种的 MUG 培养基作本底对照。若管内培养物呈现荧光，为 MUG 阳性；不呈现荧光，为 MUG 阴性。观察后，沿培养管的管壁加入数滴靛基质试液，液面呈玫瑰红色，为靛基质阳性；呈试剂本色，为靛基质阴性。本底对照应为 MUG 阴性和靛基质阴性。如 MUG 阳性、靛基质阳性，判供试品检出大肠埃希菌；如 MUG 阴性、靛基质阴性，判供试品未检出大肠埃希菌；如 MUG 阳性、靛基质阴性，或 MUG 阴性、靛基质阳性，则应取胆盐乳糖培养基的培养物划线接种于曙红亚甲蓝琼脂培养基或麦康凯琼脂培养基的平板上，培养 18 ～ 24 小时（表 12-6）。转接营养琼脂斜面，辅以 IMViC（靛基质、甲基红、V-P、枸橼酸盐）实验。

表 12-6　大肠埃希菌菌落形态特征

培养基	菌落形态
曙红亚甲蓝琼脂	紫黑色、浅紫色、蓝紫色或粉红色，菌落中心呈深紫色或无明显暗色中心，圆形、稍凸起、边缘整齐、表面光滑、湿润，常有金属光泽
麦康凯琼脂	鲜桃红色或微红色，菌落中心呈深桃红色，圆形、扁平、边缘整齐、表面光滑、湿润

（2）结果判定　当空白对照实验呈阴性，阳性对照实验 MUG 呈阳性，供试品 MUG 阳性、靛基质阳性，报告 1g 或 1mL 供试品检出大肠埃希菌；MUG 阴性、靛基质阴性，报告 1g 或 1mL 供试品未检出大肠埃希菌；MUG 阳性、靛基质阴性、IMViC 实验为 "- + - -"，革兰阴性杆菌，报告 1g 或 1mL 供试品检出大肠埃希菌；MUG 阴性、靛基质阳性、IMViC 实验为 "+ + - -"，革兰阴性杆菌，报告 1g 或 1mL 供试品检出大肠埃希菌。

供试品培养物不符合以上任何一项，报告 1g 或 1mL 供试品未检出大肠埃希菌。当阴性对照有菌生长、阳性对照未生长或生长但非大肠埃希菌，不能做出检验报告。

微生物限度检查操作全流程见图 12-1。

图 12-1 微生物限度检查操作流程图

第三节 抗微生物药物作用检查

抗微生物药物的有效性检查同样属于药品微生物检查范畴。《中国药典》也以抗生素微生物检定法来控制药品质量。

一、概念和应用范围

抗生素大部分为微生物的次级代谢产物，本身结构十分复杂且不稳定，产品中常混杂分解产物、异构物等，因此检测其有效成分成为药品鉴定的关键。抗生素微生物检定法即是通过抗生素对细菌（真菌）的杀菌或抑菌效果为指标来衡量抗生素中有效成分的方法。

抗生素微生物检定法系确定抗生素效价的最经典方法之一，《中国药典》（2020 年版）有 30 个品种采用抗生素微生物检定法作为药品质量控制的标准。

二、应用举例

《中国药典》收载的抗生素效价测定法主要有管碟法和浊度法两种。对这两种方法的评价不尽一致，遇到仲裁样品特别是多组为仲裁样品时浊度法的结果更为可靠。

（一）管碟法

管碟法是利用抗生素在琼脂培养基内的扩散作用，比较标准品与供试品两者对接种的试验菌产生抑菌圈的大小，以测定供试品效价。在一定的抗生素浓度范围内，对数浓度（剂量）与抑菌圈面积或直径成正比。方法设计（图 12-2）是在同样条件下将已知效价的标准品溶液与未知效价的供试品溶液用管碟法表现的剂量反应（抑菌圈）进行比较；当标准品和供试品是属于同一性质的抗生素时，标准品溶液和供试品溶液对一定试验菌所得的剂量反应曲线，在一定剂量范围内应互相平行。标准品与供试品必须是同质的抗生素，不同质的抗生素（如多黏菌素 B 与多黏菌素 E）剂量反应曲线不平行，就不能比较二者效价的高低。同一种抗生素的组分差别以及异构体的存在多少，也可使二者反应曲线不平行。所以，标准品所含的主要抗菌成分与供试品的主要抗菌成分应当是同质的物质。根据以上原理，可设计一剂量法、二剂量法、三剂量法等，从而可以较为准确地测定供试品的效价。

图 12-2　管碟二剂量法操作流程示意图

（二）浊度法

浊度法测定原理是利用抗生素在液体培养基中对试验菌生长的抑制作用，通过测定培养后细菌浊度值的大小，比较标准品与供试品对试验菌生长抑制的程度，以测定供试品效价。不同浓度的抗生素对试验菌的抑制作用不同，在一定时间内，通过测量培养基内试验菌浓度（浊度）变化就可确定供试品的效价。浊度法因在液体中进行，所以不受扩散因素的影响，因此不会像管碟法那样易受如钢圈的放置、向钢圈内滴液的速度、液面的高低、菌层厚薄等种种因素影响抗生素在琼脂表面扩散，而造成结果的差异或试验的失败，也就是说不受一切扩散因素的影响。同时，该法测定时间短，培养 3 ～ 4 小时就可有结果，而管碟法需要 16 ～ 24 小时（如磷霉素含量测定需培养 24 小时）。再者，该法误差小，管碟法可信限率为 5%，最大可达 7%［如《中国药典》（2020 年版）的红霉素含量测定项下，规定的可信率为不大于 7%］，而浊度法约在 1% ～ 3%，并可用抗生素比浊法测量仪进行自动化测定，易实行规范化操作。

1. 菌悬液制备　常用目的菌悬液制备方法如下：①金黄色葡萄球菌、大肠埃希菌悬液或营养琼脂斜面培养物，接种于营养琼脂斜面上，在 35 ～ 37℃培养 20 ～ 22 小时。临用时，用灭菌水或 0.9% 灭菌氯化钠溶液将菌苔洗下即可。②白色念珠菌悬液，取白色念珠菌的改良马丁琼脂斜面的新鲜培养物，接种于 10mL 培养基Ⅸ中（培养基Ⅸ见《中国药典》），置 35 ～ 37℃培养 8 小时，再用培养基Ⅸ稀释至适宜浓度即可。

2. 标准品溶液制备　标准品的使用和保存，应参照标准品说明书的规定。临用时按规定进行稀释。其具体操作如下：①标准品称量；②标准品稀释，标准品与供试品溶液的稀释都应采用容量瓶，每步稀释，取样量不得少于 2mL，稀释步骤一般不超过 3 步；③标准品溶液按《中国药典》各品种含量测定项下要求，制成一定浓度的标准品贮备液。在各品种项下规定的剂量反应线性范围内，以线性浓度范围的中间值作为中间浓度，标准品溶液选择 5 个剂量，剂量间的比例应适宜（通常为 1∶1.25 或更小）。

3.供试品溶液制备　供试品根据估计效价或标示量，按标准品溶液制备方法，选择中间浓度，选择至少 2 个剂量，每一剂量不少于 3 个试管。

4.含试验菌液体培养基的制备　临用前取适量规定试验菌悬液（35 ～ 37℃培养 3 ～ 4 小时后测定的吸收值在 0.3 ～ 0.7 之间，且剂距为 2 的相邻剂量间的吸光度差值不小于 0.1），加入到各规定的液体培养基中，混合，使在试验条件下得到满意的剂量 – 反应关系和适宜的测定浊度。已接种试验菌的液体培养基应立即使用。

5.样品检定　①线性试验：取适宜的大小厚度均匀的已灭菌试管，在各品种项下规定的剂量反应线性范围内，以线性浓度范围的中间值作为中间浓度，标准品溶液选择 5 个剂量，计量间的比例应适宜（通常为 1∶1.25 或更小），在各试验管内加入含试验菌的液体培养基 9.0mL，再分别精密加入各浓度的标准品溶液各 1.0mL，立即混匀。按拉丁方或随机区组分配，将各管在规定条件下（通常约为 4 小时）培养至适宜测量的浊度值测量。②供试品：根据估计效价或标示量溶液选择中间剂量，每一剂量不少于 3 个试管同标准品测定。③空白试验：另取 2 支试管各加入药品稀释剂 1.0mL，再分别加入含试验菌的液体培养基 9.0mL，其中一支试管立即加入甲醛溶液 0.5mL，混匀，作为空白对照另一支试管同法培养作为细菌生长对照。④吸光度的测量：在线测定各管的吸光度，或取出立即加入 12% 甲醛溶液 0.5mL 以终止微生物生长，在 530nm 或 580nm 波长处测定各管的吸光度。

6.记录与计算

（1）记录　试验记录应包括抗生素的品种、剂型、标示量、生产厂、批号、检查目的、检验依据、检验日期、温度、湿度，标准品与供试品的称量、稀释步骤与核对人。

（2）计算　①标准曲线的计算。标准品的各浓度 lg 值及相对应的吸光度列成表。②回归系数的显著性测验判断。回归得到的方程是否成立，即 X、Y 是否有直线关系，可采用 t 检验。③测定结果的计算及可信限率估计。包括抗生素浓度 lg 值计算；抗生素浓度可信限计算；可信限率计算（除另有规定外，应不大于 5%）；供试品含量计算。④实验计算所得效价低于估计效价的 90% 或高于估计效价的 110%，则检验结果仅作为初试结果，应调整供试品估计效价，予以重试。⑤原料药效价测定一般需双份样品，平行实验以便核对。对不符合规定的样品应至少有 2 次符合规定的结果，才能发出报告。⑥效价结果的有效数字按《中国药典》规定取舍小数位。

7.二剂量法或三剂量法　是用两个或三个等比例浓度的样品和标准品在相同条件下作用于同浓度菌液，通过测定培养后细菌浊度值的大小，比较标准品与供试品对试验菌生长抑制的程度，以测定供试品效价。在各品种项下规定的剂量反应线性范围内，选择适宜的高、（中）低浓度，分别加入各浓度的标准品和供试品溶液各 1.0mL，二剂量的剂距为 2∶1 或 4∶1，三剂量的剂距为 1∶0.8。每一浓度组不少于 4 个试管，按随机区组分配将各试管在规定条件下培养。按照《中国药典》生物检定统计法进行可靠性测验及效价计算。

第四节　微生态制剂检查

微生态制剂系指可调整人体微生态平衡，维护人体健康状态的生理性活菌（微生物）、活菌代谢产物，以及促其生长繁殖物质的制品。可分为益生菌（probiotics）、益生元（prebiotics）和合生素（synbiotics）三类。

一、概念和应用范围

《中国药典》（2020年版）对微生态活菌制品的定义是：系由人体内正常菌群成员或具有促进正常菌群生长和活性作用的无害外籍细菌，经培养、收集菌体、干燥成菌粉后，加入适宜辅料混合制成，用于预防和治疗因菌群失调引起的相关症状和疾病的制品。微生态活菌制品必须由非致病的、活的细菌组成，无论在生产过程、制品贮存和使用期间均应保持稳定的活菌状态。它可由一株细菌制成单价制剂，也可由多株或几种细菌联合制成多价制剂。根据其不同的使用途径和方法可制备成片剂、胶囊剂、颗粒剂或散剂等多种剂型。

微生态制剂检查一般包括：菌种鉴定、理化测定、安全试验、微生物限度检查和效力测定。

1. 菌种鉴定 包括：①形态及培养特性的检验革兰染色形态典型，分离培养基上生长菌落形态典型。②生化反应符合典型菌落特征。③对多价制品，则须逐一检查单价菌特性。

2. 理化测定 主要包括：①外观，制品的色泽应均匀，胶囊剂菌粉颗粒大小应一致，悬浮剂不能有摇不散的凝块或其他异物。②除另外规定外，减重不得超过5.0%，芽胞制品不得超过7.0%。③粒度，散剂和颗粒剂应进行粒度检查。④装量（重量）差异，符合各剂型"制剂通则"的相应规定。⑤崩解时限，片剂或胶囊剂加适量溶剂后，崩解时间及溶解速度应符合相应规定。

3. 安全试验 安全试验是通过动物实验进行的非特异性毒性检查，应根据制品的使用途径和人用剂量确定实验方法，取人用剂量数倍的样品（按品种规定以体重计算），给小鼠灌胃，观察对小鼠是否有不良影响。

4. 微生物限度检查 按《中国药典》（2020年版）微生物限度检查法进行检验。

5. 效力测定 益生菌多以制剂中活菌数表示效力。活菌计数通常用平板法，也称细菌菌落计数测定，以每克（每毫升）细菌菌落数表示（cfu/g，cfu/mL）。对于多种细菌制成的活菌制剂，则应分别在菌种的特异培养基平板上计数。

二、应用举例

现以卫生部药品标准（1998标准编号）为例介绍乳酸菌制剂检查法。乳酸菌制剂检查法包括牛奶凝固力及乳酸鉴别试验、活乳酸菌数测定试验、乳酸菌鉴别试验和微生物限度检查。

1. 牛奶凝固力及乳酸鉴别 包括牛奶凝固力试验、乳酸鉴别试验、结果判断三部分（图12-3）。

图 12-3 乳酸菌制剂检查操作流程示意图

（1）牛奶凝固力试验　取供试品 0.1～0.3g，加至牛奶培养基 20mL 中，摇匀，在 37℃培养 48 小时。同时作两管作为供试品管，以牛奶培养基为对照管。供试品管的牛奶应呈正常凝固现象（表面无多量乳清分出，凝块均匀、稠密、结实，无气体产生，无消化现象）。

（2）乳酸鉴别试验　取上述供试品管和对照管的培养液各 1mL，分别注入两支试管（15mm×160mm）中，各加 10％硫酸 3～5 滴，振摇，加乙醚约 10mL，猛烈振摇，放置数分钟。分别将上层乙醚液倒入两支试管（16mm×180mm）中，放置于热水浴中，除去乙醚。残留物中各加水 2mL，摇匀，分别吸取 0.2mL 置另两支试管中，各加硫酸 2mL，摇匀，置水浴中加热 2 分钟，取出，立刻用冷水冷却，分别滴入 10％愈创木酚的乙醇溶液 1 滴，振摇后，对照管显橙色，供试品管应显红色。

（3）结果判断　①乳酸鉴别试验呈正反应，牛奶呈正常凝固现象，供试品优良。②乳酸鉴别试验呈正反应，牛奶呈不均匀的粉碎的凝块，并分出大量乳清，凝块有气泡及消化现象，表示有杂菌生长，供试品合格。③乳酸鉴别试验呈负反应，牛奶呈不正常凝固或者不凝固，供试品不合格。

2. 活乳酸菌数测定　包括乳酸菌接种培养和菌落计算两部分。

（1）乳酸菌接种培养　①供试品稀释液的制备。按无菌操作法，从两个包装供试品中取样 10g，加入灭菌生理盐水 100mL，振摇均匀，制成混悬液。用 1mL 的灭菌吸管稀释制成 $1:10^2$、$1:10^3$、$1:10^4$、$1:10^5$、$1:10^6$ 等各种稀释度的混悬液。每一稀释度吹洗 3 次，并更换吸管。②接种与培养。用灭菌吸管吸取每种稀释度的混悬液 1mL，吹入灭菌平皿中，每份同法接种两个平皿。将 20％碳酸钙混悬液置水浴中加温后，摇匀，趁热用灭菌吸管吸取 5mL 加至已溶化的含糖牛肉汤琼脂培养基 100mL 中，摇匀，冷却至 45～55℃，取 10～15mL 加至上述已接种供试品稀释液的平皿中，随即转动平皿，使充分混合均匀，待琼脂凝固后，翻转平板，在 37℃培养 48～72 小时后，观察结果。有透明圈的菌落即为乳酸菌。

（2）菌落计算　选取菌落分布均匀、菌落数为 30～300 个的平皿，计数菌落的数目。计算两个平皿的平均菌落数（若两个平皿的菌落数相差一倍以上，需重新试验），再乘以供试品的稀释倍数，即为每克乳酸菌制剂所含活菌数。

3. 乳酸菌鉴别　包括运动性检查、石蕊牛奶凝固试验、显微镜检查、酸度测定及乳酸鉴别试验、接触酶试验等五部分。

（1）运动性检查　自活乳酸菌计数的平皿中，选出具有透明圈的各种不同形态的菌落，每种选取两个菌落，分别种入含糖牛肉汤培养基中，在 37℃培养 24 小时后，应生长发育良好。取菌液，以悬滴检查法观察，应无运动性。

（2）石蕊牛奶凝固试验　自前项含糖牛肉汤培养液中，取一接种环菌液，种入 5～10mL 的石蕊牛奶培养基中，在 37℃培养 48 小时，石蕊应还原为无色，牛奶应呈正常凝固现象，培养基上层表面应呈紫红色环。

（3）显微镜检查　自前项含糖牛肉汤培养液中取菌液涂片，革兰染色后，于油镜下检查，记录其形态和革兰染色的结果。

（4）酸度测定及乳酸鉴别试验　自前项含糖牛肉汤培养液中取一接种环菌液，种入牛奶培养基 20mL 中，另取对照用牛奶培养基 20mL，同时在 37℃培养 48 小时后，分别进行酸度测定及乳酸鉴别试验。①酸度测定：取培养后的牛奶培养基 5mL 与水 20mL，置 100mL 的锥形瓶中，加酚酞指示液 3 滴，用氢氧化钠液（0.1mol/L）滴定至淡红色在 1 分钟内不完全消失为止。一般新鲜牛奶所消耗的氢氧化钠液（0.1mol/L）不得超过 1.0mL。②乳酸鉴别试验：方法同前述乳酸鉴别试验。

（5）接触酶试验　自前项含糖牛肉汤培养液中取一接种环菌液，种于含糖牛肉汤琼脂斜面上，在37℃培养48小时后，将3%过氧化氢溶液滴加于生长的菌落表面上，观察有无气泡产生。有气泡则为阳性反应，反之则为阴性反应。

4.微生物限度检查　包括细菌数、霉菌数、大肠埃希菌检查（方法同第二节）。

随着免疫学理论和技术的飞速发展，免疫学应用的范围日益扩大。它不仅在医学领域得到广泛应用，而且也推动了其他相关科学的发展。免疫学理论和技术已经广泛渗透到药学的许多方面，如药物的分析检测、制备预防疾病的疫苗及研发调节免疫功能的药物等。

第一节 免疫学检测原理及技术

药物或药物在体内的代谢产物都可能成为机体免疫系统所识别的抗原，利用免疫学原理和技术，可进行药物的检测、提取或纯化。随着越来越多针对药物的抗体的制备，使得免疫学检测技术成为药物检测的一种重要方法。

一、免疫学检测原理

免疫学检测基本原理是体外的抗原抗体反应，可用已知抗原检测相应抗体或用已知抗体检测相应抗原。针对药物及其代谢产物的检测，主要是用已知的抗体检测抗原。

1. 抗原抗体反应的原理 抗原抗体反应是指抗原与相对应的抗体之间所发生的特异性结合的反应。依据抗原的性质、出现结果的现象和参与的成分不同，将抗原抗体反应分为凝集反应、沉淀反应、补体结合试验和免疫标记技术等。

2. 抗原抗体反应的特点

（1）抗原与抗体的结合具有高度特异性　抗原与抗体的结合是抗原分子表位与抗体分子独特型部位的互补性结合，具有高度的特异性。

（2）抗原与抗体结合的可逆性　抗原抗体结合主要依赖多种非共价键，这种结合不如共价键结合稳定，易受自身结构和外界环境影响而解离。抗原抗体结合力的大小，常用亲和力（affinity）来表示。亲和力取决于二者相互结合部位空间构象的互补程度，互补程度越高，亲和力就越强。另外，也受环境中温度、酸碱度、离子强度等因素影响。如偏碱性的环境可促进抗原抗体结合，低pH值、高浓度盐、冻融等可促进抗原抗体复合物解离。

（3）抗原抗体反应的可见性　在抗原抗体反应中，是否出现可见反应取决于两者适当的浓度和比例。当抗原、抗体的数量比例恰当时，抗体分子的两个Fab分别与两个抗原表位结合，相互交叉连接成网格状复合体，则反应体系中基本无游离的抗原或抗体，在适宜的盐浓度下，可形成肉眼可见的反应物（沉淀物或凝集物）。当抗原或抗体一方过剩时，由于过剩一方的结合价不能被完全占据，多呈游离的小分子复合物形式，不能被肉眼察见，称为前带现象（prozone）即抗体过剩，或后带现象（postzone）即抗原过剩。

二、免疫学检测技术及应用

可用于药物免疫学检测的方法很多，目前主要以免疫标记技术为主。

（一）免疫标记技术

免疫标记技术（immunolabelling technique）是用荧光素、酶、放射性核素或化学发光物质等标记抗体或抗原，进行抗原抗体的检测，是目前应用最为广泛的免疫学检测技术。标记物与抗体或抗原连接后并不改变抗原、抗体的免疫特性，具有灵敏度高、快速及可定性、定量、定位等优点。

1. 免疫荧光技术（immunofluorescence technique，IF） 是将抗原抗体反应的特异性与荧光物质检测的敏感性和形态学的直观性结合起来的一项技术。用荧光标记的抗体可以对物质表面的抗原进行鉴定和示踪，可在荧光显微镜或激光共聚焦显微镜下观察。可分为直接荧光法（direct immunoflurescence）和间接荧光法（indirect immunoflurescence）。

2. 放射免疫测定法（radioimmunoassay，RIA） 用放射性核素标记抗原或抗体进行免疫学检测，其灵敏度达 pg/mL 水平，曾用于大多数激素的测定等，但由于其伴有的放射性污染，已逐渐被其他免疫标记技术所取代。

3. 酶免疫测定（enzyme immunoassay，EIA） 是将抗原抗体反应的特异性与酶催化作用的高效性相结合的一种分析技术。常用的方法为酶联免疫吸附试验（enzyme linked immunosorbent assay，ELISA）和酶免疫组化技术（enzyme immunohistochemistry，EIH）。前者用于液体标本中抗原或抗体含量测定，后者用于组织切片表面抗原的测定。

酶联免疫吸附试验（ELISA）中，酶标记抗原或抗体后形成酶标记物，既保留抗原或抗体的免疫活性，又保留酶的催化活性。借助酶作用于底物的显色反应判定结果并用酶标仪测定光密度（OD）值来反映抗原或抗体的含量，灵敏度可达到 ng/mL 甚至 pg/mL 水平。用于抗体标记的酶主要为辣根过氧化物酶（horseradish peroxidase，HRP）、碱性磷酸酶（alkaline phosphatase，ALP）。根据检测原理及目的不同，ELISA 又分为双抗体夹心法、间接法、抗原竞争法、捕获法等。ELISA 技术的优点是灵敏度高、操作简便、稳定性强，可自动化检测，应用范围广，可对多种物质进行定性、定量检测。

4. 发光免疫分析（luminescence immunoassay，LIA） 是将光信号检测的高敏感性和免疫反应的高特异性相结合，用光反应强度表示被测微量抗原或抗体浓度的免疫标记分析技术。发光免疫分析已经成为物质检验领域的核心技术之一，现已广泛应用于各种激素、药物及其他微量活性物质的检测。

（二）其他检测技术

1. 生物素 - 亲和素系统（biotin-avidin system，BAS） 生物素（biotin）和亲和素（avidin）间具有高度亲和力，且均能偶联抗体、抗原、酶、荧光素、放射性核素等检测系统而不影响其生物学活性。1 个亲和素分子可结合 4 个生物素分子，从而具有多级放大效应，当 BAS 与免疫标记技术结合后极大提高了免疫测定技术的敏感性。

2. 胶体金免疫分析（colloidal gold immunoassay） 是以胶体金为示踪标记物或显色剂应用于抗原抗体反应的一种免疫标记技术，以微孔膜作为固相，抗原抗体反应后形成红色的大分子胶体金复合物。现已建立了多种类型的快速检测方法，尤其是胶体金免疫渗滤试验和胶体金免疫层析试验。具有简便、快速、价格低廉、可单份测定、无须任何仪器设备等优势。

3. 免疫芯片（immunochip） 是将抗原抗体结合反应的特异性和电子芯片高密度集成原理相结合的一种技术，高通量是其突出的特点。该技术操作简便、快速，生产成本低，自动化程度高，已被广泛用于高通量药物筛选。

第二节 免疫预防制剂

能影响机体生理、生化和病理过程，用以预防、治疗和诊断疾病，有目的地调节躯体生理功能，并规定用法用量和功能主治的一切物质，均可以称为药物。因此应用免疫学理论和技术制备的疫苗、抗体（免疫球蛋白）及其他制剂均属于药物范畴。

一、人工免疫的分类和应用范围

免疫预防（immunological prophylaxis）是指通过人工刺激或诱导机体产生免疫应答，或通过直接输入免疫活性物质，从而特异性清除致病因子，达到预防某些疾病的目的。根据使用制剂和原理的不同，分为人工主动免疫和人工被动免疫两种类型（表13-1）。

1. 人工主动免疫（artificial active immunization） 是通过给机体接种疫苗等抗原性物质诱导机体发生适应性免疫应答，产生特异性抗体或（和）效应淋巴细胞，从而达到预防疾病的目的。常用于疾病的长远预防和计划免疫。

2. 人工被动免疫（artificial passive immunization） 是通过给机体注射含有特异性抗体的免疫血清（如抗毒素）或细胞因子等制剂，使机体迅速获得适应性免疫。常用于感染性疾病的紧急预防或治疗。

表 13-1 人工主动免疫与人工被动免疫的区别

区别点	人工主动免疫	人工被动免疫
免疫物质	抗原（疫苗、类毒素）	抗体、细胞因子等
免疫力出现时间	较慢，1～4周后出现	快，立即生效
免疫力维持时间	较长，数月至数年	短，2～3周
应用	长远预防、计划免疫	治疗、紧急预防

二、用于人工主动免疫的生物制剂

疫苗（vaccine）是接种后能使机体对特定疾病产生免疫力的生物学制剂的总称。疫苗必须具备安全、有效和实用等基本条件。疫苗的组分主要包括抗原（免疫原）和佐剂，抗原决定了免疫反应的特异性、保护性和效果。免疫原的选择原则一般是：优势抗原（优势表位）、保护性抗原（保护性表位）、保守性强的抗原或表位、能引发长期记忆的抗原或表位。而佐剂（adjuvant）则能提高免疫原的免疫原性和免疫效果。

常规疫苗包括灭活疫苗、减毒活疫苗、类毒素和新型疫苗等，新型疫苗包括亚单位疫苗、合成肽疫苗、重组疫苗和核酸疫苗等。

1. 灭活疫苗（inactivated vaccine） 又称死疫苗（dead vaccine），是用物理或化学方法将病原微生物杀死而制成的制剂。如百日咳、霍乱、乙型脑炎、伤寒、狂犬病疫苗等。死疫苗在机体内不能生长繁殖，无毒力回复突变危险，稳定易保存，但对人体免疫作用弱，为获得强而持久的免疫力，必须多次注射（2～3次），用量较大，接种反应亦大。

2. 减毒活疫苗（live-attenuated vaccine）　又称活疫苗（live vaccine），是用人工变异或直接从自然界筛选出来的毒力高度减弱或基本无毒的活病原微生物制成的疫苗，如卡介苗、麻疹活疫苗、脊髓灰质炎活疫苗等。活疫苗在机体内可生长繁殖，如同轻型感染，一般只需接种一次，用量较小，接种后不良反应小。缺点是稳定性较差，不易保存，有毒力回复突变可能，故制备、鉴定及使用必须严格控制。免疫缺陷者和孕妇一般不宜接种活疫苗。

3. 类毒素（toxoid）　用0.3%～0.4%甲醛处理外毒素，使其失去毒性，保留免疫原性，即成类毒素。如白喉类毒素、破伤风类毒素等。常与死疫苗混合使用，可制成白喉类毒素、破伤风类毒素及百日咳杆菌的联合疫苗。

4. 亚单位疫苗（subunit vaccine）　是去除病原体中与激发保护性免疫反应无关甚至有害的成分，保留有效抗原组分制成的疫苗。为提高免疫原性，常加入适当佐剂。因减少了无效抗原组分，其所致不良反应及毒性显著低于全菌疫苗。且不含核酸，排除了病毒核酸致癌的可能性。我国早期使用的乙型肝炎血源性疫苗，即为分离纯化乙型肝炎病毒小球型颗粒HBsAg制成的亚单位疫苗。

5. 合成肽疫苗（synthetic peptide vaccine）　是将具有免疫保护作用的人工合成抗原肽结合到载体上，再加入佐剂制成的疫苗。其优点是：①可以大量生产，解决了某些病原生物因难以培养而造成原料缺乏的困境。②既无病毒核酸疫苗传播感染的危险性，亦无减毒活疫苗返祖的危险性。③可制备多价合成疫苗，如在同一载体上连接多种人工合成免疫保护有效组分的氨基酸序列，即具有多价疫苗的作用。

6. 重组载体疫苗（recombinant vector vaccine）　是将编码病原生物有效抗原组分的基因插入载体（减毒的病毒或细菌）基因组中，接种后随疫苗在体内的增殖可大量表达所需的抗原，称为重组载体疫苗。如将多种病原体的有关基因插入载体，则可成为表达多种保护性抗原的多价疫苗。使用较多的载体有痘苗病毒、腺病毒等，用其表达的外源基因很多，已用于甲型和乙型肝炎、麻疹、单纯疱疹、肿瘤等疫苗的研究。

7. 核酸疫苗（nucleic acid vaccine）　也称之为DNA疫苗（DNA vaccine），是将编码病原生物有效的蛋白抗原的基因插入质粒中构建重组质粒，再将其转染至宿主组织细胞，使其表达病原生物蛋白抗原，从而诱导机体产生适应性免疫。核酸疫苗注入机体后可在体内持续表达，诱发体液免疫和细胞免疫应答。该疫苗只需接种一次，即可获得持久有效的免疫保护，没有减毒活疫苗回复突变的潜在危险性。

8. 转基因植物口服疫苗（oral vaccine in transgenic plants）　将编码病原生物有效蛋白抗原基因和质粒一同植入植物（如西红柿、黄瓜、马铃薯、烟草、香蕉等）的基因组中，产生一种经过基因改造的转基因植物。该植物根、茎、叶和果实出现大量特异性免疫原，经食用即完成一次预防接种。因其能保留天然免疫原形式，模拟自然感染方式接种，故能有效地激发体液和黏膜免疫应答。转基因植物替代昂贵的重组细胞培养，避开了复杂的纯化蛋白抗原过程，可低成本生产；此外，口服接种法易被儿童接受。

三、用于人工被动免疫的生物制剂

用于人工被动免疫的生物制剂主要包括纯化的特异性免疫球蛋白、含特异性抗体的免疫血清或细胞因子等，主要用于感染性疾病的紧急预防或治疗。因这些免疫物质并非机体自身产生，缺乏主动补充的来源，故维持时间短暂，一般 2～3 周。

1. 抗毒素（antitoxin）　由细菌类毒素免疫动物（如马）后获得的免疫血清经分离纯化制成。免疫血清中含有能中和相应外毒素的 IgG 类抗体，主要用于治疗和紧急预防外毒素所致疾病，如白喉、破伤风、肉毒中毒等。

2. γ 球蛋白　包括人血浆 γ 球蛋白和胎盘 γ 球蛋白。前者是从正常人血浆提取的 γ 球蛋白，含 IgG 和 IgM；后者则是从健康孕妇胎盘血液中提取的 γ 球蛋白，主要含 IgG。肌内注射剂主要用于甲型肝炎、丙型肝炎、麻疹等病毒性疾病的预防；静脉注射剂主要用于原发性和继发性免疫缺陷病的治疗。

3. 特异性 Ig　是从临床患某种感染性疾病痊愈后或健康人接种疫苗后含有针对某种病原微生物高效价抗体的血浆制备，用于预防和治疗相应病原微生物感染，如 HBV-Ig，用于紧急预防乙型肝炎病毒感染。

4. 抗病毒或抗菌免疫血清　是用细菌或病毒免疫机体获得的免疫血清。如抗狂犬病免疫血清、抗乙型脑炎免疫血清等临床预防效果显著，另如 2003 年有人尝试用 SARS 患者恢复期血清治疗 SARS 也取得了一定疗效。但抗鼠疫、炭疽等抗菌免疫血清因疗效不显著，已逐渐被抗生素代替。

5. 抗淋巴细胞抗体　是用人外周血淋巴细胞作为抗原，免疫动物后获得的针对人淋巴细胞表面抗原的抗体。注入人体后，在补体等的参与下可使淋巴细胞溶解。可用于延长移植物的存活时间和某些自身免疫病（如系统性红斑狼疮、类风湿关节炎等）的防治。

第三节　免疫治疗药物

免疫治疗（immunotherapy）是针对疾病病因、病理及发生机制，根据免疫学原理，应用某些生物制剂药物、中药或其他免疫调节剂，调整机体免疫功能，以达到治疗目的。传统的分类法将免疫治疗分为主动免疫治疗或被动免疫治疗、免疫增强疗法或免疫抑制疗法、特异性免疫治疗或非特异性免疫治疗，各类之间多有交叉。主动免疫治疗制剂（active immunotherapy agent）是指输入机体来启动或增强机体免疫应答，使机体自身产生抵抗疾病能力的一些抗原性制剂，包括疫苗或免疫佐剂。以往主要用于传染病的防治。被动免疫治疗制剂（passive immunotherapy agent）是指输入机体、以弥补免疫功能损伤或缺陷的免疫效应细胞或免疫效应分子，适用于严重感染、免疫调节功能障碍或免疫缺陷病等患者。主要制剂包括过继免疫细胞、人免疫球蛋白、抗体和细胞因子等。

近年来，免疫治疗的基本策略为从分子、细胞和整体水平干预和调整机体的免疫功能。

一、分子治疗制剂

分子治疗指给机体输入分子制剂，以调节机体的特异性免疫应答，例如使用分子疫苗、抗体、细胞因子及微生物制剂等。

1. 分子疫苗　合成肽疫苗、重组载体疫苗和 DNA 疫苗可作为肿瘤和感染的治疗性疫苗。例如，人工合成的肿瘤相关抗原多肽能激活特异性 T 细胞，诱导特异性 CTL 的抗瘤效应；乙型肝炎多肽疫苗可诱导抗病毒感染的免疫效应等。

2. 抗体相关制剂

（1）多克隆抗体　是从人体血清和组织中提取的 Ig 制剂，包括：①抗毒素血清，已广泛用于治疗和紧急预防细菌外毒素所致疾病，如白喉抗毒素、破伤风抗毒素等；②人免疫球蛋白制剂，主要用于治疗丙种球蛋白缺乏症和预防麻疹、传染性肝炎等；③抗淋巴细胞丙种球蛋白，主要用于器官移植受者，阻止移植排斥反应的发生，延长移植物存活时间，也用于治疗肾小球肾炎等某些自身免疫病。

（2）单克隆抗体　是由单一 B 细胞克隆产生的高度均一、仅针对某一特定抗原表位的抗体。其作用机制主要是针对特定抗原分子进行特异性中和、抑制，以清除或削弱该分子的作用；它还可通过空间位阻和中和反应、补体活化及 ADCC 等机制发挥效应。针对肿瘤或炎症靶标的单克隆抗体药物具有良好的靶向特异性，已获得临床应用，如 CTLA-4 的单抗有易普利单抗（ipilimumab）和替西木单抗（tremelimumab），PD-1 的单抗有纳武单抗（nivolumab）和派姆单抗（pembrolizumab），都已应用于抗肿瘤治疗；另外 TNF-α 作为靶标的抗体药物有全人源的阿达木单抗（adalimumab）和小鼠 - 人嵌合性的英夫利昔单抗（infliximab）等，用于难治性自身免疫性疾病的控制。

3. 细胞因子　直接输入具有生物学活性的细胞因子已在治疗病毒感染、肿瘤、血液系统疾病中取得疗效，如 IFN-α 对毛细胞白血病、病毒性肝炎、带状疱疹病毒等病毒感染性疾病有一定疗效；阻断和拮抗细胞因子病理作用的免疫疗法主要用于自身免疫性疾病、感染性休克及器官移植排斥反应等疾病的治疗，如重组可溶性 IL-1 受体可抑制器官移植排斥反应；将趋化因子导入肿瘤细胞可增强抗肿瘤免疫应答，明显抑制肿瘤生长。

二、细胞治疗制剂

细胞治疗指给机体输入细胞制剂，以激活或增强机体的免疫应答，例如使用细胞疫苗、干细胞移植、过继免疫治疗等。

1. 细胞疫苗　细胞疫苗为治疗性疫苗的一大类。目前已研发应用的有肿瘤细胞疫苗、基因修饰的瘤苗、抗原提呈细胞疫苗等，输入机体可增强瘤细胞的免疫原性，促进机体抗瘤免疫效应。

2. 过继免疫细胞　将自体或异体的造血细胞、免疫细胞或肿瘤细胞经体外培养、诱导扩增后回输给患者，以启动或增强免疫应答。抗原特异性免疫细胞过继输入可以在体内发挥杀伤有害细胞的作用，包括 CTL、NK 细胞、巨噬细胞、淋巴因子激活的杀伤细胞（LAK）、肿瘤浸润性淋巴细胞（TIL）和细胞因子诱导的杀伤细胞（CIK）。TIL 是从实体肿瘤组织中分离，体外经 IL-2 诱导培养后的淋巴细胞；CIK 则是外周血淋巴细胞体外经 PHA+IL-2+IL-1 等多种细胞因子诱导培养后的淋巴细胞。近年来基因工程 T 细胞的过继免疫治疗备受瞩目。其基本原理是从患者的外周血提取 T 细胞，利用基因工程技术为其插入能识别肿瘤细胞并激活 T 细胞的嵌合抗原受体（chimeric antigen receptor，CAR），再将经过扩增的 CAR-T 细胞回输到患者体内，就会精准地摧毁表达相关抗原的肿瘤细胞。CAR-T 细胞疗法已被批准用于治疗血液系统恶性肿瘤，成为目前炙手可热的抗肿瘤治疗的新产品。

3. 干细胞　干细胞移植（hematopoietic stem cell transplantation，HSCT）是从 HLA 型别相同的供者的骨髓、外周血或脐血中采集分离 CD34$^+$ 干细胞作为造血干细胞注入患者体内以重建正常造血功能和免疫功能，已经成为某些血液病、造血系统异常、多发性恶性肿瘤和自身免疫性疾病的重要治疗手段。

三、免疫增强剂与抑制剂

（一）免疫增强剂

通常对免疫功能正常者无影响，但对免疫功能低下者有促进作用，又称为生物应答调节剂（biological response modifier，BRM），包括治疗性疫苗、单克隆抗体、细胞因子、微生物及其产物等。

1. 免疫因子　是指具有传递免疫信号，调节免疫效应的蛋白分子，除细胞因子外，还包括转移因子（transfer factor）、免疫核糖核酸（immune RNA，iRNA）和胸腺肽（thymic peptide）。其特点是可以介导细胞免疫反应，提高免疫功能，临床常用于治疗肿瘤及病毒、真菌等感染性疾病。

2. 微生物制剂　可促进 APC 对抗原的摄取，增强巨噬细胞功能，具有很强的非特异性免疫刺激作用。常用的有卡介苗和短小棒状杆菌等。

3. 化学合成药物　常用的有：①左旋咪唑，临床上常用于慢性反复感染和肿瘤放疗、化疗后；②西咪替丁，可促进细胞因子和抗体的生成，从而增强机体免疫功能；③异丙肌苷，可抑制多种 DNA 病毒和 RNA 病毒的复制，主要用于抗病毒治疗。

4. 中药制剂　如多种植物多糖（如云芝多糖、香菇多糖等）可促进淋巴细胞增殖并产生细胞因子，可用于抗肿瘤和感染的辅助治疗。

（二）免疫抑制剂

免疫抑制剂（immunosuppressant）指在可接受剂量范围内对免疫应答产生显著抑制作用的制剂，能抑制与免疫反应有关细胞（T 细胞、B 细胞和巨噬细胞等）的增殖和功能，能降低抗体免疫反应。主要用于器官移植抗排斥反应、自身免疫病和超敏反应性疾病的治疗。常用的免疫抑制剂有糖皮质激素类、微生物代谢产物（如环孢素、他克莫司和雷帕霉素等）、化学合成的抗代谢药物和烷化剂类及传统中药等。

1. 肾上腺糖皮质激素　是临床上应用最早、最广泛的抗炎药物，也是经典的免疫抑制药。可有效减少外周血 T、B 细胞数量；明显降低抗体水平，尤其对初次免疫应答；抑制巨噬细胞活性，从而抑制迟发型超敏反应，是治疗严重 Ⅱ、Ⅲ、Ⅳ型超敏反应和自身免疫病的首选药物，也可用于防止移植排斥反应。

2. 化学合成药物　主要有烷化剂和抗代谢类药物。前者主要作用是抑制 DNA 复制和蛋白质合成，常用的包括氮芥、苯丁酸氮芥、环磷酰胺等。后者主要分嘌呤和嘧啶类似物及叶酸拮抗剂两大类，较多应用者有硫唑嘌呤、氨甲蝶呤等。该类药物对体液免疫和细胞免疫均有抑制作用，主要用于治疗肿瘤及某些自身免疫病。

3. 真菌代谢产物　如环孢素 A（cyclosprin A，CsA）、西罗莫司（sirolimus），是从真菌代谢产物中提取的药物。环孢素 A 可选择性抑制 Th 细胞，对防治急性移植排斥有显著疗效，是目前临床首选药物；西罗莫司也可抑制 T 细胞，与 CsA 有协同作用，现主要用于器官移植和自身免疫病。

4. 传统中药　有雷公藤、汉防己、川芎等，均具免疫抑制作用，其中尤以雷公藤及其组分的效应最为确切，其作用特点是既可抑制细胞免疫也可抑制体液免疫，可用于治疗器官移植排斥反应（包括移植物抗宿主反应）、多种自身免疫病（如类风湿关节炎、系统性红斑狼疮）等。

附录：药品微生物检测的标准操作规程

（standard operation procedure，SOP）

一、注射用青霉素钠无菌检查标准操作规程

1. 简述　本操作规程规定了注射用青霉素钠无菌检查薄膜过滤法的标准操作方法。若供试品符合无菌检查法的规定，仅表明供试品在该检验条件下未发现微生物污染。

2. 规范性引用文件　①《中国药典》（2020年版）该品种项下标准规定。②《中国药典》（2020年版）检验标准操作规范。

3. 主要仪器设备及要求

（1）无菌室由单独隔离的无菌操作间和两个缓冲间组成，结构和材料应符合要求。操作间净化级小于10000级，局部净化级小于100级。单向流空气区域内或隔离系统，室温18～26℃，相对湿度为40%～60%。

（2）仪器设备。全封闭无菌检测系统、一次性集菌器、开放式滤器、真空泵、抽滤瓶、恒温培养箱（30～35℃）、生化培养箱（23～28℃）、高压蒸汽灭菌器、电热恒温干燥箱（250℃）、显微镜（1500×）。

（3）用具及玻璃器皿。试管、锥形瓶、量筒、培养皿（φ90mm）、刻度吸管（1、5、10mL）、镊子、剪刀、一次性注射器、针头；无菌连衣帽、口罩，一次性无菌橡皮手套。

（4）以上玻璃器皿、镊子、剪刀洗净，晾干。用牛皮纸包扎严密，121℃蒸汽灭菌30分钟，烘箱烘干备用。剪刀、镊子也可在160～180℃干烤2小时。

（5）无菌室应定期用消毒液擦拭并进行净化度检查，如尘埃微粒数及浮游微生物数应符合规定，否则不得使用。

（6）灭菌器材、供试品等外包装在缓冲间拆除后，送至净化台上，避免将外包装上的微生物带进无菌室。

4. 稀释液、冲洗液及其制备方法

（1）0.1%蛋白胨水溶液　取蛋白胨1.0g，加水1000mL，微温溶解，滤清，调节pH值至7.1±0.2，分装灭菌。

（2）pH值7.0氯化钠-蛋白胨缓冲液　取磷酸二氢钾3.56g，磷酸氢二钠7.23g，氯化钠4.30g，蛋白胨1.0g，加水1000mL，微温溶解，滤清，分装，灭菌。

5. 培养基及培养基灵敏度试验

（1）无菌检查用培养基　需氧菌、厌氧菌培养基（硫乙醇酸盐液体培养基），真菌培养基（改良马丁培养基）。

（2）培养基无菌实验　无菌检查用培养基，无论是市售的脱水培养基还是配制的培养基，灭

菌后应澄清透明，无沉淀。此外，将配置完毕尚需进行无菌实验的培养基分别在 30 ～ 35℃培养 48 小时、23 ～ 28℃培养 3 天均无菌生长。

（3）灵敏度实验　用不同菌株对配制培养基做生长实验来监控（附表 1）。

附表 1　无菌检查用培养基灵敏度检查试验菌株、培养时间、温度

培养基	测试菌种	菌株号	数量（cfu）	培养温度（℃）	培养时间（天）	培养基
需氧菌	金黄色葡萄球菌	CMCC（B）26 003	< 100	30 ～ 35	3	硫乙醇酸盐流体培养基
	枯草杆菌	CMCC（B）63 501	< 100	30 ～ 35	3	硫乙醇酸盐流体培养基
	铜绿假单胞菌	CMCC（B）10 104	< 100	30 ～ 35	3	硫乙醇酸盐流体培养基
真菌	白色念珠菌	CMCC（F）98 001	< 100	23 ～ 28	5	改良马丁培养基
	黑曲霉	CMCC（F）98 003	< 100	23 ～ 28	5	改良马丁培养基
厌氧菌	生孢梭菌	CMCC（B）64 941	< 100	30 ～ 35	3	硫乙醇酸盐流体培养基

（4）灵敏度实验　阳性对照菌选择见附表 2。

附表 2　供试药品的阳性菌选择

供试药品抑菌特性阳性	对照菌选择	数量（cfu）
无抑菌或抗革兰阳性菌为主	金黄色葡萄球菌	< 100
抗革兰阴性菌为主	大肠埃希菌	< 100
抗厌氧菌	生孢梭菌	< 100
抗真菌	白色念珠菌	< 100

6. 注射用青霉素钠的薄膜过滤法无菌检查操作步骤（规格：0.12g：20 万单位）

（1）供试品准备　根据供试品规格查表（固体制剂最少检验量及上市抽验样品的最少检验数量），准备药品的检验量为 15 瓶。

（2）根据该样品标准项下规定选择稀释液和冲洗液并配制　pH 7.0 氯化钠 - 蛋白胨缓冲液。

（3）全封闭过滤系统　将智能集菌仪安装在无菌室操作台适当位置，用消毒液擦拭，并将无菌一次性全封闭集菌器的塑料导管放入蠕动泵槽内，进液导管的针头插入供试液或冲洗液等容器的胶塞上。

（4）过滤操作　按药品项下规定处理供试品，通过装有孔径不大于 0.45μm、直径约 50mm 的薄膜过滤器，然后用 pH 值 7.0 氯化钠 - 蛋白胨缓冲液冲洗滤膜至阳性菌正常生长。冲洗量每膜每次 100mL，总冲洗量不超过 1000mL。将硫乙醇酸盐、改良马丁培养基分别加至薄膜过滤器内。在每管内加入少量青霉素酶。根据供试品特性按附表 2 加入阳性对照菌（金黄色葡萄球菌）。阳性对照管的细菌应在 24 ～ 48 小时、真菌应在 24 ～ 72 小时有菌生长。同法取溶剂和稀释液做阴性对照。需氧菌、厌氧菌培养基 30 ～ 35℃培养，真菌培养基 23 ～ 28℃培养，培养时间 14 天。

（5）结果判断

①第一次检查结果，在培养期结束，肉眼观察，阳性对照管混浊有菌生长，阴性对照管应澄清，供试品需氧菌、厌氧菌及真菌培养基管均为澄清或显浑浊，但经检查证明无菌生长，均判供试品无菌检查合格。

②第一次检查结果，阳性对照管混浊有菌生长，阴性对照管应澄清，供试品需氧菌、厌氧菌及真菌培养基管任何一管有菌生长或显浑浊，经检查证明有菌生长，应依法重取样2倍量复试。复试结果，均无菌生长，判供试品无菌检查合格。复试结果，其中任一培养基管有菌生长，应判供试品无菌检查不合格。

③结论：本品按《中国药典》（2020年版）无菌检查标准检验，结果符合或不符合规定。

7. 注意事项

（1）滤膜的材质多种多样，有清水性和疏水性之分。硝酸纤维素膜用于水溶液、油及低浓度乙醇溶液的过滤，醋酸纤维素膜用于浓乙醇溶液的过滤。

（2）如阳性菌未生长，供试品的检验结果应判为无效。

（3）如供试品进入培养基后产生混浊影响观察，应在培养14天后取少量培养物转种于营养琼脂培养基，培养2～3天无菌生长，尚可判定无菌。

（4）培养过程应逐日观察，记录至14天。

（5）复试样品必须从同批号同次抽样中重新取样。如该批号的抽样量不足二倍量或无复试用样品，则须有专人前往对该批样品抽样，封存送检，不得由生产单位取样送检。如无复试样品不应做出无菌检查合格或不合格的结论。

二、酮康唑乳膏微生物限度检查标准操作规程

1. 简述　本操作规程规定了检查非规定灭菌制剂酮康唑乳膏受微生物污染程度的方法。检查项目包括细菌数、霉菌数、酵母菌数及控制菌检查。

2. 规范性引用文件　①《中国药典》（2020年版）该品种项下标准规定。②《中国药典》（2020年版）检验标准操作规范。

3. 主要仪器设备、用具及要求

（1）设备　净化工作台、恒温培养箱（30～35℃）、匀浆仪（4000～10000r/min）、恒温水浴、电热干燥箱（250～300℃）、冰箱、高压蒸汽灭菌器、显微镜（1500×）、电子天平（感量0.1g）、pH值系列比色计。

（2）用具　锥形瓶（250～300mL）、培养皿（φ90mm）、匀浆杯、量筒（100mL）、试管（18mm×18mm）及塞、吸管（1mL分度0.01，10mL分度0.1）、载玻片、盖玻片、透气胶塞、无菌衣、无菌口罩、无菌乳胶手套、酒精灯、试管架。

吸管上端距0.5cm处塞入2cm左右的适当松散棉花，装入吸管筒内或牛皮纸纸袋中。玻璃器皿均于160℃干热灭菌2小时或高压蒸汽灭菌121℃20分钟，烘干备用。

4. 培养基、稀释液　培养基一般采用陈品干燥培养基，按说明书配制，若为自配培养基，原料应事先挑选，稀释剂常用0.9%无菌氯化钠溶液、pH值7.0无菌氯化钠-蛋白胨缓冲液等。试剂规格应为化学纯以上。

5. 供试品准备、供试液制备的基本要求

（1）一批检测的供试品须做多项检查，微生物、化学等。首先应取规定量做微生物检查，余下药品做其他检查。收检后的供试品应及时检验并存放在该品种规定的保存条件下。

（2）供试品在检验之前，应保持原包装完整，已开启的样品不得作为供试品。

（3）供试品的取样必须在净化条件下无菌操作。

（4）供试品是固体时应先均质再稀释，非水溶性油脂性供试品须加入适宜的助溶剂或乳化剂，使其成为均匀的乳浊液。

（5）含抑菌成分的供试品，应采用适宜的方法消除抑菌性干扰，阳性菌对照呈阳性反应，方可对供试品的阴性结果做出报告。

6. 供试液的一般制备方法

（1）机械分散法　电动均质、研磨、震荡。

（2）乳化法　适于油脂性供试品处理。

（3）薄膜过滤　适于液体和可溶性固体制剂。

（4）加入灭活剂　适于抑菌作用的供试品处理。

7. 酮康唑乳膏的微生物限度检验操作步骤　（规格：10g：0.2g）

（1）实验前的准备

1）将已灭菌的匀浆杯、试管、量筒、稀释剂、供试品等从物流传递窗移至无菌间。每次实验所用物品必须事先计算，准备足够用量。

2）开启无菌间紫外灯和空气过滤装置30分钟以上。

3）用75%乙醇棉消毒供试品袋口、瓶口等并开启。

（2）操作

1）取样：以无菌操作取样供试品，按规定称取供试品在定量的适宜容器中。

2）供试液制备：取供试品10g，加入5mL无菌聚山梨酯80，加pH 7.0无菌氯化钠－蛋白胨缓冲液至95mL，混匀，作1：10的供试液。置水浴中适当加温使供试品分散均匀。

3）供试液的稀释（10倍递增稀释）：用灭菌吸管吸取1：10均匀供试液1mL，加入装有9mL灭菌稀释剂的试管中，混匀即成1：100供试液。以此类推，根据供试品污染程度，可稀释至1：1000或1：10000，一般为1：10、1：100、1：1000三个稀释级检验。

4）注平皿：①在进行10倍递增稀释的同时，以该稀释级吸管吸取每级稀释液各1mL置每个灭菌平皿中，每稀释级注2～3个平皿。另取1支1mL吸管吸取稀释剂各1mL注入2个平皿中，作为细菌阴性对照。②由于供试品有抑霉菌性，所以选用培养基稀释法消除其抑菌性，吸取每级稀释液1mL，分别注入5个平板，每个平板0.2mL。另取1支1mL吸管吸取稀释剂各1mL注入2个平皿中，作为霉菌阴性对照。

5）增菌培养：取营养肉汤培养基3瓶，每瓶100mL，2瓶分别加入1：10供试液10mL，其中一瓶加入50～100个金黄色葡萄球菌作为阳性对照。第3瓶加入与供试液等量缓冲液作为阴性对照。取胆盐乳糖培养基3瓶，每瓶100mL，2瓶分别加入1：10供试液10mL，其中一瓶加入50～100个铜绿假单胞菌作为阳性对照。第3瓶加入与供试液等量缓冲液作为阴性对照。以后实验步骤参照第十二章金莲花胶囊大肠埃希菌检测。

6）倾注培养基：将预先配置好的培养基（营养琼脂、玫瑰红钠琼脂）溶化，冷至约45℃时，倾注上述各个平皿约15mL，以顺时针平稳转动，使供试液与培养基混匀，放置待凝。

7）培养：将已凝固的营养琼脂平板倒置于30～35℃培养箱中，培养48小时。玫瑰红钠琼脂平板置于23～28℃培养箱中，培养120小时。将3瓶营养肉汤和3瓶胆盐乳糖培养基均放入30～35℃培养箱中，培养24小时。

8）分离培养：将供试品增菌液及阳性菌对照液轻轻摇匀，用接种环蘸取1环划线接种于卵黄高盐琼脂平板或甘露醇高盐琼脂平板，置36℃培养24小时后观察生长情况（附表3）。将供试品增菌液及阳性菌对照液轻轻摇匀，用接种环蘸取1环划线接种于十六烷基三甲基溴化铵琼脂平板、鉴别培养基CTB平板，置30～35℃培养24小时后观察生长情况（附表4）。

附表 3　金黄色葡萄球菌在两种分离培养基上菌落形态特征

培养基	菌落形态特征
卵黄高盐琼脂平板	金黄色，圆形凸起，边缘整齐，光滑湿润，外周有分解卵磷脂后产生的乳浊圈，菌落直径1～2mm
甘露醇高盐琼脂平板	金黄色，圆形凸起，边缘整齐，光滑湿润，外周有黄色环，菌落直径1～2mm

附表 4　铜绿假单胞菌在两种分离培养基上菌落形态特征

培养基	菌落形态特征
十六烷基三甲基溴化铵琼脂平板	扁平，圆形或无定形，边缘不齐，光滑湿润，呈灰白色。周边略呈扩散现象，菌落相临处常有相融合现象。菌落周围常有水溶性蓝绿色素扩散，使培养基显蓝绿色
CTB 平板	灰色，淡红色，有的菌落无色素产生，菌落形态不典型，有时圆形、光滑、边缘整齐、干燥、大小一致等

9）纯培养：供试品分离平板生长有上述表格中菌落特征的为疑似菌，以接种环轻轻接触单个菌落的表面中心，蘸取培养物，应挑取 2 ～ 3 个疑似菌，分别接种于营养琼脂斜面，置30 ～ 35℃培养 24 小时，做以下检查。

10）革兰染色：将结晶紫染液滴加在已涂片固定的玻片上，染 1 分钟，水洗干净。滴加碱性碘液作用 1 分钟，水洗，沥干。滴加 95% 乙醇（或丙酮乙醇混合液）脱色，摇动玻片，至无紫色脱落为止（20 ～ 30 秒），水洗。滴加碱性复红染液复染 5 ～ 10 秒。水洗待干。

11）油镜检查：金黄色葡萄球菌，为革兰阳性球菌，无芽胞，无荚膜，排列成不规则的葡萄状，菌体较小，亦可呈单个、成双或短链状排列。铜绿假单胞菌，为革兰阴性杆菌，无芽胞，单个、成对或短链排列。

12）血浆凝固酶试验：取灭菌试管（10mm×100mm）3 支，各加入血浆－0.9% 无菌氯化钠溶液（1∶1）0.5mL，1 支加入被检菌营养肉汤培养液或菌悬液 0.5mL，其余 2 支作对照管，一支加入金黄色葡萄球菌【CMCC（B）26003】营养肉汤培养液菌悬液 0.5mL 作为阳性对照，另一支加入营养肉汤或 0.9% 无菌氯化钠溶液 0.5mL 作为空白对照。三管同时置 37℃水浴或恒温箱，3 小时后开始检查至 24 小时。检查时，轻轻将试管倾斜，仔细观察，血浆发生凝固者为阳性。空白试验管血浆应流动自如，阳性试验管应血浆凝固，如有一管不符合要求应重试。

13）生化试验

氧化酶试验：取一小块白色洁净滤纸置平皿内，以接种环挑取营养肉汤琼脂斜面培养物少许，涂在滤纸上，滴加 1 滴新鲜配制的 1% 盐酸二甲基对苯二胺试液，在 30 秒内，纸片上的培养物出现粉红色，逐渐变为紫红色，即为氧化酶试验阳性反应。若不变色或仅显粉色为阴性反应。

绿脓菌素试验：取营养肉汤琼脂斜面培养物接种于绿脓菌素测定用培养基斜面，30 ～ 35℃培养 20 小时后，观察斜面有无色素，如有色素，在试管内加氯仿 3 ～ 5mL，以无菌玻璃棒搅碎培养基并充分振摇，使培养物中色素完全萃取在氯仿液内。静置片刻，待氯仿分层，用吸管将氯仿移至另一试管中，加入盐酸试液（1mol/L）约 1mL，振摇后静置片刻，如在盐酸层内出现粉红色即为阳性反应，无粉色出现为阴性反应。如培养斜面无色素产生，应于室温放置 1 ～ 2 天再按上法试验。

硝酸盐还原产气实验：取营养肉汤琼脂斜面培养物接种于硝酸盐胨水培养基中，30～35℃培养24小时后，观察结果。如培养基内小导管有气体产生，即为阳性反应，表明该培养物能还原硝酸盐，并将亚硝酸盐分解产生氮气。小导管无气泡为阴性反应。

41℃生长试验：取营养肉汤琼脂斜面培养物接种于生理盐水中，制成菌悬液。然后将菌悬液划线接种于营养琼脂斜面上，立即置41℃的恒温水浴箱内，勿使整个斜面浸没在水浴中，培养24～48小时，斜面如有菌苔生长为阳性反应，无菌苔生长为阴性反应。

明胶液化试验：取营养肉汤琼脂斜面培养物穿刺接种于明胶培养基中，穿刺深度应达到培养基的1/2至3cm，于30～35℃培养24小时，取出放入冰箱内10～30分钟。如培养基呈溶液状，即为明胶液化试验阳性，如明胶呈凝固状，为阴性反应。同时设未接种细菌的阴性对照管，与试验同时培养并观察结果。

（3）结果报告

①正常情况下细菌/霉菌、酵母菌计数结果：细菌、酵母菌宜选取平均菌落数小于300cfu，霉菌宜选取平均菌落数小于100cfu的稀释级，作为菌数报告（取两位有效数字）的依据。以最高的平均菌落数乘以稀释倍数的值报告1g供试品中所含的菌数。如各稀释级的平板均无菌落生长，或仅最低稀释级的平板有菌落生长，但平均菌落数小于1时，以＜1乘以最低稀释倍数的值报告菌数。

②异常情况下细菌/霉菌、酵母菌计数结果：如各稀释级平均菌落数均在300以上，则按最高级菌落数乘以稀释倍数报告；如各稀释级平均菌落数均在30以下，则按最低级平均菌落数乘以稀释倍数报告。

如各稀释级平均菌落数均不在30～300，则以最接近30或300的稀释级平均菌落数乘以稀释倍数报告。

若同稀释级两个平板的菌落平均数不小于15，则两个平板的菌落数不能相差1倍或以上。

如营养琼脂培养基上有霉菌生长，玫瑰红钠琼脂培养基上有细菌生长，则分别点计菌落数，再将菌数与琼脂培养基上生长的细菌和玫瑰红钠琼脂培养基上生长的霉菌对比，以菌落数高的培养基中的菌数为计数结果。

当各稀释级平均菌落数均小于30，高稀释级平均菌落数大于或等于低稀释级平均菌落数时，应以培养基稀释法重新测定。

③大肠埃希菌结果报告：同第十二章金莲花胶囊。

④金黄色葡萄球菌结果判断（当对照实验呈阴性，阳性对照实验呈阳性时）：革兰染色镜检为阳性球菌，血浆凝固酶实验阳性反应者，判定1g供试品检出金黄色葡萄球菌。革兰染色镜检不是阳性球菌，或血浆凝固酶实验阴性反应者，判定1g供试品未检出金黄色葡萄球菌。阴性对照实验有菌生长或阳性对照实验呈阴性结果，实验结果无效。

⑤铜绿假单胞菌结果判断（当对照实验呈阴性，阳性对照实验呈阳性时）：革兰染色镜检为阴性杆菌，氧化酶和绿脓菌素试验均为阳性，判定1g供试品检出铜绿假单胞菌。革兰染色镜检为阴性杆菌，氧化酶阳性，绿脓菌素试验为阴性时，硝酸盐还原产气实验、41℃生长实验和明胶液化实验皆为阳性，判定1g供试品检出铜绿假单胞菌。与上述两项结果不符，均判1g供试品未检出铜绿假单胞菌。

三、妥布霉素滴眼液抗生素微生物鉴定法标准操作规程

1. 简述　本操作规程是通过检测妥布霉素滴眼液对微生物的抑制作用，计算妥布霉活性（效

价）的方法。

2. 规范性引用文件 ①《中国药典》（2020 年版）该品种项下标准规定。②《中国药典》（2020 年版）检验标准操作规范。

3. 主要仪器设备、用具及要求

（1）操作 室光线明亮，操作室应分为两部分，彼此分开。一部分为一般操作间，一部分为半无菌操作间。半无菌操作间，设有紫外线灯，达到空气消毒。应装有空调设备，控制室温在 20～25℃。操作台用水平仪校准，保持水平。室内注意抗生素污染。

（2）双碟 碟底平整的内径 90mm，高 16～17mm 的玻璃双碟。可将双碟放置在水平台上，下垫一层白纸，加入 3mL 水，再滴加蓝墨水，根据蓝色是否深浅一致来判断双碟底面平整程度。置 150～160℃干热灭菌 2 小时或高压 121℃蒸汽灭菌 30 分钟，烘干备用。

（3）陶瓦盖 内径约 103mm，外径 108mm，平坦，吸水性强，定期干燥、清洗。

（4）钢管 内径（6.0±0.1）mm，高（7.8±0.1）mm，或内径（8.0±0.1）mm，高（10.0±0.1）mm，每套钢管重量差异不超过 0.05g，内壁及两端面光洁平坦，管壁厚薄一致。每次使用后用 1∶1000 苯扎溴铵溶液浸泡 2 小时以上，进行灭菌后洗涤，用水超声 30 分钟后，冲洗、淋干，再用蒸馏水洗 3 遍，置 150～160℃干热灭菌 2 小时或高压 121℃蒸汽灭菌 30 分钟，烘干备用。

（5）钢管放置器 置于半无菌操作间内，有 6 孔和 4 孔两种，钢管下落时应垂直平稳、位置正确，双碟升降平稳。应保持清洁，防止微生物污染。可定期用 75% 酒精棉擦拭，并用酒精棉火焰烧小孔。放置钢管的长管应定期灭菌。

（6）恒温培养箱 隔水式为宜，35～37℃及 24～26℃。

（7）灭菌刻度吸管 吸取菌液及培养基。实验后用 1∶1000 苯扎溴铵溶液浸泡 2 小时以上再按玻璃容器常规洗涤。吸口处塞入脱脂棉（应松动、透气），置适宜容器中，120℃干热灭菌 2 小时或高压 121℃蒸汽灭菌 30 分钟，烘干备用。

（8）玻璃容器 包括滴定管、移液管、刻度吸管、容量瓶等，按玻璃器皿检定规程进行标定，要符合一等品规定，每次应用前用清洁液浸泡、清洗，蒸馏水冲洗 3 次，晾干。

（9）称量瓶 具塞，每次应用前用清洁液浸泡、清洗，蒸馏水冲洗 3 次，晾干，在 120℃干热灭菌 3 小时，待冷至 60～70℃时，取出置于干燥器内备用。

（10）天平 分析天平，感量 0.1mg。

（11）抑菌圈 直径（面积）测定仪。

（12）超净工作台 用于菌种的接种或传代。

4. 培养基、稀释液

（1）灭菌缓冲液 制备缓冲液的试剂应为分析纯，配制后缓冲液应澄明，分装于玻璃容器内，经 121℃蒸汽灭菌 30 分钟备用（附表 5）。

附表 5 常用缓冲液配制

缓冲液名称	pH	磷酸氢二钾（g）	磷酸二氢钾（g）	氢氧化钾溶液〔（10mol/L），mL〕	水（mL）
磷酸盐缓冲液	6.0	2	8	/	1000
	7.8	5.59	0.41	/	1000
	10.5	35	/	2	1000

（2）培养基 按品种项下要求选用。临用时按使用说明书进行配制，注意 pH 值。

5. 实验用菌

（1）枯草芽胞杆菌悬液制备。取枯草芽胞杆菌接种于营养琼脂斜面35～37℃培养7天。加灭菌水1～2mL将菌苔洗下，制成悬液后置65℃水浴加热30分钟将菌体杀死，制成芽胞悬液，待冷后放入冰箱储藏。临用时可1∶3稀释备用。

（2）实验的菌龄对抑菌圈的边缘清晰度有一定的影响，保持菌种新鲜，对易变的菌株如腾黄微球菌等在制备菌液前进行单菌落的分离，选择典型菌落以保持菌悬液中菌群的一致性，所得抑菌圈边缘清晰、整齐。

6. 妥布霉素滴眼液（10mL∶30万单位）效价测定操作步骤 （二计量法）

（1）样品与标准品溶液的配制　标准品与样品从冰箱取出后，使与室温平衡，用刻度吸管吸取溶液前，要用待稀释液冲洗吸管2～3次，吸取溶液后，要用滤纸把刻度吸管外壁多余液体擦去，再从起始刻度开始放溶液。①用干燥的标准吸管吸取7mL供试品，将吸管外壁用滤纸擦净，再弃去过多的供试品，沿25mL容量瓶口内壁缓缓放入已盛有一定pH值7.8缓冲液的容量瓶内，超声片刻配制成终浓度800u/mL。②标准品的称量最好用1/100000g的分析天平，样品称量不得低于20mg。天平中的干燥剂应经常更换。称量结束后，加入超声波处理后的pH值7.8磷酸缓冲液，配制成终浓度800u/mL。③样品稀释时，都应采用容量瓶，每一步稀释取样量不得少于2mL。取样品5mL至50mL容量瓶，用pH值7.8缓冲液定容（80u/mL）。从中取2mL至100mL容量瓶，用pH值7.8缓冲液定容（1.6u/mL），再从中取2mL至50mL容量瓶，用pH值7.8缓冲液定容（3.2u/mL），使两剂量比为1∶2。

（2）培养基与缓冲液的配制　培养基I可以购买厂家生产的产品，因为大批量产品中的成分配比较稳定，可比性较强。116℃湿热灭菌20分钟后备用。缓冲液pH值为7.8，按上表配制，并测定。

（3）双碟的制备　①加注底层培养基：培养基应在水浴中溶化并保温在50℃左右，以便于制备底层。用灭菌大口吸管（20mL），吸取已溶化的灭菌培养基20mL注入双碟内，等凝固后更换干燥的陶瓦盖，放于35～37℃培养箱中保温，使易于摊布菌层。②加注培养基菌层：取实验用菌枯草芽胞杆菌CMCC（B）63501悬液，按已实验妥的菌量约1%（二剂量法标准溶液的高浓度所致的抑菌圈直径在18～24mm），用灭菌吸管吸取菌悬液加入已溶化并保温在水浴中的培养基内，摇匀作为菌层用。用灭菌大口10mL吸管，吸取菌层培养基5mL，使均匀摊布在底层培养基上，用陶瓦盖覆盖，放置20～30分钟，待凝固备用。

（4）放置小钢管　用干热灭菌的镊子将钢管装于长管中，放于钢管放置器上，将双碟打开，放于双碟台上，托起双碟台，使钢管平稳落在培养基上。放置之后，不能随意移动，要静置5分钟，使之在琼脂内稍沉降稳定后，再开始滴加抗生素溶液。

（5）滴加抗生素溶液　滴加抗生素要按照SH→TH→SL→TL（二剂量法）的顺序滴加。滴加之前，滴管至少要用被滴液体冲洗3次。在滴加抗生素到小钢管的时候，由于毛细管内抗生素溶液往往会有气泡或者毛细管开口端有液体残留，继续滴加容易造成气泡膨胀破裂，使溶液溅落在琼脂培养基表面造成破圈。因此一旦毛细管中出现气泡或者残留，就重新吸取抗生素溶液进行滴加，毛细管口应避免太细，滴加的时候离开小钢管口距离不要太高。滴加中若有溅出，可用滤纸片轻轻吸去，不致造成破圈。在滴加中还有可能出现抗生素溶液滴入小钢管后，没有与琼脂培养基菌层接触，有一段空气被压在溶液与培养基之间，这样是不会产生抑菌圈的。此时可以小心地用滴管吸出小钢管内的抗生素溶液，弃去。换滴管重新滴加。抗生素溶液滴加后，液面应该与小钢管管口齐平，液面反光呈黑色（抗生素液体加入量不能按滴计算，即使同一滴管，每滴的量也有差异）。如果抗生素溶液滴加过满，可以用无菌滤纸片小心吸去多余部分。

（6）双碟中菌株的培养 滴加了抗生素溶液后的双碟忌震动，要轻拿轻放。把双碟连同垫于桌上的双碟托盘运至培养箱，缓慢推入箱内。双碟在37℃下培养约16小时。时间太短会造成抑菌圈模糊，太长则会使菌株对抗生素的敏感性下降，在抑菌圈边缘的菌继续生长，使得抑菌圈变小。在培养过程中，如果温度不均匀（过于接近热源），会造成同一双碟上细菌生长速率不等，使抑菌圈变小或者不圆。所以把双碟放入培养箱时，要与箱壁保持一定的距离，双碟叠放也不能超过3个。培养中，箱门不得随意开启，以免影响温度。应经常注意温度，防止意外过冷过热。

（7）抑菌圈测量 ①将培养妥的双碟取出，打开陶瓦盖，将钢管倒入盛有1：1000苯扎溴铵溶液或其他消毒液内，换以玻璃盖，测量抑菌圈前应检查抑菌圈是否圆整，如有破圈应将该碟弃去。②测量可用抑菌圈面积自动测量分析仪。该法的设计是根据量反应平行线原理，在实验所用的剂量范围内，对数剂量和反应呈直线关系，供试品和标准品的直线应平行。测量仪测量抑菌圈时，测量与统计处理一次完成，统计学分析按《中国药典》生物鉴定统计规程进行显著性检测。二剂量法要求直线回归，剂间 $P < 0.01$，偏离平行 $P > 0.05$；实验结果认为可靠，方可进行效价和可信限率计算。③信限率，考核实验的精密度，《中国药典》规定妥布霉素的可信限率不得过5%。上述各项都符合者，实验结果成立。④实验计算，所得效价低于估计效价的90%或高于估计效价的110%，则检验结果仅作为初试，应调整供试品估计效价，予以重试。⑤效价测定，一般需双份样品，平行实验，对不符合规定的样品应至少有2次符合规定的结果，才能发出报告。

四、微生物制剂干酵母片鉴别标准操作规程

1. 简述 本操作规程是通过镜下观察干酵母的特征性染色形态来检验该药品的质量。

2. 规范性引用文件 卫生部颁布的药品标准二部第六册。

3. 设备、仪器、器皿及用具 显微镜（1500×）、载玻片、盖玻片、无菌衣、无菌口罩、无菌乳胶手套、酒精灯。

4. 干酵母鉴别操作步骤

（1）取本品1～2g，加灭菌水适量，配成混悬液，放置，取上部混悬液1～2滴于载玻片上，用1%结晶紫染色1分钟，加盖玻片，然后在低倍镜下观察，再转高倍镜下检视，可见酵母菌形态，多数细胞呈圆形、卵圆形、圆柱形。

（2）镜检观测结果与标准规定特征相同，则符合规定。

全国中医药行业高等教育"十四五"规划教材

全国高等中医药院校规划教材（第十一版）

教材目录

注：凡标☆号者为"核心示范教材"。

（一）中医学类专业

序号	书名	主编		主编所在单位	
1	中国医学史	郭宏伟	徐江雁	黑龙江中医药大学	河南中医药大学
2	医古文	王育林	李亚军	北京中医药大学	陕西中医药大学
3	大学语文	黄作阵		北京中医药大学	
4	中医基础理论☆	郑洪新	杨柱	辽宁中医药大学	贵州中医药大学
5	中医诊断学☆	李灿东	方朝义	福建中医药大学	河北中医药大学
6	中药学☆	钟赣生	杨柏灿	北京中医药大学	上海中医药大学
7	方剂学☆	李冀	左铮云	黑龙江中医药大学	江西中医药大学
8	内经选读☆	翟双庆	黎敬波	北京中医药大学	广州中医药大学
9	伤寒论选读☆	王庆国	周春祥	北京中医药大学	南京中医药大学
10	金匮要略☆	范永升	姜德友	浙江中医药大学	黑龙江中医药大学
11	温病学☆	谷晓红	马健	北京中医药大学	南京中医药大学
12	中医内科学☆	吴勉华	石岩	南京中医药大学	辽宁中医药大学
13	中医外科学☆	陈红风		上海中医药大学	
14	中医妇科学☆	冯晓玲	张婷婷	黑龙江中医药大学	上海中医药大学
15	中医儿科学☆	赵霞	李新民	南京中医药大学	天津中医药大学
16	中医骨伤科学☆	黄桂成	王拥军	南京中医药大学	上海中医药大学
17	中医眼科学	彭清华		湖南中医药大学	
18	中医耳鼻咽喉科学	刘蓬		广州中医药大学	
19	中医急诊学☆	刘清泉	方邦江	首都医科大学	上海中医药大学
20	中医各家学说☆	尚力	戴铭	上海中医药大学	广西中医药大学
21	针灸学☆	梁繁荣	王华	成都中医药大学	湖北中医药大学
22	推拿学☆	房敏	王金贵	上海中医药大学	天津中医药大学
23	中医养生学	马烈光	章德林	成都中医药大学	江西中医药大学
24	中医药膳学	谢梦洲	朱天民	湖南中医药大学	成都中医药大学
25	中医食疗学	施洪飞	方泓	南京中医药大学	上海中医药大学
26	中医气功学	章文春	魏玉龙	江西中医药大学	北京中医药大学
27	细胞生物学	赵宗江	高碧珍	北京中医药大学	福建中医药大学

序号	书 名	主 编		主编所在单位	
28	人体解剖学	邵水金		上海中医药大学	
29	组织学与胚胎学	周忠光	汪 涛	黑龙江中医药大学	天津中医药大学
30	生物化学	唐炳华		北京中医药大学	
31	生理学	赵铁建	朱大诚	广西中医药大学	江西中医药大学
32	病理学	刘春英	高维娟	辽宁中医药大学	河北中医药大学
33	免疫学基础与病原生物学	袁嘉丽	刘永琦	云南中医药大学	甘肃中医药大学
34	预防医学	史周华		山东中医药大学	
35	药理学	张硕峰	方晓艳	北京中医药大学	河南中医药大学
36	诊断学	詹华奎		成都中医药大学	
37	医学影像学	侯 键	许茂盛	成都中医药大学	浙江中医药大学
38	内科学	潘 涛	戴爱国	南京中医药大学	湖南中医药大学
39	外科学	谢建兴		广州中医药大学	
40	中西医文献检索	林丹红	孙 玲	福建中医药大学	湖北中医药大学
41	中医疫病学	张伯礼	吕文亮	天津中医药大学	湖北中医药大学
42	中医文化学	张其成	臧守虎	北京中医药大学	山东中医药大学
43	中医文献学	陈仁寿	宋咏梅	南京中医药大学	山东中医药大学
44	医学伦理学	崔瑞兰	赵 丽	山东中医药大学	北京中医药大学
45	医学生物学	詹秀琴	许 勇	南京中医药大学	成都中医药大学
46	中医全科医学概论	郭 栋	严小军	山东中医药大学	江西中医药大学
47	卫生统计学	魏高文	徐 刚	湖南中医药大学	江西中医药大学
48	中医老年病学	王 飞	张学智	成都中医药大学	北京大学医学部
49	医学遗传学	赵丕文	卫爱武	北京中医药大学	河南中医药大学
50	针刀医学	郭长青		北京中医药大学	
51	腧穴解剖学	邵水金		上海中医药大学	
52	神经解剖学	孙红梅	申国明	北京中医药大学	安徽中医药大学
53	医学免疫学	高永翔	刘永琦	成都中医药大学	甘肃中医药大学
54	神经定位诊断学	王东岩		黑龙江中医药大学	
55	中医运气学	苏 颖		长春中医药大学	
56	实验动物学	苗明三	王春田	河南中医药大学	辽宁中医药大学
57	中医医案学	姜德友	方祝元	黑龙江中医药大学	南京中医药大学
58	分子生物学	唐炳华	郑晓珂	北京中医药大学	河南中医药大学

（二）针灸推拿学专业

序号	书 名	主 编		主编所在单位	
59	局部解剖学	姜国华	李义凯	黑龙江中医药大学	南方医科大学
60	经络腧穴学☆	沈雪勇	刘存志	上海中医药大学	北京中医药大学
61	刺法灸法学☆	王富春	岳增辉	长春中医药大学	湖南中医药大学
62	针灸治疗学☆	高树中	冀来喜	山东中医药大学	山西中医药大学
63	各家针灸学说	高希言	王 威	河南中医药大学	辽宁中医药大学
64	针灸医籍选读	常小荣	张建斌	湖南中医药大学	南京中医药大学
65	实验针灸学	郭 义		天津中医药大学	

序号	书 名	主 编		主编所在单位	
66	推拿手法学☆	周运峰		河南中医药大学	
67	推拿功法学☆	吕立江		浙江中医药大学	
68	推拿治疗学☆	井夫杰	杨永刚	山东中医药大学	长春中医药大学
69	小儿推拿学	刘明军	邰先桃	长春中医药大学	云南中医药大学

（三）中西医临床医学专业

序号	书 名	主 编		主编所在单位	
70	中外医学史	王振国	徐建云	山东中医药大学	南京中医药大学
71	中西医结合内科学	陈志强	杨文明	河北中医药大学	安徽中医药大学
72	中西医结合外科学	何清湖		湖南中医药大学	
73	中西医结合妇产科学	杜惠兰		河北中医药大学	
74	中西医结合儿科学	王雪峰	郑 健	辽宁中医药大学	福建中医药大学
75	中西医结合骨伤科学	詹红生	刘 军	上海中医药大学	广州中医药大学
76	中西医结合眼科学	段俊国	毕宏生	成都中医药大学	山东中医药大学
77	中西医结合耳鼻咽喉科学	张勤修	陈文勇	成都中医药大学	广州中医药大学
78	中西医结合口腔科学	谭 劲		湖南中医药大学	
79	中药学	周祯祥	吴庆光	湖北中医药大学	广州中医药大学
80	中医基础理论	战丽彬	章文春	辽宁中医药大学	江西中医药大学
81	针灸推拿学	梁繁荣	刘明军	成都中医药大学	长春中医药大学
82	方剂学	李 冀	季旭明	黑龙江中医药大学	浙江中医药大学
83	医学心理学	李光英	张 斌	长春中医药大学	湖南中医药大学
84	中西医结合皮肤性病学	李 斌	陈达灿	上海中医药大学	广州中医药大学
85	诊断学	詹华奎	刘 潜	成都中医药大学	江西中医药大学
86	系统解剖学	武煜明	李新华	云南中医药大学	湖南中医药大学
87	生物化学	施 红	贾连群	福建中医药大学	辽宁中医药大学
88	中西医结合急救医学	方邦江	刘清泉	上海中医药大学	首都医科大学
89	中西医结合肛肠病学	何永恒		湖南中医药大学	
90	生理学	朱大诚	徐 颖	江西中医药大学	上海中医药大学
91	病理学	刘春英	姜希娟	辽宁中医药大学	天津中医药大学
92	中西医结合肿瘤学	程海波	贾立群	南京中医药大学	北京中医药大学
93	中西医结合传染病学	李素云	孙克伟	河南中医药大学	湖南中医药大学

（四）中药学类专业

序号	书 名	主 编		主编所在单位	
94	中医学基础	陈 晶	程海波	黑龙江中医药大学	南京中医药大学
95	高等数学	李秀昌	邵建华	长春中医药大学	上海中医药大学
96	中医药统计学	何 雁		江西中医药大学	
97	物理学	章新友	侯俊玲	江西中医药大学	北京中医药大学
98	无机化学	杨怀霞	吴培云	河南中医药大学	安徽中医药大学
99	有机化学	林 辉		广州中医药大学	
100	分析化学（上）（化学分析）	张 凌		江西中医药大学	

序号	书　名	主　编		主编所在单位	
101	分析化学（下）（仪器分析）	王淑美		广东药科大学	
102	物理化学	刘　雄	王颖莉	甘肃中医药大学	山西中医药大学
103	临床中药学☆	周祯祥	唐德才	湖北中医药大学	南京中医药大学
104	方剂学	贾　波	许二平	成都中医药大学	河南中医药大学
105	中药药剂学☆	杨　明		江西中医药大学	
106	中药鉴定学☆	康廷国	闫永红	辽宁中医药大学	北京中医药大学
107	中药药理学☆	彭　成		成都中医药大学	
108	中药拉丁语	李　峰	马　琳	山东中医药大学	天津中医药大学
109	药用植物学☆	刘春生	谷　巍	北京中医药大学	南京中医药大学
110	中药炮制学☆	钟凌云		江西中医药大学	
111	中药分析学☆	梁生旺	张　彤	广东药科大学	上海中医药大学
112	中药化学☆	匡海学	冯卫生	黑龙江中医药大学	河南中医药大学
113	中药制药工程原理与设备	周长征		山东中医药大学	
114	药事管理学☆	刘红宁		江西中医药大学	
115	本草典籍选读	彭代银	陈仁寿	安徽中医药大学	南京中医药大学
116	中药制药分离工程	朱卫丰		江西中医药大学	
117	中药制药设备与车间设计	李　正		天津中医药大学	
118	药用植物栽培学	张永清		山东中医药大学	
119	中药资源学	马云桐		成都中医药大学	
120	中药产品与开发	孟宪生		辽宁中医药大学	
121	中药加工与炮制学	王秋红		广东药科大学	
122	人体形态学	武煜明	游言文	云南中医药大学	河南中医药大学
123	生理学基础	于远望		陕西中医药大学	
124	病理学基础	王　谦		北京中医药大学	
125	解剖生理学	李新华	于远望	湖南中医药大学	陕西中医药大学
126	微生物学与免疫学	袁嘉丽	刘永琦	云南中医药大学	甘肃中医药大学
127	线性代数	李秀昌		长春中医药大学	
128	中药新药研发学	张永萍	王利胜	贵州中医药大学	广州中医药大学
129	中药安全与合理应用导论	张　冰		北京中医药大学	
130	中药商品学	闫永红	蒋桂华	北京中医药大学	成都中医药大学

（五）药学类专业

序号	书　名	主　编		主编所在单位	
131	药用高分子材料学	刘　文		贵州医科大学	
132	中成药学	张金莲	陈　军	江西中医药大学	南京中医药大学
133	制药工艺学	王　沛	赵　鹏	长春中医药大学	陕西中医药大学
134	生物药剂学与药物动力学	龚慕辛	贺福元	首都医科大学	湖南中医药大学
135	生药学	王喜军	陈随清	黑龙江中医药大学	河南中医药大学
136	药学文献检索	章新友	黄必胜	江西中医药大学	湖北中医药大学
137	天然药物化学	邱　峰	廖尚高	天津中医药大学	贵州医科大学
138	药物合成反应	李念光	方　方	南京中医药大学	安徽中医药大学

序号	书　名	主　编		主编所在单位	
139	分子生药学	刘春生	袁　媛	北京中医药大学	中国中医科学院
140	药用辅料学	王世宇	关志宇	成都中医药大学	江西中医药大学
141	物理药剂学	吴　清		北京中医药大学	
142	药剂学	李范珠	冯年平	浙江中医药大学	上海中医药大学
143	药物分析	俞　捷	姚卫峰	云南中医药大学	南京中医药大学

（六）护理学专业

序号	书　名	主　编		主编所在单位	
144	中医护理学基础	徐桂华	胡　慧	南京中医药大学	湖北中医药大学
145	护理学导论	穆　欣	马小琴	黑龙江中医药大学	浙江中医药大学
146	护理学基础	杨巧菊		河南中医药大学	
147	护理专业英语	刘红霞	刘　娅	北京中医药大学	湖北中医药大学
148	护理美学	余雨枫		成都中医药大学	
149	健康评估	阚丽君	张玉芳	黑龙江中医药大学	山东中医药大学
150	护理心理学	郝玉芳		北京中医药大学	
151	护理伦理学	崔瑞兰		山东中医药大学	
152	内科护理学	陈　燕	孙志岭	湖南中医药大学	南京中医药大学
153	外科护理学	陆静波	蔡恩丽	上海中医药大学	云南中医药大学
154	妇产科护理学	冯　进	王丽芹	湖南中医药大学	黑龙江中医药大学
155	儿科护理学	肖洪玲	陈偶英	安徽中医药大学	湖南中医药大学
156	五官科护理学	喻京生		湖南中医药大学	
157	老年护理学	王　燕	高　静	天津中医药大学	成都中医药大学
158	急救护理学	吕　静	卢根娣	长春中医药大学	上海中医药大学
159	康复护理学	陈锦秀	汤继芹	福建中医药大学	山东中医药大学
160	社区护理学	沈翠珍	王诗源	浙江中医药大学	山东中医药大学
161	中医临床护理学	裘秀月	刘建军	浙江中医药大学	江西中医药大学
162	护理管理学	全小明	柏亚妹	广州中医药大学	南京中医药大学
163	医学营养学	聂　宏	李艳玲	黑龙江中医药大学	天津中医药大学
164	安宁疗护	邸淑珍	陆静波	河北中医药大学	上海中医药大学
165	护理健康教育	王　芳		成都中医药大学	
166	护理教育学	聂　宏	杨巧菊	黑龙江中医药大学	河南中医药大学

（七）公共课

序号	书　名	主　编		主编所在单位	
167	中医学概论	储全根	胡志希	安徽中医药大学	湖南中医药大学
168	传统体育	吴志坤	邵玉萍	上海中医药大学	湖北中医药大学
169	科研思路与方法	刘　涛	商洪才	南京中医药大学	北京中医药大学
170	大学生职业发展规划	石作荣	李　玮	山东中医药大学	北京中医药大学
171	大学计算机基础教程	叶　青		江西中医药大学	
172	大学生就业指导	曹世奎	张光霁	长春中医药大学	浙江中医药大学

序号	书 名	主 编	主编所在单位	
173	医患沟通技能	王自润 殷 越	大同大学	黑龙江中医药大学
174	基础医学概论	刘黎青 朱大诚	山东中医药大学	江西中医药大学
175	国学经典导读	胡 真 王明强	湖北中医药大学	南京中医药大学
176	临床医学概论	潘 涛 付 滨	南京中医药大学	天津中医药大学
177	Visual Basic 程序设计教程	闫朝升 曹 慧	黑龙江中医药大学	山东中医药大学
178	SPSS 统计分析教程	刘仁权	北京中医药大学	
179	医学图形图像处理	章新友 孟昭鹏	江西中医药大学	天津中医药大学
180	医药数据库系统原理与应用	杜建强 胡孔法	江西中医药大学	南京中医药大学
181	医药数据管理与可视化分析	马星光	北京中医药大学	
182	中医药统计学与软件应用	史周华 何 雁	山东中医药大学	江西中医药大学

（八）中医骨伤科学专业

序号	书 名	主 编	主编所在单位	
183	中医骨伤科学基础	李 楠 李 刚	福建中医药大学	山东中医药大学
184	骨伤解剖学	侯德才 姜国华	辽宁中医药大学	黑龙江中医药大学
185	骨伤影像学	栾金红 郭会利	黑龙江中医药大学	河南中医药大学洛阳平乐正骨学院
186	中医正骨学	冷向阳 马 勇	长春中医药大学	南京中医药大学
187	中医筋伤学	周红海 于 栋	广西中医药大学	北京中医药大学
188	中医骨病学	徐展望 郑福增	山东中医药大学	河南中医药大学
189	创伤急救学	毕荣修 李无阴	山东中医药大学	河南中医药大学洛阳平乐正骨学院
190	骨伤手术学	童培建 曾意荣	浙江中医药大学	广州中医药大学

（九）中医养生学专业

序号	书 名	主 编	主编所在单位	
191	中医养生文献学	蒋力生 王 平	江西中医药大学	湖北中医药大学
192	中医治未病学概论	陈涤平	南京中医药大学	
193	中医饮食养生学	方 泓	上海中医药大学	
194	中医养生方法技术学	顾一煌 王金贵	南京中医药大学	天津中医药大学
195	中医养生学导论	马烈光 樊 旭	成都中医药大学	辽宁中医药大学
196	中医运动养生学	章文春 邬建卫	江西中医药大学	成都中医药大学

（十）管理学类专业

序号	书 名	主 编	主编所在单位	
197	卫生法学	田 侃 冯秀云	南京中医药大学	山东中医药大学
198	社会医学	王素珍 杨 义	江西中医药大学	成都中医药大学
199	管理学基础	徐爱军	南京中医药大学	
200	卫生经济学	陈永成 欧阳静	江西中医药大学	陕西中医药大学
201	医院管理学	王志伟 翟理祥	北京中医药大学	广东药科大学
202	医药人力资源管理	曹世奎	长春中医药大学	
203	公共关系学	关晓光	黑龙江中医药大学	

序号	书　名	主　编	主编所在单位	
204	卫生管理学	乔学斌　王长青	南京中医药大学	南京医科大学
205	管理心理学	刘鲁蓉　曾　智	成都中医药大学	南京中医药大学
206	医药商品学	徐　晶	辽宁中医药大学	

（十一）康复医学类专业

序号	书　名	主　编	主编所在单位	
207	中医康复学	王瑞辉　冯晓东	陕西中医药大学	河南中医药大学
208	康复评定学	张　泓　陶　静	湖南中医药大学	福建中医药大学
209	临床康复学	朱路文　公维军	黑龙江中医药大学	首都医科大学
210	康复医学导论	唐　强　严兴科	黑龙江中医药大学	甘肃中医药大学
211	言语治疗学	汤继芹	山东中医药大学	
212	康复医学	张　宏　苏友新	上海中医药大学	福建中医药大学
213	运动医学	潘华山　王　艳	广东潮州卫生健康职业学院	黑龙江中医药大学
214	作业治疗学	胡　军　艾　坤	上海中医药大学	湖南中医药大学
215	物理治疗学	金荣疆　王　磊	成都中医药大学	南京中医药大学